検診胸部Ｘ線写真の読影

―肺がんの発見から治療、予後までを追う―

浜松市医師会 肺結核・肺がん検診委員会

編集委員長　丹羽 宏

編集委員・執筆者一覧

● 編集委員長 ——— 丹羽　　宏　　聖隷三方原病院呼吸器センター外科

● 編 集 委 員 ——— 磯部　智明　　磯部内科消化器科
　　　　　　　　　　鈴木　秀樹　　鈴木内科クリニック
　　　　　　　　　　豊嶋　幹生　　浜松労災病院呼吸器内科
　　　　　　　　　　中村　秀範　　聖隷浜松病院呼吸器内科
　　　　　　　　　　野口　泰之　　野口医院
　　　　　　　　　　船井　和仁　　浜松医科大学医学部附属病院呼吸器外科
　　　　　　　　　　籾木　　茂　　浜松医療センター呼吸器外科
　　　　　　　　　　（五十音順）

● 執 　筆 　者 ——— 秋山　訓通　　浜松医科大学医学部附属病院呼吸器内科
　　　　　　　　　　朝井　克之　　浜松医療センター呼吸器外科
　　　　　　　　　　大岩　宏聡　　浜松医療センター呼吸器外科
　　　　　　　　　　小笠原　隆　　浜松医療センター呼吸器内科
　　　　　　　　　　小澤　雄一　　聖隷三方原病院呼吸器センター内科
　　　　　　　　　　笠松　紀雄　　浜松医療センター呼吸器内科
　　　　　　　　　　勝又　峰生　　聖隷浜松病院呼吸器内科
　　　　　　　　　　神谷　陽輔　　浜松労災病院呼吸器内科
　　　　　　　　　　川瀬　晃和　　浜松医科大学医学部附属病院呼吸器外科
　　　　　　　　　　小林　　健　　聖隷浜松病院呼吸器内科
　　　　　　　　　　設楽　将之　　聖隷三方原病院呼吸器センター外科
　　　　　　　　　　清水　　恵　　浜松医科大学医学部附属病院呼吸器外科
　　　　　　　　　　下村　　巌　　聖隷浜松病院呼吸器内科
　　　　　　　　　　鈴木　英子　　聖隷浜松病院呼吸器内科
　　　　　　　　　　鈴木恵理子　　聖隷三方原病院呼吸器センター外科
　　　　　　　　　　鈴木　一也　　すずかけセントラル病院呼吸器外科
　　　　　　　　　　鈴木清一郎　　浜松医科大学医学部附属病院呼吸器内科
　　　　　　　　　　鈴木　秀樹　　鈴木内科クリニック
　　　　　　　　　　高平　好美　　高平内科
　　　　　　　　　　滝浪　　實　　滝浪ハートクリニック
　　　　　　　　　　田島　寛之　　聖隷浜松病院呼吸器内科
　　　　　　　　　　棚橋　雅幸　　聖隷三方原病院呼吸器センター外科
　　　　　　　　　　豊嶋　幹生　　浜松労災病院呼吸器内科
　　　　　　　　　　豊田　　太　　聖隷浜松病院呼吸器外科
　　　　　　　　　　中村　　徹　　聖隷浜松病院呼吸器外科
　　　　　　　　　　中村　秀範　　聖隷浜松病院呼吸器内科
　　　　　　　　　　丹羽　　宏　　聖隷三方原病院呼吸器センター外科
　　　　　　　　　　橋本　　大　　聖隷浜松病院呼吸器内科
　　　　　　　　　　長谷川浩嗣　　聖隷三方原病院呼吸器センター内科
　　　　　　　　　　藤野　智大　　聖隷三方原病院呼吸器センター外科
　　　　　　　　　　船井　和仁　　浜松医科大学医学部附属病院呼吸器外科
　　　　　　　　　　松井　　隆　　聖隷三方原病院呼吸器センター内科
　　　　　　　　　　三木　良浩　　聖隷浜松病院呼吸器内科
　　　　　　　　　　村松　俊幸　　浜松医療センター診療放射線技術科
　　　　　　　　　　望月　孝裕　　浜松医療センター呼吸器外科
　　　　　　　　　　籾木　　茂　　浜松医療センター呼吸器外科
　　　　　　　　　　矢野　利章　　浜松医療センター呼吸器内科
　　　　　　　　　　山下　貴司　　浜松医科大学医学部附属病院呼吸器外科
　　　　　　　　　　雪上　晴弘　　聖隷三方原病院呼吸器センター外科
　　　　　　　　　　横村　光司　　聖隷三方原病院呼吸器センター内科
　　　　　　　　　　吉井　直子　　聖隷三方原病院呼吸器センター外科
　　　　　　　　　　（五十音順、所属先は執筆時）

＜ 協 　力 ＞ ——— 鈴木　俊郎（浜松市医師会事務局長）、河合　祐希（浜松市医師会事務局）

浜松市医師会会長／滝浪ハートクリニック

滝浪　實

　医師は、日進月歩の医学、医療を実践するために、生涯にわたって自らの知識を広げ、技術を磨き、常に研鑽する責務を負っています。日本医師会綱領でも、医師として高い倫理観と使命感を礎に、人間の尊厳が大切にされる社会の実現を目指し、医学、医療の発展と質の向上に寄与することを謳っています。

　浜松市医師会は、医道の高揚、医学および医術の発達ならびに公衆衛生の向上を図り、もって社会福祉を増進することを目的とすることを理念に掲げ、急激に変貌する医療環境のなか、常に地域医療の充実をめざし市民の健康の維持増進に努めています。

　浜松の医学、医療の歴史を紐解けば、明治11～12年（1878～79年）に当時の浜松医学校校長の太田用成先生、同教頭の虎岩武先生、同教員の柴田邵平先生が日本で初めて西洋医学全書『七科約説（しちかやくせつ)』を出版しました。米国ペンシルバニア大学教授 Henry Hartshorne の医学解説書 "A conspectus of the medical sciences" の第2版を翻訳したもので解剖科、生理科、化学科、薬物科、内科、外科、産科の7科におよぶ著述でした。日本の医学、医療水準の向上に貢献し、当時の医術開業試験の参考書として全国的に広く読まれました。また、浜松市医師会初代会長足立謙一郎先生により1904年に設立された遠江医学会は、全国で2番目に長い伝統を持つ地域での学会であり、学会活動は現在まで約110年間も継続されています。これらの業績は、浜松特有の熟成された精神『やらまいか精神（まずやってみよう、自主的に行動してみよう)』が根底にあり、われわれにも脈々と受け継がれています。

　浜松市医師会では、1974年にスタートした『浜松方式』と称する365日休日なしの救急医療体制、医師会をハブとした病診連携、毎週50年以上にわたり開催し既に2,500回を超えた診療協議会をはじめとする生涯教育のための学術講演事業、浜松健康フォーラム、減塩低カロリープロジェクト、健康はままつ21などのさまざまな市民公開講座による健康増進啓発事業、看護高等専修学校による准看護師育成事業、がん検診をはじめ各種健診事業など、様々な事業を誇りと情熱をもって取り組んできました。

　がん撲滅に対しては、全国各地で、予防、検診、治療、緩和など、さまざまな分野の研究が進められ、取り組みがなされてきています。がんの早期発見を目的

とするがん検診の全国的導入は、まだ歴史が浅いため、地域により方式は異なり、精度にはかなり差があることは否定できないのが現状です。

　近年、医学の進歩はIT化と共にスピードを増し、医療の現場はIT化なくしては成立しない状況となってきています。特に医療情報はアナログ時代とは異なり膨大であり、効率化、共有化、高速化、緻密化など、様々な対策が必要となります。特に、画像診断が主体のがん検診においてIT化は必要不可欠で、進むべき方向であることは誰もが確信するものであります。浜松市医師会では、肺がん検診をはじめ、乳がん検診、胃がん検診にもいち早く遠隔デジタル検診システムを導入し、1次読影担当の『かかりつけ医』と2次読影担当の専門医との連携をスムーズなものとしています。

　肺がん検診は、平成15年にスタートし、当初は診療所や病院で撮影されたフィルムを医師会館に持ち寄り、呼吸器専門医と医師会員2名で2次読影するシステムでした。平成23年に、遠隔デジタル検診システムを導入し、診療所や病院と医師会をインターネットで結ぶことにより、1次読影の画像データを医師会に集約し迅速に受検者に結果を返すことを可能としました。

　これまでの肺がん検診事業により蓄積された膨大なデータを利用し、診療所医師の読影能力の向上を図ると共に、生涯教育に貢献するためにこの出版事業を立ち上げました。8名の先生方による編集委員会を平成27年5月に立ち上げ、構想から1年余、ここに本書の出版に至りました。本書が、お読みいただいた先生方のスキルアップに貢献し、そして、早期発見による肺がん撲滅に寄与することを祈念いたします。

　『検診胸部X線写真の読影 —肺がんの発見から治療、予後までを追う—』の出版にあたり、肺がん検診に長年携わり、遠隔デジタル検診システムの試行準備段階からその礎を築き、本書の作成にご尽力いただいたすべての皆さまに衷心より敬意と感謝の意を表し、出版にあたっての挨拶とさせていただきます。

　最後になりましたが、編集委員長の丹羽 宏先生をはじめ編集委員の先生方に心から感謝を申し上げますとともに、本書の企画を暖かくお引き受けいただいた国際医学出版株式会社の守山惇社長、きめ細やかな編集でサポートしてくださった岡島豊樹編集部長に改めて、厚く御礼申し上げます。

（平成28年7月）

序文

聖隷三方原病院 呼吸器センター外科

丹羽　宏

　最新（2013年）の日本におけるがん統計（国立がん研究センター）によれば肺がんによる死亡者数は、男性が52,054人と1位、女性が20,680人と直腸がん、結腸がんを合わせた大腸がんに次いで2位であった。一生涯のうちどの程度肺がんに罹患する危険性があるかという累積罹患リスクは男性10％、女性2％で、なんと男性では10人に1人が肺がんを発症するかもしれないのである。どの程度の人が治るかという5年相対生存率（2003～2005年診断例）は男性25％（全がん種55.4％）、女性41％（全がん種62.9％）と他のがん種に比較して治りにくい。このように肺がんは罹患率が高く、その上最も治癒を得がたいがんの1つである。肺がんの治療成績向上には治療技術、新規薬剤の開発はもちろんだが、まだ進行がんに進展する前の段階での早期発見が鍵である。

　胸部X線写真による検診の有効性について諸外国の報告では明確なエビデンスが証明されていない。しかし、日本では複数の地域の症例対照研究を基に二重読影や比較読影を含む標準的な方法で実施される肺がん検診では死亡率減少効果を示す証拠があるとされている。胸部X線写真による肺がんの集団検診は1987年より老人保健法に基づき国の事業として開始された。その後1998年に検診の実施母体が、地方自治体に移管され現在に至っている。検診システムのブラッシュアップ、精度管理の維持、読影能力の向上が重要な課題でその対応は地域により異なっている。このため、肺がん死亡率改善効果や肺がん発見率に地域格差が生じているのは事実である。高い肺がん発見率を得ている浜松市の検診システムは浜松市医師会と浜松市がタイアップして構築した効率的な検診システムの1つである。

　本書は検診医をはじめとし、胸部X線写真を診療に用いる医師の読影能力向上のために企画された。対象は検診者の受け入れ窓口となる診療所の医師、呼吸器専門医、呼吸器外科専門医をはじめとした肺がん検診に携わる専門医、これから読影医を目指す専攻医、研修医、学生等、胸部X線写真の読影に携わりその技術を学ぶ人たちである。浜松市の肺がん検診で発見された症例の中から特徴的な胸部X線所見を示す症例を選別し、テーマを絞って見やすいように区分した。検診現場に座っている雰囲気を作り出し、読者が実際に胸部X線写真を読影しているのと同じ条件となるように工夫をした。検診と同じように胸部X線正面写真の

読影を基本とし、トビラに1枚の大きな胸部X線写真を掲載し、雑念を抱かずに1枚の写真を隅から隅まで読影できるようにした。その裏面に解答ともいうべき病変部位を示すと共に、症例によっては前年の胸部X線写真を示して比較読影を可能とし、CT写真、病理所見等を提示した。できる限り、治療法、予後も記載するようにしてガイドライン全盛の時代においても標準的な治療を受けられない症例の治療をどのように選択しその結果がどうだったのかを知ることができるように心掛けた。他の胸部X線写真の読影に関する書籍では病変部位の記載のみでほとんど予後の記載はない。本書で予後の記載にこだわったのは検診医が予後までを知る機会はほとんどないので、どのような治療を施行しその効果がどうだったのかを学ぶ目的もある。1枚の胸部X線写真がある程度予後予測の指標とならないかと考えたからでもある。小さくても予後不良な症例、大きくても予後良好な症例を提示し、大きさのみでなく陰影の濃度、縦隔リンパ節の読影が重要であることも示した。

　胸部X線写真による肺がん検診の著書としては、日本肺癌学会集団検診委員会胸部X線写真による肺癌検診小委員会編の「肺がん検診のための胸部X線読影テキスト」がある。胸部X線写真の読影法、判定区分を示すとともに、特徴的な症例の提示もあり、肺がん検診に携わる医師の必読書である。本書はこの書籍とは異なり、より実践的に現場に近い立ち位置で胸部X線写真の読影を学べるように工夫を凝らした。

　本書をお読みいただくことにより、1人でも多くの早期肺がん症例が発見されて、胸部X線写真による検診が肺がんの予後向上に寄与していることを示すことができれば幸いである。

（平成 28 年 6 月）

目次

第1章

論説編

論説 1 浜松市肺がん検診 ─立ち上げと今後の課題

すずかけセントラル病院　鈴木一也
高平内科　高平好美

KEY POINT

1. 浜松市肺がん検診の受診者数、肺がん発見数の増加は立ち上げから現在まで行政と医師会の緊密な協力の結果である。
2. 今後の課題は検診の有効性を客観的に評価することである。

■ はじめに

　浜松市の肺がん検診は平成15年に始まり、旧医師会館の実習室にX線写真を積み上げて読影がなされた。平成23年には新医師会館でのデジタル読影が始まり、現在に至る。その間の様々な苦労は今後の検診の進歩のためにも忘れてはならない。

■ 1. 肺がん検診の立ち上げ

　昭和44年より成人病検診として発足した基本検診には胸部X線が含まれていなかった。一方、従来の浜松市の肺結核、肺がん検診は検診車による間接撮影であり、受診者は1万人前後にすぎず、年間の肺がん発見も極めて少なかった。浜松市の肺がん検診が検診として機能していないこと、基本検診に胸部X線が含まれないことを危惧する医師は多く、改善すべく浜松市医師会は平成8年から各方面との折衝を繰り

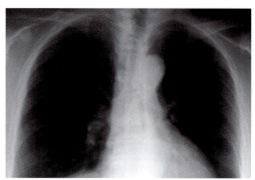

図1　肺野が見えない：条件不良、再提出

返した。
　平成11年1月、基本検診に胸部X線を加えて、肺結核、肺がん検診を行う案を行政に提出した。しかし、「診療所撮影のX線写真は画質が悪くて読影には不適」との批判もあり、行政の承諾は得られなかった。そこで肺がん個別検診の導入を前提に、参加希望医療機関の画質の評価と、画質改善のための指導（診療所まで出向いての指導もあった）を行った。
　第1回は、平成13年4月、116診療所から被験者の胸部X線フィルムを提出して頂いた。複数の呼吸器専門医、放射線技師による画質の判定で、不良と判定された診療所は40施設（34.5％）であった（図1）。回を重ね、平成14年7月には140診療所が提出し、不良判定は僅か7施設にまで画質は向上した。肺がん検診先進地区（藤沢市など）に見学に出向いて指導を受けたり、全国の専門医に意見を聞いたり、何度となく会議で話し合い、折衝を繰り返し、これらの地道な努力により、平成15年度から行政の協力で基本検診に胸部X線の追加が認められ、4月から浜松市の新たな肺がん検診が始まった。当時の理事、医師会長はじめ多くの医師会員の努力の結果である。平成17年には、参加医療機関は165診療所、9病院にまで増え、受診者数も順調に増加し続けている。
　筆者が集めて医師会に保存した平成15年、16年の肺がん症例の中にはもう少し早く発見できたかもしれない症例がいくつかあった。筆者自身が当初X線写真では指摘できず、偶然撮影されたCT画像を参考にして腫瘍陰影を指摘できた症例も含まれていて（図2）、読影力の向上が必要だと痛感したのはこの頃である。

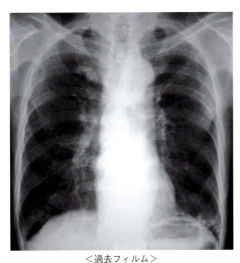
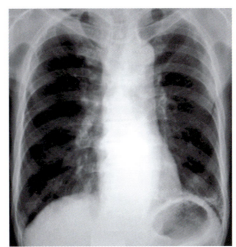
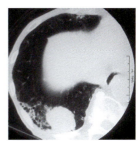
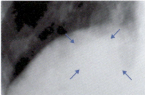

＜過去フィルム＞

図2　筆者がX線写真で指摘できなかった症例（間質性肺炎のために撮影されたCTで偶然発見）

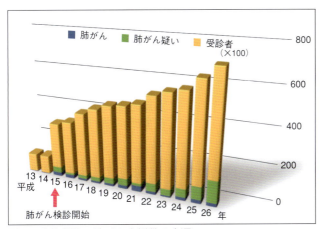

図3　受診者数、肺がん症例数の変遷

■ 2. 受診者数と肺がんの発見 （図3）

　医師会と行政の努力により受診者数、発見される肺がんの数ともに順調に増加してきた。検診対象者に高齢者が多いこと、転居などで経過が不明な症例があることなどから疑い症例が多くなるのは残念であるが、人口10万人あたり50人前後の発見率であり、大きな母集団の検診精度としては比較的良好と考えられる。

■ 3. デジタルフィルムへの移行

　当初はデジタルフィルムを使用していた施設は総合病院以外ではほとんど皆無であったが、度重なる勉強会、専門医との読影、撮影条件不良の指摘、などにより年々提出されるフィルムの条件が改善され、さらにデジタルの導入が加速された。医師会館の新築にあわせてデジタル読影システムが導入されることとなり、

メーカーの選定、細かい仕様の検討など、主に現在の検診担当理事、当時の医師会長らが、時間を割いてシステム作りに没頭した。平成23年から、実際にフィルムレスの読影がスタートし、読影のスピード、画像の管理など大幅に機能が充実した。診療所からの画像も驚く程画質が向上し、おそらく検診以外の日常診療でもその画像は役立っているに違いない。

■ 4. 現在の問題点と今後の課題

　肺がん検診の最終目的は発見数を増やすことではなく、検診を受けた母集団の肺がん死亡率を、検診を受けていない集団より可能な限り低くすることである。浜松市の肺がん検診によって肺がん死亡率を減らせるかどうかを検討するためには、残念ながら今までのデータでは不十分である。今後の課題は予後調査、追跡調査による検診の成果の確認であり、その実施のためには行政と医師会との協力が重要である。

【文献】
1）高平好美，他．基本健診に加えた胸部X線による肺結核，肺癌の診断について─平成15年，16年の成績より─．日本医事新報，第4282号．2006; 5: 70-74

《謝辞》
　浜松市肺がん検診の礎を築いた館野静香、〔故〕神川　正、新村日出夫、大石正晃、山口智之、各氏に心より感謝する。

胸部X線検診の有効性と意義

聖隷浜松病院呼吸器内科　**中村秀範**

KEY POINT

1. 肺がん集団検診（非高危険群に対する胸部X線検査、及び高危険群に対する胸部X線検査と喀痰細胞診併用法）は、健康増進法に基づいて実施されている。
2. 胸部X線検診では、適切な条件での胸部X線撮影、二重読影および比較読影などによる「精度の高い検診」を施行することが必須である。
3. 我が国の肺がん患者の生存率が他国に比し高い理由の1つとして、他国では実施されていない胸部X線による肺がん検診の実施が寄与している可能性がある。

■ 我が国で行われている肺がん検診の現状

　胸部X線による肺がんの集団検診（正確に表現すると「非高危険群に対する胸部X線検査、及び高危険群に対する胸部X線検査と喀痰細胞診併用法」となる）は1987年より老人保健法に基づき国の事業として開始された。その後1998年には肺がん検診の実施母体が、地方自治体に移管され、現在の肺がん検診は、2002年から健康増進法「健康日本21」に基づいて実施されている。

　肺がん検診には、対策型検診と任意型検診がある（図1）。浜松市医師会で行っている住民対象の個別検診は、健康増進法に基づく対策型検診である。就労している中年層を対象とするがん検診として、事業者や保険者の福利厚生事業として実施されている対策型検診（法律に基づかない）もある。一方、対策型検診以外の検診として、全額自己負担の人間ドック、総合健診のような任意型検診があり、これらの違いを理解しておく必要がある。健康増進法による対策型検診の受診率は、どの自治体でも低いままであり、これを増加させることは重要な課題の1つである。職域における肺がん検診に比べ、健康増進法による住民検診では、高齢層の受診が多く肺がん検診の利益—不利益のバランスから考えると最適な検診であるとは必ずしも言えないことも指摘されており、今後解決されるべき問題である。

■ 胸部X線による肺がん検診の有効性

　「我が国でしか行われていない胸部単純X線写真による肺がん検診は有効なのか？　意義はあるのか？」という質問を多くの先生たちから受けることがある。

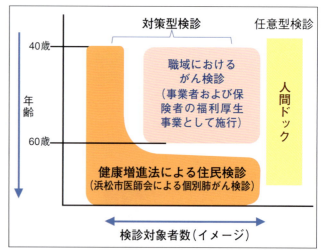

図1　対策型検診の位置づけ

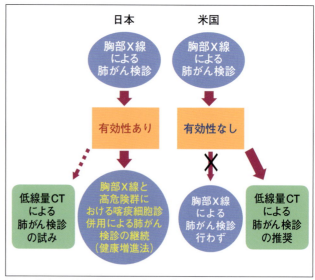

図2　胸部X線写真による肺がん検診の日米比較

表1 胸部X線検査による肺がん検診の推奨レベル（有効性に基づく肺がん検診のガイドラインより）[1]

非高危険群に対する胸部X線検査、及び高危険群に対する胸部X線検査と喀痰細胞診併用法：推奨グレードB

　死亡率減少効果を示す相応な証拠があることから、対策型検診および任意型検診における肺がん検診として、非高危険群に対する胸部X線検査、及び高危険群に対する胸部X線検査と喀痰細胞診併用法を推奨する。ただし、死亡減少効果を認めるのは、二重読影、比較読影などを含む標準的な方法（注1）を行った場合に限定される。標準的な方法が行われていない場合には死亡率減少の効果があるとは言えず、肺がん検診としては認められない。また事前に検診の不利益に関する十分な説明が必要である。

注1) 標準的な方法としては「肺癌取り扱い規約」の「肺がん集団検診の手引き」に規定されているような機器および方法に則った方法を意味している。したがって、撮影電圧が不足したもの、二重読影を行わないもの、比較読影を行わないものなどは、ここで言う標準的な肺がん検診の方法ではない。

表2 肺がん検診の精度向上にむけて

- ●適切な条件での胸部X線写真の撮影
- ●比較読影：過去の胸部X線写真と比較
- ●二重読影：複数の読影者で判定
- ●読影者の診断技術向上
- ●精密検査率の検証
- ●肺がん発見率
- ●他自治体検診機関の肺がん検診成績と比較する（ベンチマーク）

表3 肺がん検診の有効性の評価を複雑にしている要因

- ●肺がんの多様性
  組織型とその経年変化：小細胞肺がんと非小細胞肺がん
  発生部位
  遺伝子異常：ドライバー遺伝子変異の発見
  "悪性度"の多様性：血管侵襲性、リンパ管侵襲性
  新たな治療法開発
- ●バイアス
  リードタイム・バイアス
  レングス・バイアス
- ●肺がん検診対象者の高齢化
- ●肺がん検診の手段の多様性
  胸部単純X線
  喀痰細胞診
  胸部CT

答えは「我が国の立場はYes」である（図2）。ただし有効性が証明されているのは、"非高危険群に対する胸部X線検査、及び高危険群に対する胸部X線検査と喀痰細胞診併用法"であり、それぞれ単独の"胸部X線の肺がん検診"や、"喀痰細胞診のみの肺がん検診"の有効性を証明した報告はない[1]。1970年頃に欧米で実施された大規模研究（無作為比較試験）は、胸部X線と喀痰細胞診併用による肺がん検診の有効性を証明できなかった[1~3]。このため欧米諸国では、「胸部X線による肺がん検診では、肺がんによる死亡率を低下させることはできない」と考え、米国では肺がん高危険群に対する低線量胸部CT検診が推奨されている（図2）。一方、我が国で1990年代に実施された4つの症例対照試験では、精度の高い胸部X線検診（高危険度群に対する喀痰細胞診併用）の有効性が示され[1]、現在もこの肺がん検診が、健康増進法に基づき継続されている根拠となっている（表1）。ただしこれらの根拠となった症例対照研究は、欧米で施行されたランダム化比較試験より低いエビデンスレベルと評価されていることを認識しておく必要はある。加えて我が国の肺がん検診の実施に関しては重要かつ必要な前提条件がある。つまり「精度の高い検診」を行うことである（表1、表2）。我々は、表2に示すような精度の高い検診を行わなければ、有効性のある肺がん検診にはならないことを熟知しておく必要がある。適切な機器を使用し、ガイドラインにそった条件での胸部X線撮影が必

須である。また胸部X線の読影は、通常2人の読影医による二重読影と、過去の胸部X線写真との比較による比較読影が極めて重要である。

　肺がん検診の有効性とは、すなわち「検診で肺がんを早期に発見できればその死亡率を低下させることができる」ことの証明であるが、その証明を困難にする多くの要因が知られている（表3）。まず、肺がんには著しい多様性があり、すべての肺がんをひとまとめにして肺がん検診の有効性を評価して良いかという疑問がある。たとえば、増殖速度の極めて早い小細胞肺がんと非小細胞肺がんを同じ尺度で評価するべきものであるかどうかは疑問である。小細胞肺がんは急速に増大するために従来のような検診とは異なる新たな視点に立った戦略が必要ではないかと考える。また非小細胞肺がんの中にも、脈管侵襲性、リンパ管侵襲性、増殖スピード、ドライバー遺伝子異常など高度な多様性因子が関与しており、肺がん検診の有効性の評価を困難にしている。また、主に肺門部肺がんに対する光線力学的治療の進歩、より効果の高い殺細胞性抗がん剤、分子標的薬や免疫チェックポイント作動薬の開発など、近年の肺がん治療の進歩は目覚しく肺がん生存

表4　肺がん検診の意義
●肺がんの早期発見、早期治療
●肺がん生存率の改善
●肺がんについての啓蒙：早期発見の重要性
●肺がんの予防：禁煙の重要性
●肺がん以外の呼吸器疾患の発見： 　肺結核、肺気腫（COPD）、間質性肺炎、気胸、胸水
●呼吸器疾患以外の発見： 　心疾患、大動脈疾患、転移性肺腫瘍、縦隔腫瘍

率の改善は、肺がん検診の有効性に影響を及ぼしてくる可能性がある。

　胸部X線検査は主として、肺野末梢に発生する肺がんの検出に有効である。喀痰細胞診は、主に肺門部に発生する肺がんを発見することが目的で、肺がんの高危険群（喫煙指数が600以上）に対して行われる。肺門部肺がんが著しく減少する傾向が明らかとなった現在、喀痰細胞診併用法による肺がん検診の有効性の検証が再度必要になるかもしれない。

　「肺がんの発見率」は肺がん検診の精度だけでなく、検診の対象集団の有病率の影響を受けるため有効性評価の指標とはなりえない。「肺がんの生存率」の評価には2つのバイアスを考慮する必要がある。リードタイム・バイアスとは、肺がん検診によって発見された患者は、自覚症状のために医療機関を受診した患者に比べ、肺がんの発見時期が早いことから、見かけ上生存期間が延長する。また、レングス・バイアスは、肺がん検診では、増大傾向の乏しいがんを見つけやすく、有症状で受診した肺がん患者に比べ予後が良くなる可能性を示す。「発見率」や「生存率」を根拠に肺がん検診の有効性を検証する場合には、このような問題点に配慮する必要がある。近年に入り、肺がん検診の有効性を評価するためには、肺がん検診による肺がん死亡率の低下による利益と、肺がん検診での過剰診断や偽陽性率などの不利益とのバランスが重要であると考えられるようになっている[4]。つまり天寿を全うするまで症状を示さないような進行の遅い高齢者の肺がんを、検診で発見して治療してしまう過剰診断や、肺がんでない人が検診で"肺がん疑い（E判定）"と判定されて不必要な検査や精神的ストレスを受ける不利益なども考慮していく必要がある。

■ 肺がん検診の意義

　我が国の肺がん患者の生存率が他国に比し高い理由の1つとして、早期診断が多い点にあるとされている[5]。この報告では、他国では実施されていない胸部X線による肺がん検診の本邦での実施がこの高い肺がん生存率に寄与している可能性が指摘されている。言い換えれば、我が国のような精度の高い胸部X線による検診を実施すれば肺がん死亡率を低下させることが可能であることを証明しているとも言えよう（という立場で我が国は肺がん検診を継続している：表4）。

　もし現在行われている対策型肺がん検診が、我が国で行われないと仮定したらどのようになるか想像したことはあるであろうか？　アメリカで肺がん検診を主導していたFontanaは「もし肺がん検診をやめるなら、それは肺がんと戦わなくなったことに等しい。」と話したと伝え聞いている[6]。肺がん検診を行うことは、対象者に対する肺がん予防の啓蒙や禁煙教育にも有効であると考えられ、肺がん検診と禁煙指導を共同で行う試みも成果をあげている[7]。肺気腫（またはCOPD）は肺がんの独立した危険因子であり、これらの疾患から肺がんの早期発見を試みる研究もなされている[8]。胸部X線写真を定期的に撮影することは肺がん以外の呼吸器疾患や心疾患の早期発見にも貢献している可能性がある。

■ おわりに

　胸部X線写真による肺がん検診を継続するにあたっては、上述したような精度管理に加え、胸部X線読影医の継続的な学習が重要であることを強調したい。肺がん検診の将来的な課題として、高齢化社会における肺がん診療のありかた、肺がん診断技術や肺がん治療薬の革命的な進歩に対する対応などを考慮していく必要があると考える。

【引用文献】
1) 佐川元保, 他. 有効性評価に基づく肺がん検診のガイドライン. 癌と化学療法. 2007: 34; 481-501
2) Fontana RS, et al. Early lung cancer detection: results of the initial (prevalence) radiologic and cytologic screening in the Mayo Clinic study. Am Rev Respir Dis. 1984; 130: 561-565
3) Manser RL, et al. Screenig for lung cancer: a systematic review and meta-analysis of controlled trials. Thorax. 2003; 58: 784-789
4) 祖父江友孝. がん対策とがん検診. 肺癌. 2015; 55: 257-260
5) 伊藤ゆり, 他. 肺がん生存率の国際比較. 肺癌. 2015; 55: 266-272
6) 池田茂人先生講演（私信）
7) がん検診の場における禁煙支援. Fact sheet 平成25年度厚生労働科学研究補助金による第3次対がん総合戦略事業「発がんリスクの低減に資する効果的な禁煙推進のための環境整備と支援方策の開発ならびに普及のための制度化に関する研究」班（研究代表者中村正和）
8) 関根康雄, 他. 肺がん検診問診票を用いたCOPD疑い患者の抽出と2次精検での確定診断. 総合健診. 2013; 40: 226

論説 3 読影しやすい胸部X線写真の撮影技術

浜松医療センター診療放射線技術科　**村松俊幸**

浜松医療センター呼吸器外科　**籾木 茂**

KEY POINT

1. 肺がん診断に用いる胸部X線写真の撮影には基本的な撮影技術の知識（体位、深呼吸、入射点、撮影範囲、撮影距離、管球焦点サイズ、撮影時間など）が必要である。
2. デジタル画像処理にはメーカー推奨画像処理設定パラメーターを利用して再現性のある画質調整を行う。
3. 診断に適したX線写真かどうか、画像のチェックポイントを確認する。

■ はじめに

胸部X線写真は、肺結核、肺がんをはじめとする呼吸器疾患、さらには肺野に描出される肺・心臓大動脈・縦隔・横隔膜・胸壁・脊椎などにおける様々な疾患の早期発見・診断のための重要な検査法である。正確な診断を得るためには、まず読影に価する画像が撮影され、適格に描出されていることが重要である[1]。胸部X線写真を撮影するためには、X線発生装置とそれを受けて画像にする受光系の装置、さらには受光系の情報をフィルムまたはモニタなどに表出する読影システムが必要となる（図1）。

X線撮影の過程で特に受光系の違いにより、最近はアナログ（スクリーンフィルム現像処理）からデジタル（電子画像処理）への移行が進んでおり、浜松市の検診システムも遠隔読影のためにデジタルでの情報提供を推奨している。

デジタルは1980年代前半にイメージングプレート（IP）に記録させた潜像をレーザー走査で読み取るComputed Radiography（CR）が発表されたが、画像表示の問題からアナログ画像との共存であった。

2000年に入ると、デジタル化された画像情報の現像処理がドライ化され、暗室作業や排水処理が不要となったイメージャーにて出力される「ドライフィルム」や、IPを使わずにX線を発光体で吸収し発生した光をフォトダイオードで電荷に変換して信号にする、Flat Panel Detector（FPD）の開発により、急速にデジタル化が進化した。

さらに、高精細モニタの進歩により、2008年からはモニタ診断で診療保険点数が加算されるようになり、フィルムレス化が加速し、下記のような多くの利点が高く評価され、デジタル診断装置によるモニタ診断が現在主流になっている。

デジタル（電子画像処理）の利点
①瞬時に画像が確認できる。
②すべての操作が明室でできる。
③自現機が不要（現像液・定着液）で、画像の管理が簡便である。
④廃液を出さないため、環境に優しい。
⑤画像の保存や転送に適している。
⑥画像処理による変更（輝度［濃度］／コントラスト／鮮鋭度／粒状性等）が可能である。

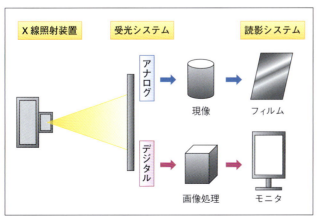

図1　X線写真の撮影システム

⑦X線照射量に対する発光量の依存性（ダイナミックレンジ）が広いので、得られる情報が多い。

⑧X線の検出効率が高く、被曝線量の低減が可能である。

⑨モニタ診断による過去画像の比較など、コンピューター支援診断が可能である。

　この章では読影に価する画像を撮影するための基本的な注意点と、撮影された画像のチェックポイントを、デジタルシステムを中心に記述する。

■1. 胸部X線写真撮影の基本的事項

1-1. 撮影時の着衣
①基本的には、無地の下着やTシャツ1枚で撮影を行う。

②金属・プラスチック類などは取り外す（ネックレス・ブラジャー・エレキバン・湿布薬など）

③アーチファクトに成り得る因子など、疑わしい場合は脱衣や工夫が必要。

（ハイネックシャツ、スポーツブラ、パッド入りインナー、プリントや刺繍入りシャツ、照射野に入る束ねた髪など）

1-2. 撮影体位
①立位で足幅は肩幅ぐらいに広げる。

②前額面は正しく正面を向き、撮影台中央に顎をのせ、前胸部の正中を受光系前面パネルの中央に付ける。

③両肩の力を抜き、肘関節は軽く曲げて手背を腰部に当て、肩甲骨と肺野が重ならないように肘を前方に出す（図2）。

④高齢者や立位の不安定な場合は、撮影台の補助具を握らせる。また、立位が不可能な場合や強度の円背は、背もたれの無い椅子に腰掛け前後方向撮影とする。

1-3. X線入射点と撮影範囲
①受光系前面パネルに対して垂直な中心線で、第7〜8胸椎（肩甲骨下縁）の高さで正中面に入射する（図2）。

②第7頸椎から胸郭（下部肋骨）を充分に含む広さに照射野を絞る。照射野を絞ることで、被写体から発生する散乱の低下により、鮮鋭度やコントラストが向上するとともに、無駄な被曝を抑える。

1-4. 撮影条件
①撮影距離、180〜200cmを使用する。

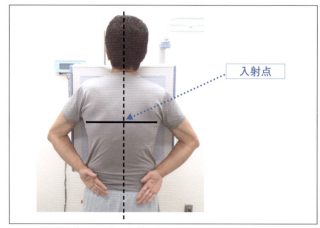
図2　撮影体位とX線入射点

・歪みや拡大を最小限にし、管球焦点の半影によるボケを少なくし、鮮鋭度を向上する。

②撮影電圧、100〜130kVの高圧撮影を使用する。

・肋骨陰影を減らし、心臓と肺野の濃度差を少なくし、気管支分岐部、心陰影などの縦隔陰影の描出を良くする。また被曝線量を減少させる。

③撮影電流、100〜320mAを使用する。

・大電流にすることで、短時間撮影が可能になる。

・電流選択指標：10〜30msec以内で撮影可能な電流値を使用する。

④撮影時間、10〜30msec以下の短時間撮影で、フォトタイマー（AEC）を使用する。

・心臓・大血管の拍動による、動きのボケを最小限にする。

・AECは適正な照射線量を制御し、再現性と被曝線量の低減に効果がある。

⑤X線管球、焦点サイズは1.2mm以下を使用する。

・管球焦点の半影によるボケを少なくし、鮮鋭度を良くする。

⑥グリッド、10：1〜14：1を使用する。

・被写体から発生する散乱線を効率よく除去しコントラストと鮮鋭度を向上させる。

・グリッドの選択指標
撮影電圧100〜120kV → 10〜12：1
撮影電圧120〜140kV → 12〜14：1

1-5. X線写真のボケの原因
　撮影距離（管球焦点〜受光系距離）180cm、胸部の前面から受光系までの距離5cm（2〜5cmの装置が多い）、胸厚20cmの被検者を、管球大焦点1.2mm（小焦点0.6mm/大焦点1.2mmの管球が多い）を使用し、撮影時間20msecで撮影した時、X線画像のボケがどのくらい発生するのか検討してみる。

胸厚20cmの被検者の胸部中心部での拡大率は、1.09倍で、半影による幾何学的なボケは0.11mmになる。また、心臓の拍動もボケの因子となるため、心臓壁が毎秒1cmの速度 (cm/s) で動くとすると、20msecの撮影時間による運動ボケは0.2mmになる。

以上のことから、胸部X線画像に及ぼすボケは、計算上0.31mmになり、実際には呼吸や体動等も加味されボケの因子はさらに増える場合もある。人間の視力でボケを認識できる限界は0.3mm程度とされているため、理想的には焦点サイズは1.2mm以下、撮影距離は180cm以上、撮影時間は20msec以下が望ましいが、装置の負荷等も考慮して、撮影時間は30msecを越えない程度を目標にする[2]。

■ 2. X線画像の画質を表す因子と調整

撮影条件以外にも診断に適する画像を得るためには、濃度、輝度、コントラスト、鮮鋭度、粒状性の5つの因子の調整が必要である。

2-1. 画質を表す因子

①濃度 (density)

濃度は主としてフィルムに用いられ、その測定には濃度計 (densitometer) を使う。濃度計は、読影時のフィルム (計測する対象部位) に光を当てて、その透明光の強さを測定する。X線透過性の高い肺野はフィルムでは黒く見え、光を当てた場合の透過性は低い。濃度は以下の式で求める。

X線写真濃度 $D = \log_{10}$（入射光量／透過光量）

不透過率0% (光が全て透過する部分、フィルムでは白) を最小値0.00、数値が大きくなる程不透過率は増加し、濃くなる (フィルムでは黒：例えば肺野)。

フィルムに入射した光量が100で、透過した光量が10 (1/10) であれば、$D = \log100/10$ ($\log10 = 1$) 1.0となり、透過した光量が1 (1/100) ならば、$D = \log100/1$ ($\log100 = 2$) 2.0になる。

またモニタでは濃度は直接測定できないため、輝度で表されることが多い。

②輝度 (brightness)

輝度とは、X線画像における白と黒の明るさの度合いを示し、単位にはカンデラ (cd) を用い、1平方メートルあたりに照射される光量を基準とするので cd/m² (カンデラ／平方メートル) と表される。数値が小さいほど輝度は低く (暗く)、数値が大きいほど輝度は高い (明るい)。輝度の測定には、輝度計と呼ばれる装置を使う。

③コントラスト (contrast)

コントラストとは、明るい部分 (白) と暗い部分 (黒) の差のことで、コントラストが高くなればなるほど暗い部分は暗く、明るい部分は明るく表現され、メリハリのある画像になるが、色の階調は失われてしまう。また、コントラストを低くすると明暗の差が縮まり中間の色が増えてメリハリのないぼやけた画像になる。

④鮮鋭度 (sharpness)

鮮鋭度とは、画像の明瞭さを表す指標で、微細な部分まで鮮明に見えることを「鮮鋭度が良い」、不鮮明なことを「鮮鋭度が悪い」と表現する。撮影距離、X線管球の焦点のサイズおよび被検者の体格により幾何学的なボケ (半影) が発生し、さらには被検者の動き (体動、呼吸、拍動) による運動ボケと共に、鮮鋭度を低下させる要因となる。

⑤粒状性 (graininess)

粒状性とは、画像の粒子のきめ細かさを表す指標で、粒子が細かく、むらがないものを「粒状性が良い」といい、粒子が粗く、むらがあるものを「粒状性が悪い」と表現し、悪い程ざらついた画像になる。

2-2. デジタル画像の調整

デジタル画像でも肺野は従来のアナログ画像に近い画像処理、縦隔はデジタル画像の特徴を生かした描出能向上を目指す調整が必要であるが、従来の5つの要素をそれぞれに調整する必要はなく、基本的には設定パラメーターによる自動調整を優先する。

①階調処理

X線量が適量であれば、濃度／輝度、コントラストなどの階調処理での調整が可能である。初期設定のパラメーターが適切であれば、画像の再現性は良く安定した画像が得られる。

②周波数処理

・鮮鋭化処理で画像のエッジ (輪郭) を強調し、画像を鮮明にする。過剰な強調は、アーチファクトを発生し、画像の有効な情報を失うことがあるので注意が必要である。

・ノイズ低減処理 (粒状性)

画像のノイズを低減し、粒状性を改善する。数値を大きくすると粒状性は向上するが、画像の鮮鋭度は低下するため注意が必要。X線量が不足すると、粒状性は極度に悪化しノイジーな画像になるので注意が必要である。

③ダイナミック (D) レンジ調整

吸収差の大きな領域で発生する白つぶれ黒つぶれ現象を抑制し、画像の可視域を広げ描出能を改善する。

縦隔などの重なりの部分が見易くなる。

④メーカー推奨画像処理設定パラメーター

　画質に関する各因子の調節を個々に行うことはかなり煩雑なため、汎用されている各社デジタル装置ごとに胸部正面X線写真の推奨画像処理設定パラメーターが公表されている。鮮鋭度・粒状性なども考慮された信頼性と完成度の高い設定となっているので是非、参考にしていただきたい。推奨値から大きく離れた設定（過処理）を行うと適切な画像が得られないので、注意が必要である。例としてキャノン〈NEソフトCXDI − 40G compact − 401G/C − 401G/C compact − 55G/55C〉（表1）を掲載する。

■3. 撮影画像のチェックポイント

　撮影されたX線写真が判読に適した条件を満たしているか読影時に以下の項目をチェックする必要がある。またその結果をフィードバックすることも検診の質の向上には重要である。

3-1. 撮影画像の基本条件のチェックポイント[2]

①肺尖（2〜3cm）が描出されている。

②正面性が保たれている。（鎖骨が左右対称か、棘突起が両椎弓根の正中に位置する）

③肩甲骨が肺野外に外れている。

④吸気で撮影されている。（横隔膜の高さが第9／10後肋間位に位置する）

⑤横隔膜の走行が追求でき、肋骨横隔膜角が切れていない。

⑥肝臓と肺野の重複部に血管影が確認できる。

⑦心臓と肺野の重複部に血管影が確認できる。

⑧肺縦隔境界線が観察できる。

3-2. 撮影された画質のチェックポイント

肺血管の見え方

①肺門部の肺血管の辺縁が鮮明に見える。

階調処理	LUT（階調曲線）		SC
	輝度		12
	コントラスト		16
周波数処理	強調処理	エッジ強調	6
		エッジ周波数	5
	ノイズ低減処理	効果	5
Dレンジ調整処理	低輝度		OFF
	高輝度		5
線量指標	REX値		300

表1　推奨設定パラメーター

②下肺野中層部の肺血管の辺縁が血管の太さを測れるほどに鮮明に見える。

③末梢肺野の血管影の側方に分岐される細い側枝も明瞭に見える。

④心臓に重なる左下肺野内側域の肺血管が見える。

⑤右横隔膜に重なる右肺底部の血管が認識でき、右肺の下縁が描出されている。

縦隔の見え方

①前縦隔線や後縦隔線がよく見える。

②右主気管支の下壁がよく見える。

③左主気管支の下壁も認識できる。

④胸椎の椎弓根が見え、できれば棘突起が多少とも見える。

画像の濃度（肺野濃度）

　胸部X線画像は、中肺野肋間部分の輝度／濃度を適正に保つことが重要であり、中肺野（右肺野6/7肋間近傍）におけるフィルム濃度として1.8前後が最も良いとされている。

　全国労働衛生団体連合会（全衛連）胸部エックス線検査専門委員会で診断価値のある画像の各部位でのフィルム濃度と、正規化画素値が公表されている（表2）。正規化画素値とは、胸部X線画像のデータ情報を用いて12bit（0〜4095階調、0がモニタ上で黒に表示される）に換算し、標準化したものである[3]。全衛連が開発した『胸部画像正規化ソフト』[4]を用いてモニタ上の各部位を測定することができる（図3）。

測定部位	フィルム濃度		正規化画素値	
	平均	最小〜最大	平均	最小〜最大
①右肺野6/7肋間	1.88	1.62〜2.26	1109	836〜1424
②右末梢肺野	0.99	0.80〜1.15	2265	1504〜2587
③気管分岐部	0.52	0.42〜0.69	3265	2940〜3562
④心陰影部	0.68	0.58〜0.89	2896	2650〜3138
⑤胸椎	0.49	0.39〜0.66	3200	2912〜3518
⑥右横隔膜部	0.62	0.37〜0.74	2994	2640〜3191
⑦直接線領域	3.15	3.07〜3.15	39	3〜126

表2　適切な濃度と正規化画素数

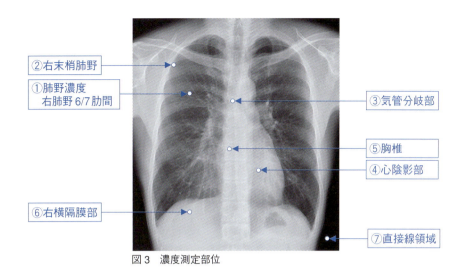

②右末梢肺野
①肺野濃度 右肺野 6/7 肋間
③気管分岐部
⑤胸椎
④心陰影部
⑥右横隔膜部
⑦直接線領域

図3　濃度測定部位

■4. 読撮環境

　モニタ診断には、画像観察装置として日本医学放射線学会のデジタル画像取り扱いガイドラインに準拠した、医療用高精細モニタを用いる。

　表示階調特性はグレースケール標準表示関数（Grayscale Standard Display Function：GSDF）を使用する。GSDFとは、部屋の明るさが違ったり、モニタの最大輝度が異なったりしても、同じ画像なら同じ見え方になるという特長を持った表示関数である。人間の視覚特性は非線形であるため、GSDF は視覚的直線性が成立するように設計されており、モニタだけではなくイメージャーやシャウカステンなどすべての表示装置に適応することができる。

　・解像度は、2〜5メガピクセル。

　・最大輝度は、300cd/m² 以上。

　・読撮室内の環境照度は、30〜60ルックス。

　・日本画像医療システム工業会（JIRA）推奨のJIRA CHEST-QCT テストパターン）をモニタに表示して、目視判定を行う[5]。

　　　テストパターンの入手方法は、JIRA ホームページよりダウンロード可能。

　　　http://www.jira-net.or.jp/commission/system/04_information/information.html#2010-04-1-1-1

　・診断精度を維持するためには、年1回の輝度管理（キャリブレーション）が必要になる。具体的には、サービスマンによる定期点検時に実施する。モニタ品質管理ソフトウエア RadiCS GX2（NANAO）を購入して管理を行う。

■5. 被曝線量

　アナログからデジタル撮影装置への変更に伴い、一般的には被曝線量は 1/2〜1/3 程度に低減することができるとされているが、医療被曝研究情報ネットワーク（J-RIME）の調査によると、線量が高い方が鮮明な画像を得られることも一因し、同じ検査でも医療機関によっては数倍の違いがあることから、2015年6月、J-RIME により診断参考レベルの基準設定が発表された[6]。

　胸部正面撮影、標準体型（胸部厚 20cm）の被検者の皮膚表面における照射線量の基準値は、0.3mGy 以下となっている。

　照射線量の測定には、簡易的な EPD（Estimation of Patient Dose in diagnostic X-ray examination）測定法がある。標準的X線検査での表面線量と臓器線量を算出するソフトウエアで、茨城県立医療大学保健医療学部放射線技術科学科　佐藤斉教授により開発された。この方法は簡便であり、下記のアドレスにて利用者登録を行うことでソフトを入手することができる[7]。

　　http://www.iart-web.org/public/epd.html

【参考資料】
1)　日本肺癌学会編　肺癌取り扱い規約　第7版．9肺癌集団検診の手引き．金原出版，2010: 180-184
2)　小田敍弘，土井 司，安藤英次編．監修 日本放射線技術学会．X線撮影技術学改定2版；株式会社オーム社
3)　公益社団法人 全国労働衛生団体連合会 総合精度管理委員会 胸部エックス線検査専門部会．平成24・25・26年度 胸部エックス線検査精度管理調査結果報告書
4)　胸部X線画像正規化ソフト dicomQC.exe Ver.2.2
5)　日本画像医療システム工業会（JIRA）．QA ガイドラインテストツール（JIRA CHEST-QCT テストパターン）
6)　医療被ばく研究情報ネットワーク（J-RIME）．最新の国内実態調査結果に基づく診断参考レベルの設定．平成27年6月7日
7)　EPD 法（表面線量と臓器線量を算出するソフトウエア）．茨城県立医療大学 保健医療学部 放射線技術科学科 佐藤斉教授

聖隷三方原病院呼吸器センター外科 **棚橋雅幸**

論説
4

誰でもできる胸部X線写真の読影法

KEY POINT

1. 胸部X線写真の読影に際しては、正常像を理解する。
2. 重要な所見を見逃さないため、自分なりの読影順序を決めておく。
3. 肺尖部、縦隔、肺門、心陰影や横隔膜陰影と重なる部位は病変を見逃しやすいので特に意識を注ぐ。
4. 万遍なく左右の肺野を比較しながら目を動かす。

胸部X線写真の読影には正確な胸腔の解剖を習得する必要がある。そのうえで胸部X線写真の正常像がどのように構成されるかを理解すべきである。正常では見られない陰影の出現が異常像なのは当然であるが、正常像の偏位、消失も異常像となる。そこで本章では、胸部X線写真読影における正常像の基本的事項と簡単な読影法を紹介する。

■ 正常像の基本的事項

1）胸郭

胸部X線写真の読影を始めるにあたって、被写体が撮影時に正しい位置で撮影されているか、X線の入射方向は正確かを、骨性胸郭を用いて評価することが重要である[1]。胸部X線写真の左右の正面性は、胸椎の棘突起と椎弓根の関係で評価するのが簡便であり、正しく撮影されていれば棘突起は左右の椎弓根の中央に存在する。このほか、鎖骨内側縁と棘突起との距離を用いる方法もある（図1）。上下の正面性は、鎖骨と肋骨の位置で評価する。正しく撮影されていれば鎖骨は通常、第4肋骨後部に重なる（図2）。前屈していれば、鎖骨は下方に移動し、後屈では上方に移動する。正面から撮影されているにもかかわらず、肋骨の形状が左右非対称の場合には、胸腔の含気に左右差があることを疑う。

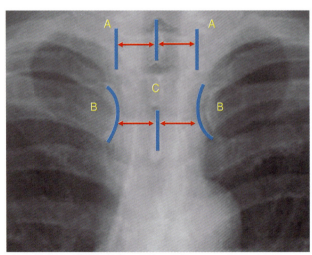

図1　胸部X線写真左右正面性の評価
椎弓根（A）と棘突起（C）、鎖骨内側縁（B）と棘突起（C）の距離が左右等しいことを確認する。

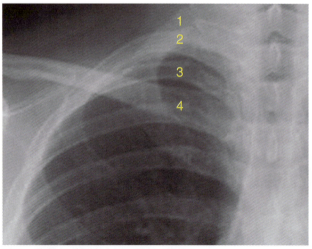

図2　胸部X線写真上下正面性の評価
正しく撮影されていれば鎖骨は通常、第4肋骨後部に重なる（数字は肋骨の番号）。

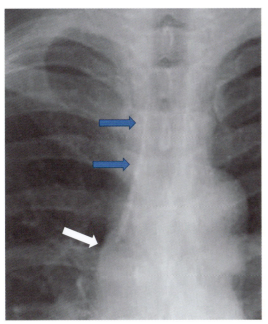

図3 右傍気管線（青矢印）、奇静脈（白矢印）
気管右側に1〜2mm程度の幅をもつ線状の構造を認める（青矢印）。この下方に連続して気管・右主気管支分岐部に平滑な膨隆を認め（白矢印）、奇静脈が上大静脈に流入する正接像に相当する。

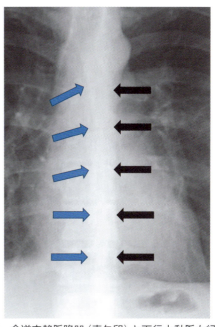

図4 食道奇静脈陥凹（青矢印）と下行大動脈左縁（黒矢印）
奇静脈弓の領域から椎体正中のやや左を下降する境界線が描出される（青矢印）。また、大動脈弓外側から下方に連続する境界線が認められる（黒矢印）。

2）軟部組織

　胸部X線写真における軟部組織とは横隔膜、皮膚、筋肉、皮下脂肪が主要な構成成分である。右側の横隔膜の高さは、第10後肋間にドームが位置することが多い。前部肋骨で評価すると、おおよそ第6、7肋骨の先端が横隔膜に触れるほどの高さとなる。左側の横隔膜は2〜3cm低位となる。横隔膜挙上は肺容積の減少や横隔神経麻痺、無気肺、吸気不足などで生じる。ただし、横隔膜の高さは撮影角度、被検者の体格によっても多少の変動がある。高さの他に、横隔膜の形状が平滑なドーム状を呈していることも重要な所見である。皮膚で問題となるのは、乳頭、疣贅、神経鞘腫などで、結節影として紛らわしい所見を呈することがある。女性では乳房自体も下肺野の陰影として重なる。筋肉では発達の程度により個人差が大きいが、外側下部では前鋸筋が、中肺野から下肺野にかけては大胸筋が陰影として認められる。

3）縦隔

　縦隔は胸膜によって左右の肺の間に隔てられた部分を指し、心臓、大血管、気管、食道、胸腺、リンパ節、神経などの臓器が存在する場所を指す。胸部X線においては気管透亮像や各種肺縦隔接合線が重要である。

（1）気道

　気管の幅は成人で約2cmであり、気管下部は大動脈弓に圧排されて、正中よりやや右側にある。気管分岐部は、成人では、おおよそ第6胸椎に重なることが多い。気管分岐部の角度は、気管の軸となす角度が右主気管支で約25度、左主気管支で約35度となり、右がより垂直に近い。気管分岐部の開大は、気管分岐部リンパ節の腫大や、左右どちらかの主気管支が上方へ牽引される場合にみられる。気管分岐部から、上葉支口までの距離は、右が約15mm、左が約45mmで、右の上葉支口が左より高くなる。

（2）右傍気管線・奇静脈

　気管は、鎖骨下の部分のみが肺野と接するために、ここに右傍気管線が形成される（図3）。正常では1〜2mmの幅である。この線は、縦隔結合織、気管壁、壁側・縦隔側胸膜によって形成され、いずれの構成成分の異常もこの線の肥厚となって描出される。肥厚の原因として頻度的に多いのは同部のリンパ節腫脹である。この下方に連続して、気管と右主気管支の分岐部に奇静脈弓が存在する（図3）。太さは通常、立位吸気の状態で7mm以下である。

（3）前・後接合線

①前接合線：胸骨後部で両肺が接することにより形成

される線である。胸骨柄直下からはじまり、通常はほぼ正中からやや左下方に走行する4〜5cmの線状影として認められる。この線を上方へたどると胸骨柄の下縁あたりで左右に別れて、前縦隔三角の2辺となる。前縦隔腫瘤があると、前接合線は描出されなくなる。

②後接合線：この線は両肺背側が胸椎前で接することによって形成される線状影である。気管後方の胸郭入口近傍の高さから始まり、奇静脈弓および大動脈弓部の上方までみられ、前接合線より短く上方に位置する。気管透亮像のほぼ中央に認められることが多い。後縦隔に発生する神経原性腫瘍、リンパ節腫大、食道腫瘍、胸水貯留または他の腫瘍性病変などで後接合線は偏位、変形、消失する。

（4）食道奇静脈陥凹・下行大動脈左縁

①食道奇静脈陥凹：気管分岐部より下方では右肺下葉の一部が、心臓後面で椎体の前を乗り越えて左側に突出し食道に接しており、この部分を食道奇静脈陥凹と呼ぶ（図4）。奇静脈弓の内側をやや左に傾斜した線として認識される。気管分岐部リンパ節腫大、陥凹に入り込んだ肺の病変や、食道の腫瘍性病変でこの線の右方への突出や消失がみられる。また、右下葉縦隔側の肺野の含気が低下した場合にもこの線は不明瞭になる。

②下行大動脈左縁：心臓に重なって、下行大動脈左縁の線が認められる（図4）。この線は、左下葉内側の肺野の含気を担保するという意味で、右側の食道奇静脈陥凹と同様の意味を有する。この内側には、椎体左縁1〜2mm外側に左傍脊椎線という線状影が認められる。

（5）大動脈肺動脈窓（AP window）

大動脈弓の下縁と左肺動脈上縁との間には、三角形の透亮部分があり大動脈肺動脈窓（AP window）と呼ばれる（図5）。内側は気管および左主気管支、外側は縦隔胸膜である。大動脈下リンパ節腫大、大動脈傍リンパ節腫大、反回神経腫瘍、大動脈弓内側から発生した大動脈瘤などで、AP windowが消失あるいはその外側縁が膨隆する。なかでも臨床的には、リンパ節腫大の評価に用いられることが多い。左声帯の運動制限など左反回神経麻痺が疑われる症例では、特にこの部のチェックが必要である。

4）肺門

肺門を形成しているのは肺動脈およびその主な分

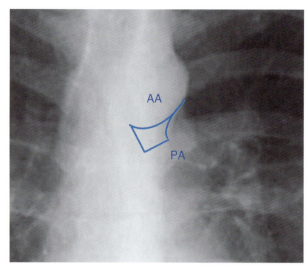

図5　大動脈肺動脈窓（AP window）
大動脈弓（AA）下縁、左肺動脈（PA）上縁、気管・左主気管支、縦隔胸膜に囲まれた脂肪織のスペースを大動脈肺動脈窓（AP window）と呼ぶ。この左外側は通常陥凹している。

枝、上肺静脈、主気管支およびリンパ節である。右下肺静脈は水平に左房へ流入するため、肺門陰影の形成には関与しない。肺門は、右側で「逆くの字」を形成するが、この上部の線は通常、上肺静脈が相当し、下部の線は下葉の肺動脈が相当する。この「逆くの字」の又の部分に小葉間裂が位置する。肺動脈幹は気管分岐部の高さで左右の肺動脈に分かれる。右肺動脈は上葉への最初の枝を分岐したあと、中間気管支幹の外側に沿って中下葉にのびる肺動脈になる。左肺動脈は左肺門で主気管支を前方から後方へ乗り越えたあと、数本の上葉枝を分岐して下葉へ向かう肺動脈となる。左肺門は右肺門に比べ通常1〜2cm高く位置する。これは、左肺動脈が左上葉気管支内側で主気管支を乗り越えるためである。この関係が逆転している場合には、右上葉あるいは左下葉の含気減少を疑う。

肺門部の肺血管の太さの評価は、かなり主観的に行われることが多いが、通常は中間気管支幹レベルの葉間肺動脈で14mm程度である。これは、同レベルで交差する後部肋骨の幅とほぼ等しい。肺門は腫瘍やリンパ節腫大、あるいは肺血管の拡張などにより腫大するが、そのサイズは個人差が大きく、正常の基準を設けることは実際的には困難である。そのため肺門のフィルム上の濃度が正常では左右ほぼ同程度であることから、左右を比較することが重要である。

5）肺野

胸部X線写真の読影において肺野は「肺尖」「上肺野」「中肺野」「下肺野」に区分される（図6）。肺尖は鎖骨

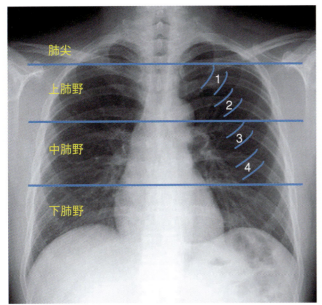

図6 「肺尖」「上肺野」「中肺野」「下肺野」
肺尖は鎖骨より上方、上肺野は鎖骨と第2肋骨前部下縁の間、中肺野は第2肋骨前部下縁と第4肋骨前部下縁の間、下肺野は第4肋骨前部下縁より下方と定義される（数字は肋骨の番号）。

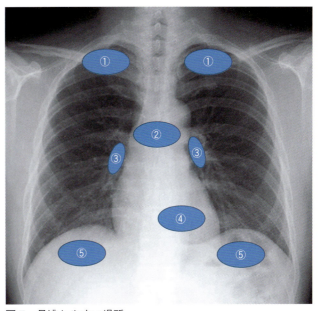

図7 見逃しやすい場所
①肺尖部 ②縦隔 ③肺門 ④心陰影と重なる部位 ⑤横隔膜陰影と重なる部位。

より上方、上肺野は鎖骨と第2肋骨前部下縁の間、中肺野は第2肋骨前部下縁と第4肋骨前部下縁の間、下肺野は第4肋骨前部下縁より下方と定義される。

　胸部X線写真で心臓や横隔膜に遮られずに描出されている肺野の面積は、肺野全体の60%にすぎない。これに、肋骨などを加えれば、ほとんどの肺野は何らかの構造物の影にあることになる。特に肺尖部では、交差する肋骨の密度が高く正常肺野の隠れる面積が広いことに注意する。さらに心臓に隠れた食道奇静脈陥凹・下行大動脈左縁まで肺野が存在すること、また横隔膜に重なって肺野が存在すること、などを認識することが重要である。肺野の血管陰影の太さは、立位の場合、重力効果により下肺野が上肺野よりも拡張する。上肺野の肺血管と下肺野の肺血管の径の比は約1:2である。

■ 読影法

1) 読影順序

　胸部X線写真の読影においては観察者が一定の方法で、しかも与えられた時間内で可能な限り包括的かつ系統的に画像をチェックすることが大切である。重要な所見を見逃さないために、特に初心のうちは自分なりの読影順序を決めておくのがよいと思われる。はじめから、微小な陰影を見つけようとするよりも、全体像の把握を忘れないことが重要である。そのための読影ポイントとしては、

① 胸郭の左右対称性
② 肺野の明るさ
③ 縦隔・心大血管陰影の位置と大きさ
④ 横隔膜の高さ

などが挙げられる。読影の順序としては軟部組織→骨→肺門陰影→肺野などのように、肺野は最後に読影するとよい。大きな病変が見つかっても、それに満足してはいけない。あくまでも、胸郭全体に万遍なく注意を払うように心がける。

2) 左右の比較

　肺の構造は左右対称ではないが、万遍なく左右の肺野を比較しながら読影することが重要である。特に上肺野は、肺がんや肺結核の好発部位であるにも関わらず、肋骨の陰影に隠れる面積が広いために病変を見逃しやすい。このような部位は個々を詳細に観察するよりも、左右の肺野を比較しながら読影するほうが効率的である。

　肺門は、形態学的に正常と異常を判別することが容易ではない。肺門を一塊の陰影としてではなく、それらを個々の構造物として認識する努力が必要である。肺門を走行する正常の肺動脈・肺静脈以外の構造物がないか、肺門の大きさに左右差がないか等に注意を払う。肺門陰影のX線透過性の左右差も重要なチェックポイントである。片側性に濃い肺門は形態学的に異常が描出されていなくても、異常所見として捉えるべきである。

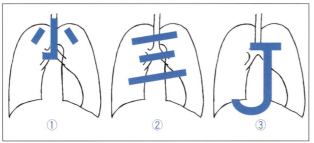

図8　「小三J」読影法
① 「小」：気管の透亮像と両側肺尖部の肺野を比較しながら確認する
② 「三」：両側の肺野を比較しながら、上肺野、中肺野、下肺野、および肺門構造を確認する
③ 「J」：「J」の字を書くように、水平に上縦隔を確認したあと、下行大動脈に沿って心臓に重なった肺野を追う。胃泡などを確認したあと、右横隔膜に隠れた肺野を確認する

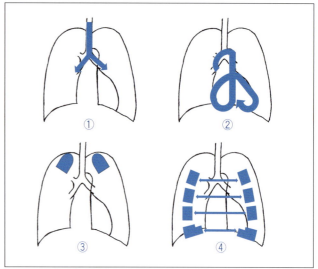

図9　「人の肺（ハい）」読影法
① 「人」：「人」の字のように、縦隔肺門構造に目を走らせる。
② 「の」：上行大動脈から下行大動脈に沿って目を動かした後、心陰影を「の」の字に観察する。
③ 「ハ」：両側肺尖部の肺野を「ハ」の字のように確認する
④ 両側肺野を比較しながら、いくつかのブロックの「い」の字に分けて比較しながら読影する。

そのほか肺野全体の含気に大きな左右差がないか、縦隔や気管は左右に偏位していないか、肺門や横隔膜の高さは偏位していないか等は、肺の容積減少を捉える意味で重要である。

3）見逃しやすい肺野（図7）

肺尖部、縦隔、肺門、心陰影や横隔膜陰影と重なる部位は病変を見逃しやすい。このような部位に意識を注ぐことで、病変の検出感度は大きく向上する。肺尖部と肺門は左右を比較し、心陰影と横隔膜陰影はそこに重なる血管影を確認するように心がける。

4）照合

過去の画像と比較できる場合は、必ず照合を実施する。たとえ現在の陰影が非特異的であったとしても、以前に比べ増大所見があれば、悪性や活動性の病変を考える。

5）背景肺野の性状

既存の肺疾患により、胸部X線写真の背景肺野が正常像と異なる場合は、悪性腫瘍や活動性病変の検出が困難となる。とくに肺気腫や間質性肺炎に発生した肺がんは、その形状が修飾され、境界が不明瞭になったり不整形を呈したりして、がんとして非典型的な形態をとるので注意が必要である。このような症例には過去の画像との照合が有効である。

6）提唱されている胸部X線写真チェック方法の例

（1）「小三J」読影法（図8）[2]

「小」：まず、「小」の字のように、気管の透亮像と両側肺尖部の肺野を比較しながら確認する。

「三」：次に、両側の肺野を比較しながら、上肺野、中肺野、下肺野、および肺門構造を確認する。

「J」：最後に、「J」の字を書くように、水平に上縦隔を確認したあと、下行大動脈に沿って心臓に重なった肺野を追う。胃泡などを確認したあと、右横隔膜に隠れた肺野を確認する。

（2）「人の肺（ハい）」読影法（図9）[3]

「人」：人の字のように、縦隔肺門構造に目を走らせる。

「の」：上行大動脈から下行大動脈に沿って目を動かしたあと、心陰影を万遍なく観察する。

「ハ」：両側肺尖部の肺野を「ハ」の字のように確認する。

「い」：両側肺野を比較しながら、いくつかのブロックの「い」の字に分けて比較しながら読影する。

【文献】
1）高橋雅士，他．胸部X線写真の正常解剖と読影方法．肺がん検診のための胸部X線読影テキスト．日本肺癌学会集団検診委員会胸部X線写真による肺癌検診小委員会 編．金原出版，2012: 23-43
2）佐藤雅史．胸部写真読影のコツ　私の胸部単純読影法「小三J読影法」．秀潤社，2003: 9-27
3）山口哲夫．基礎編「人の肺」読影法〜見逃しのない胸部X線像の読み方．見逃しなく読める！胸部X線画像診断Q&A「人の肺」読影法と症例演習．羊土社，2010: 9-96

論説5　迷わない肺がん検診の判定区分

浜松医科大学医学部附属病院呼吸器外科　**船井和仁**

KEY POINT

1. 肺がん検診の判定区分は、A〜Eの5つに分けられる。
2. A判定は読影不能、B判定は異常所見を認めない、C判定は異常所見を認めるが精査を必要としない症例である。
3. D判定は異常所見を認め、肺がん以外の疾患で精査や治療を要する状態である。
4. E判定は肺がん疑い症例である。E判定から発見された肺がんのみが検診発見肺がんとされる。

　肺がん検診の判定区分は日本肺癌学会により定められた「肺がん検診における胸部X線検査の判定基準と指導区分」[1] によっている。判定区分はA〜Eに分類され、さらにD判定はD1〜D4に、E判定はE1、E2に細分類されている。

　判定区分には二重読影時の仮判定区分（a〜e）と比較読影を含む決定判定区分（A〜E）があり、それぞれ小文字、大文字表記で区別される（表1）。

　この判定区分の中で特に本人や周囲の人にとって大きな不利益が起こりうるD判定、E判定が重要である。D判定は「肺がん以外の疾患疑い」、E判定は「肺がん疑い」と定められている。以前はD判定、E判定の運用が地域によって異なっており、市町村別の精度比較に支障を生じていた[2]。そのため、平成21年3月に日本肺癌学会集団検診委員会委員長名で「肺がん検診としての胸部X線検査の要精検は今後E判定のみとする」旨が通達された。それ以降、少しでも肺がんを疑う所見はE1とすることが徹底され、D判定から発見された肺がんの場合は検診発見肺がんに含まないことになった。

　判定区部の解説については、日本肺癌学会集団検診委員会　胸部X線写真による肺癌検診小委員会が編集した「肺がん検診のための胸部X線読影テキスト」中の「第Ⅳ章　肺がん検診における判定基準と指導区分」[3] に詳説されている。また、佐川らによる「肺がん検診における判定基準の改訂」[4]、[5] にわかりやすく解説されており参照されたい。

▌判定区分

A判定：読影不能

　撮影条件不良、現像処理不良、位置付不良、フィルムのキズ、アーチファクトなどにより読影不良のもの。通常は再撮影が指示される。現実的には再撮影が困難なことも多く、読影者はA判定と思われる撮影を見た際には、胸部X線に精通した放射線技師にコンサルトするなどして原因を突き止め、再発防止を徹底するような指導をすることが重要である。

　浜松市の場合、肺がん検診委員会で定期的にA判定の頻度等をチェックし、A判定の多い施設には放射線技師を派遣して技術指導を行っている。

B判定：異常所見を認めない

　心膜傍脂肪組織、横隔膜のテント状・穹窿変形、胸膜下脂肪組織による随伴陰影、右心縁の二重陰影、乳頭などの正常亜型も含まれる。特に良くみられる正常亜型として第一肋軟骨石灰化、肋骨骨折などの骨性胸壁所見、肺尖部の胸膜肥厚がある。

　第一肋軟骨石灰化は時に下方に膨隆して左右非対称のことがあり、肺野結節との鑑別を要する。また肺尖部胸膜肥厚は臓側胸膜の肥厚、線維化によっておこり、多くは左右対称である。

C判定：異常所見を認めるが精査を必要としない

　陳旧性病変、石灰化陰影、線維性変化、気管支拡張

表1　肺がん検診における胸部X線検査の判定基準と指導区分[1)]

二重読影時の仮判定区分	比較読影を含む決定判定区分	X線所見	二重読影時の仮指導区分	比較読影を含む決定指導区分
a	A	「読影不能」 撮影条件不良、現像処理不良、位置付不良、フィルムのキズ、アーチファクトなどで読影不能のもの	再撮影	
b	B	「異常所見を認めない」	定期検診	
c	C	「異常所見を認めるが精査を必要としない」 明らかな石灰陰影、線維性変化、気管支拡張症、気腫性変化、広範囲な陳旧性病変などで精査や治療を必要としないと判定できる陰影		
d	D	「異常所見を認めるが肺がん以外の疾患が考えられる」	比較読影	
d1	D1	「活動性肺結核」治療を要する肺結核を強く疑う		肺がん以外の該当疾患に対する精査
d2	D2	「活動性非結核性病変」肺炎、気胸など治療を要する状態		
d3	D3	「循環器疾患」冠状動脈石灰化、大動脈瘤など心大血管異常		
d4	D4	「その他」縦隔腫瘍、胸壁腫瘍など精査を要する状態		
e	E	「肺がんの疑い」		肺がんに対する精査
e1	E1	「肺がんの疑いを否定し得ない」		
e2	E2	「肺がんを強く疑う」 孤立性陰影、陳旧性病変に新しい陰影が出現、肺門部の異常（腫瘤影、血管・気管支などの肺門構造の偏位など）、気管支の狭窄・閉塞による二次性変化（区域・葉・全葉性の肺炎、無気肺、肺気腫など）、その他肺がんを疑う所見		

像、気腫性変化、術後変化、治療を要しない奇形などが含まれ、精査や治療を必要としない場合である。一方で、疾患が疑われても急いで精査や治療を行う必要がないと判断される陰影はC判定とされる。

前年度にD、E判定とされて精密検査が行われた症例で、その結果問題ないことが確認され、当該年度の胸部X線検査において悪化を認めないものについてもC判定とする。

D判定：異常所見を認め、肺がん以外の疾患で精査や治療を要する状態が考えられる

肺がん以外の疾患が疑われるが急いで精査や治療が行われないと本人や周りの人に大きな不利益があるような症例が該当する。疾患が疑われても急いで精査や治療を行う必要がないと判断される陰影はC判定と

される。

D判定はさらにD1〜D4に細分化される。D1は「活動性肺結核」、D2は「活動性非結核性病変」、D3は「循環器疾患」、D4は「その他」である。

D1：活動性肺結核

治療を要する結核を疑うもの。

肺結核の胸部X線所見は一般的に上肺野背側に好発し、気道散布性な広がりを持ち、境界明瞭で濃度の高い陰影である。また空洞形成や散布影を伴う浸潤影、結節影、小粒状影がびまん性に広がる所見が特徴とされている。

D2：活動性非結核性病変

肺炎、気胸など治療を要する状態。

肺炎像では、粘液産生性の肺腺がんなどの肺がんとの鑑別が必要となる。

D3：循環器疾患

大動脈瘤など心大血管異常で治療を要する状態。

大動脈瘤・大動脈解離診療ガイドライン[6]によれば、大動脈瘤は「大動脈の一部の壁が、全周性、または局所性に（径）拡大または突出した状態」と定義されている。直径が正常系の1.5倍（胸部で45mm、腹部で30mm）を超えて拡大した場合に「瘤」とされる。

D4：その他

縦隔腫瘍、胸壁腫瘍、胸膜腫瘍など治療を要する状態を疑うもの。

縦隔腫瘍は嚢胞性疾患（胸腺嚢胞、心膜嚢胞、気管支嚢胞、食道嚢胞など）と充実性疾患（胸腺原発腫瘍、胚細胞性腫瘍、悪性リンパ腫、神経原性腫瘍など）に分類され、それぞれ局在（前縦隔、中縦隔、後縦隔）によってある程度診断は絞り込める。

E判定：肺がんの疑い

E判定はE1、E2に細分類され、E1「肺がんの疑いを否定しえない」、E2「肺がんを強く疑う」とされている。

肺がんを疑うX線所見としては、孤立性陰影（結節影、腫瘤影、塊状影、辺縁の不整、小結節を持つ放射状陰影など）、肺血管陰影の収束、胸膜陥入像、シルエットサイン、陳旧性病変に新しい陰影が出現した場合、肺門部の異常（腫瘤影、血管・気管支などの肺門構造の偏位など）、気管支の狭窄・閉塞による二次性変化（区域・葉・全葉性の肺炎、無気肺、肺気腫など）、などがあげられる。したがって、肺炎や胸膜炎の一部もE判定に含まれる。転移性肺腫瘍を疑う所見もE判定に分類するが、転移性肺腫瘍は発見肺がんには含まれない。

【文献】
1) 日本肺癌学会編. 肺癌取扱い規約第7版, 9. 肺癌集団検診の手引き. 金原出版, 2010
2) 中山富雄. 肺がん検診の現状と問題点（精度管理の面から）. 肺癌. 2010; 50: 61
3) 日本肺癌学会集団検診委員会 胸部X線写真による肺癌検診小委員会編. 肺がん検診のための胸部X線読影テキスト, 第Ⅳ章 肺がん検診における判定基準と指導区分. 金原出版, 2012
4) 佐川元保. 肺がん検診における判定基準の改訂（1）：D, E判定に関して. 肺癌 2013; 53: 309-313
5) 佐川元保. 肺がん検診における判定基準の改訂（2）：B, C, D判定に関して. 肺癌 2013; 53: 314-317
6) 2010年度合同研究班報告. 大動脈瘤・大動脈解離診療ガイドライン（2011年改訂版）http://www.j-circ.or.jp/guideline/pdf/JCS2011_takamoto_h.pdf

論説 6　どんな所見が肺がんを疑う所見か

浜松労災病院呼吸器内科　豊嶋幹生

> ## 🔑 KEY POINT
>
> 1. 原発性肺がんは、肺腺がん、肺扁平上皮がん、肺大細胞がん、肺神経内分泌腫瘍（小細胞肺がん、肺大細胞神経内分泌がん等）の4つの主要な組織型に分類される。
> 2. 肺腺がんでは、末梢肺野のすりガラス陰影～結節影として認めることが多い。
> 3. 肺扁平上皮がんは、中枢発生が多く、しばしば無気肺、閉塞性肺炎をきたす。
> 4. 肺大細胞がんは、末梢肺野の大型塊状影として認めることが多い。
> 5. 小細胞肺がんは、中枢発生が多く、急速に進行し、肺門縦隔リンパ節腫大をきたす。

　原発性肺がんは、病理組織学的に、肺腺がん、肺扁平上皮がん、肺大細胞がん、肺神経内分泌腫瘍（小細胞肺がん、肺大細胞神経内分泌がん等）の4つの主要な組織型に分類され（稀な組織型を除く）、それぞれに画像所見および進展様式に特徴があるため、それらの点を念頭に置いた胸部X線写真の読影が必要である。それぞれの頻度は、腺がん50%、扁平上皮がん30%、大細胞がん5%、小細胞肺がん15%とされている。本項では、肺がんの4つの主要な組織型についての胸部X線所見について解説するとともにシルエットサイン（silhouette sign）や肺がんの特殊な進展様式の1つであるパンコースト（Pancoast）肺がんについても触れる。

■ 肺腺がん

　肺腺がんは、末梢肺野の陰影として発見されることが多い。胸部X線上比較的境界明瞭な充実性の陰影を呈するものと、境界不明瞭な陰影で胸部高分解能CT（high-resolution CT: HRCT）にてすりガラス陰影（ground-glass nodule: GGN）を呈するものがある。末梢肺野の充実性陰影では、腫瘍辺縁の陥凹（notching）や血管の腫瘍への集束、胸膜の陥入などがみられる（図1）。胸部X線上辺縁が不明瞭でHRCTでGGNを呈するものでは、陰影のすべてがすりガラス陰影（pure GGN）であるもの（図2）、様々な程度に充実性の陰影

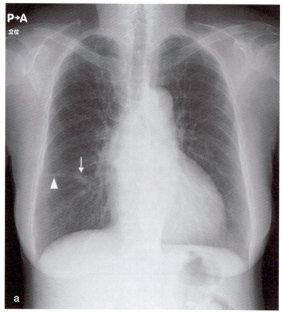

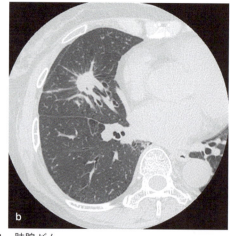

図1　肺腺がん
a：胸部X線写真＝右下肺野に胸膜陥入（矢頭）を伴う長径20mmの充実性結節影（矢印）を認める。
b：胸部CT＝右肺中葉に長径20mmの胸膜陥入、spiculation、血管集束を伴う充実性結節影を認める。

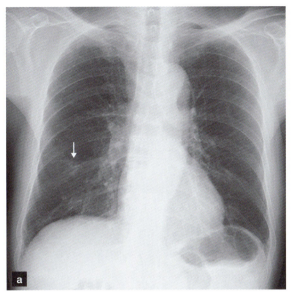

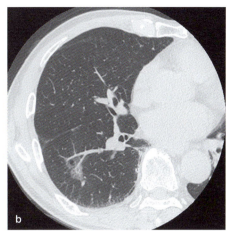

図2　肺腺がん
a：胸部X線写真＝右下肺野に境界不鮮明な長径20mmの結節影を認める（矢印）。
b：胸部CT＝右肺下葉S⁶区域に長径20mmのGGNを認める。

を含むmixed GGNを含むものなどがある。GGNは肺胞壁を置換するように腫瘍細胞が増殖するため肺胞構造が破壊されず、肺の含気が保たれている状態であり、その一部で肺胞の虚脱や線維化、瘢痕などが生じることによって充実性の陰影が形成される。Pure GGNでは高分化肺腺がんのほかに、良性の肺異型腺腫様過形成（atypical adenomatous hyperplasia: AAH）の場合がある。充実性の線維化瘢痕部分がみられるmixed GGNでは肺腺がんの可能性が高い。

　GGNは胸部X線写真では、発見することが困難な場合も多く、肺野陰影（気管支血管影などの正常構造を含む）の左右差、肋骨陰影の濃淡などについて注意深く読影し、疑わしい場合には、胸部CTによる精密検査が必要である。過去の胸部X線写真との比較読影も重要である。境界明瞭な充実性陰影についても陰影の大きさや発生部位によっては胸部X線写真での診断が困難な場合もある。肺尖部や心陰影、肋骨陰影の後方などに充実性陰影が隠れていないか注意深く読影する必要がある。本書第2章「症例提示⑭　特徴的なサインを呈した肺がん」に示したように結節影と心臓、胸部大動脈、横隔膜等が接している場合にはシルエットサインの有無を見極め陰影の位置を考慮しておく必要がある。乳頭などの正常構造物を病変として判定しないことが重要であることは言うまでもない。

■ 肺扁平上皮がん

　肺扁平上皮がんは、喫煙に関連して中枢気道に発生することが多い。気管支内腔を閉塞するように進展するため、病変による肺の含気低下や末梢肺の肺炎をきたす場合や、気道閉塞による無気肺など、腫瘍による

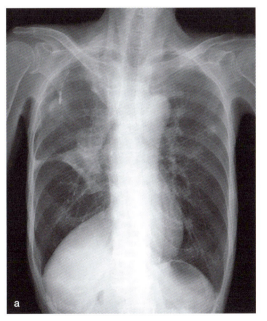

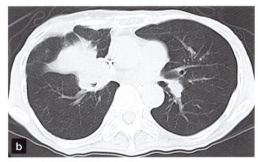

図3　中枢型肺扁平上皮がん
a：胸部X線写真＝右中肺野縦隔側に含気低下を伴う浸潤影と右肺門腫大を認める。左上肺野には肺内転移と考えられる結節影を認める。右上肺野の陰影は中心静脈ポートである。
b：胸部CT＝右肺門部の腫大および中葉の無気肺を認める。

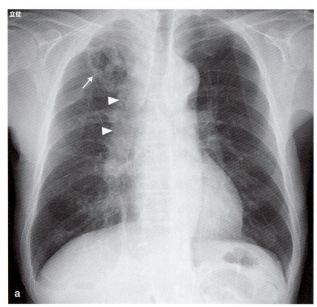
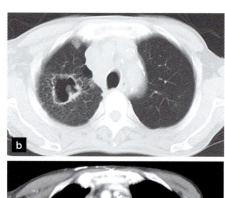
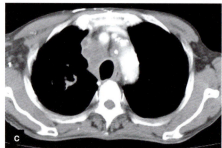

図4　肺扁平上皮がん
a：胸部 X 線写真：右上肺野に長径 40 mm の壁不整な空洞影（矢印）および右肺門・傍気管リンパ節腫大（矢頭）
　　を認める。
b：胸部 CT：右肺上葉に長径 40 mm の壁不整な空洞影を認める。c= 胸部 CT：傍気管リンパ節腫大を認める。

二次的変化を伴う場合が多い（図3）。腫瘍の増大に伴って中心部の組織に壊死をきたして空洞を形成することもある（図4）。

　末梢肺野の充実性陰影として発生する場合もあり、特に、特発性肺線維症（idiopathic pulmonary fibrosis: IPF）や気腫合併肺線維症（combined pulmonary fibrosis and emphysema: CPFE）に合併する肺扁平上皮がんでは典型的である（図5）。IPF や CPFE における肺がんの合併率は、報告によっても異なるが、約 5 〜 30％ と高率である。線維化や気腫病変に隠れて早期診断が困難であることに加え、呼吸機能障害により手術適応にならなかったり、抗がん剤による薬剤性肺障害や放射線肺障害のリスクが高いことから、治療選択肢が限られ予後不良な例が多い。したがって、IPF や CPFE は呼吸器専門医による厳重な経過観察が望ましい。

■ 肺大細胞がん

　肺大細胞がんは、男性に多く、肺がんの中で小細胞肺がんの特徴がなく、腺がん、扁平上皮がんなどへの分化がないという他の3つの組織型に該当しない肺がんである。末梢肺野に発生することが多く、隣接する肺組織を圧排性に浸潤発育する。進行速度が速いため、胸壁浸潤やリンパ節転移、遠隔転移も少なくない。胸部 X 線写真では、末梢肺野に存在する高濃度の大型の塊状影で発見されることが多い（図6）。

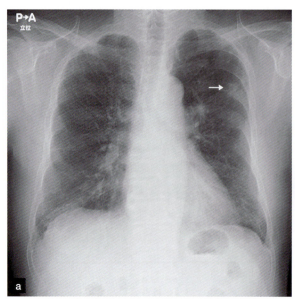
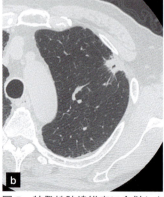
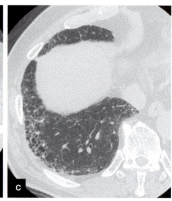

図5　特発性肺線維症に合併した末梢型肺扁平上皮がん
a：胸部 X 線写真＝左上肺野に境界不鮮明な長径 20 mm の結節影（矢印）および両側下肺野に網状影を認める。
b：胸部 CT ＝左肺上葉の胸膜に接して長径 20 mm の spiculation、内部に透亮像を伴う結節影を認める。
c：胸部 CT ＝右肺下葉に網状影、蜂巣肺の所見を認める。

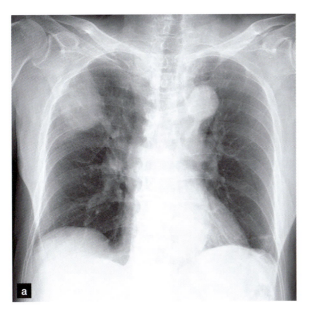

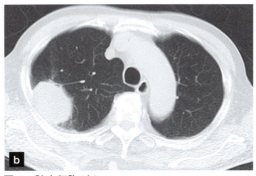

図6　肺大細胞がん
a：胸部X線写真＝右上肺野に長径50mmの塊状影を認める。
b：胸部CT＝右肺上葉の胸膜に接して長径50mmの塊状影を認める。

■ 肺神経内分泌腫瘍
（小細胞肺がん、肺大細胞神経内分泌がん等）

　WHO 2015年度の肺がんの新病理組織分類では、小細胞肺がん、肺大細胞神経内分泌がん、肺カルチノイド腫瘍を肺神経内分泌腫瘍に含めるようになった。小細胞肺がんは肺扁平上皮がんと同様に喫煙との関連が深く男性に多い。中枢気道に発生することが多く、気管支壁内、粘膜下を長軸方向に発育進展するが、末梢肺野に発生する場合もある。進行がきわめて速いため、発見時には肺門縦隔リンパ節や脳、骨、肝臓などの遠隔転移を伴っていることが多い。また、原発巣よりも縦隔、肺門部リンパ節の巨大な腫脹や転移巣で発見される場合もある（図7）。末梢肺野に発生した症例では、腫瘍が腫瘍細胞密度の濃いがん細胞巣を形成して浸潤発育するため、高濃度の肺野結節影、肺野腫瘤

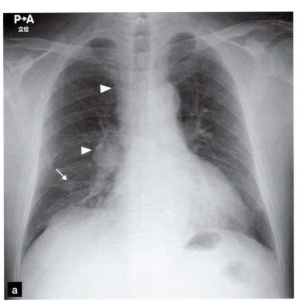

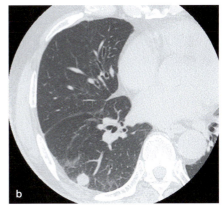

図7　小細胞肺がん
a：胸部X線写真＝右肺下葉に長径15mmの結節影（矢印）および右肺門・傍気管リンパ節腫大（矢頭）を認める。
b：胸部CT＝右肺下葉S⁶区域に長径15mmの結節影を認める。
c：胸部CT＝傍気管リンパ節腫大を認める。
d：胸部CT＝右肺門リンパ節腫大を認める。

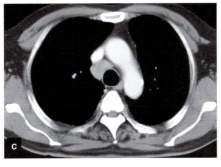

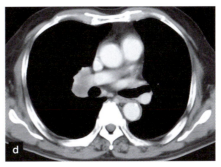

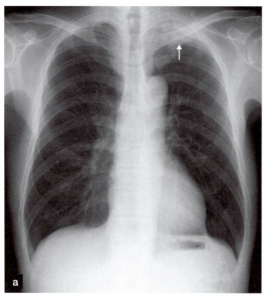
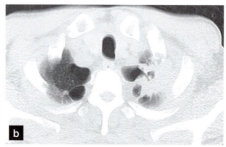
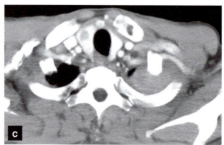

図8　パンコースト肺がん
（肺腺がん）

a：胸部X線写真＝左肺尖部に長径40mmの腫瘤影（矢印）を認める。

b：胸部CT＝左肺尖部にnotch、spiculationを伴う長径40mmの腫瘤影を認める。

c：胸部CT＝縦隔条件では腫瘍の肺尖部の胸壁への浸潤を認める。

影として発見される。

　肺大細胞神経内分泌がんは従来大細胞がんの亜型であったが、神経内分泌腫瘍のひとつとして分類し直された。肺がんの3〜5%で高齢者、男性に多く、喫煙との関連が深い。多くは末梢の孤立性腫瘍として発見され、予後は不良であるが、化学療法の感受性が比較的高く、小細胞肺がんに近い奏功率を示すとされる。

　カルチノイド腫瘍は肺がんの0.5〜1%と稀で中枢発生が多く1/3は末梢発生である。予後は一般に良好であるが化学療法・放射線治療に対する感受性が低く、外科切除が主体となる。

■ パンコースト肺がん

　パンコースト肺がんとは、肺尖部に発生した肺がんが上方に進展し、腕神経叢に浸潤して患側の肩〜上肢に激烈な疼痛を呈する病態である。呼吸器症状を伴わずに肩や上肢のしびれや疼痛、筋萎縮などを訴えるため整形外科を受診している場合があるので要注意である。肺がんの組織型は問わないので腺がん、扁平上皮がんの場合やその他の場合もある。胸郭上方は構造的に抵抗が少ないため、肺尖部に発生したがんは容易に胸郭を超えて浸潤性に進展する。肺尖部で鎖骨下動脈後方の腫瘍はsuperior sulcus tumor、前方の腫瘍はanterior apical tumorと区別される場合もあるが、肺尖部胸壁浸潤がんを総称してパンコースト腫瘍、パンコースト肺がんと呼ぶことが多い。

　胸部X線写真では、鎖骨、第1肋骨と重なって陰影の確認が困難である場合もあるが、左右の肺尖の含気の状態を比較することによって異常を認識し、胸部CT所見で肺尖から頸部の腫瘤影が確認される（図8）。

一般に予後不良であるが、術前放射線化学療法後の胸壁合併切除を伴う拡大手術で完全切除ができれば長期予後も期待される。

　　　　＊　　　＊　　　＊

　以上、肺がんを疑うべき胸部X線写真の所見を中心に解説した。肺がんが疑われた場合には、気管支鏡検査などによる病理組織学的診断および遠隔転移の精査などを速やかに行った後、治療方針の検討を行う。肺がんと鑑別すべき疾患として肺良性腫瘍や結核腫、限局性の感染後器質化肺炎などの感染症があげられる。肺がんと肺がん以外の疾患との鑑別点として、陰影の大きさ（30mm以上は良性の確率は低い）、陰影の増大速度（2年間大きさが変化しない場合は良性と考えられるが、例外もある）、陰影の辺縁の性状（良性腫瘍は明瞭で平滑な辺縁を示しやすいが、肺がんはnotchやspiculationを伴いやすい）、石灰化の有無（過誤腫や結核腫では石灰化を認める）、散布巣の有無（炎症性病変では周囲に散布巣を認める）などがあげられるが、例外もあるため絶対ではないことを念頭に置く必要がある。明らかに良性腫瘍や炎症性病変であると言える場合を除いては、可能な限り、気管支鏡検査などによる病理組織学的検索やPET検査による精査を検討すべきであり、確定診断が得られない場合には、ケースバイケースであるが、患者さんの全身状態や希望も踏まえて、十分なインフォームド・コンセントのもとに、外科的生検もしくは厳重な経過観察のいずれかを選択するかを慎重に検討する必要がある。

論説 7 浜松市における肺がん検診の妥当性と遠隔デジタル検診システム導入の効果

鈴木内科クリニック **鈴木秀樹**

KEY POINT

1. 浜松市医師会肺がん検診の肺がん発見率は 0.05 〜 0.09％ で目標とする 0.03％ を上回っている。
2. 遠隔デジタル検診システムの導入により、コストの削減、画像改善、2 次判定および総合判定の迅速化、2 次読影医の負担軽減がはかられた。

■ はじめに

　浜松市においては、平成 15 年に肺結核・肺がん検診として肺がん検診の個別検診を開始した。検診件数は当初の 25,186 件から平成 26 年度には 72,722 件と 3 倍近くに増加している。

　日本における胸部X線写真と喀痰細胞診併用による肺がん検診の有効性は、2000 年前後に国内外の雑誌に発表された 3 研究で、検診群の有意な死亡率低下が示されているが、いずれも二重読影や比較読影が行なわれ、精度管理が適正に行なわれた検診であった[1〜3]。浜松市医師会では、診療所や検診センター等で 1 次読影を行なった後に医師会で十分な経験を有する 2 名（専門医を含む）で 2 次読影を行い、原則すべての症例で比較読影を行ない、精度管理委員会と年 2 度の肺結核・肺がん検診従事者講習会で検診精度の維持向上をはかっている。

　また、平成 23 年 4 月の遠隔デジタル検診システムの導入により、さまざまな効果が得られたので詳述する。

■ 1. 浜松市における肺がん検診の妥当性

　がん検診の目的はがんによる死亡率減少であるが、短期的にがん検診の事業評価を行なうことは困難であり、継続的に検診の質を確保するという観点から、プロセス指標が重要とされている[4]。

　プロセス指標には、肺がん検診受診率、要精検率、精検受診率、陽性反応的中度、がん発見率などが含まれ、指標値として、要精検率 3.0％ 以下、がん発見率0.03％ 以上などが示されている[5]。不必要な精検によ

る受診者の経済的・精神的負担を軽減するためには、がん検診の質を確保し、要精検率を適正に保つことが重要である。

　浜松市では 5 つの医師会ががん検診を受託しているが、浜松市全体の肺結核・肺がん検診の受診率は30％ 前後であり、目標とする 50％ には遠く及ばず、さらなる啓発活動の推進が必要である（表1）。また要精検率は 4％ 前後と指標となる 3％ を超えている。浜松市では 2 次読影終了後に、再度検診医療機関で総合判定を行なっているのであるが、総合判定での要精検は肺がん以外の疾患も含んでいることが、3％ を超えている主要な要因と考えられる。

　平成 21 年 3 月に日本肺癌学会集団検診委員会委員長名で、「肺がん検診としての胸部X線検査の要精検は今後 E 判定のみとする」旨の連絡が各市町村に配布されたが、周知が十分になされていなかったため、平成 25 年度より、少しでも肺がんを疑う所見は E 判定とするように 2 次読影医に周知を行ない E 判定率が増加している。平成 26 年度の要精検を E 判定のみとすると 1.54％ となり 3％ を下回るが、D 判定からの肺がん発見も依然として多数あり、E 判定に関するさらなる周知徹底が必要である（表2）。

　浜松市医師会の検診数は年々増加し、浜松市全体の

表1　浜松市肺結核・肺がん検診受診者の推移（5 医師会合計）

年度	対象者数	受診者数	受診率	要精検率	精検受診率
22	217,300	65,363	30.10%	4.08%	69.22%
23	221,965	66,310	29.90%	3.88%	71.22%
24	227,118	67,316	29.60%	4.17%	76.87%
25	231,433	70,765	30.60%	3.94%	76.30%
26	239,974	72,722	30.30%	4.11%	69.95%

表2　E判定率の増加

年度	D判定	E判定	E判定率	肺がん・肺がん疑い症例数 D判定	肺がん・肺がん疑い症例数 E判定
22	1698	20	0.04%	56	2
23	1018	19	0.04%	53	5
24	1090	75	0.15%	48	16
25	1400	688	1.26%	40	53
26	1490	861	1.54%	66	69

表3　浜松市医師会肺結核・肺がん検診受診者数と肺がん発見率

年度	受診者数	肺がん発見者数	肺がん発見率
22	46,824	26	0.06%
23	51,011	25	0.05%
24	50,998	35	0.07%
25	54,487	42	0.08%
26	56,041	48	0.09%

表4　肺がん確定症例

	H22	H23	H24	H25	H26
腺がん	18	18	20	33	35
扁平上皮がん	5	4	10	4	4
小細胞肺がん	2	1	1	1	3
大細胞がん	0	0	1		
腺扁平上皮がん	1				
大細胞神経内分泌腺がん				1	
非小細胞肺がん		1			2
扁平上皮がん＋腺がん			1	2	1
神経内分泌腺がん＋腺がん		1			
肺胞上皮がん				1	
胎児型腺がん					1
多形がん					1
肉腫瘍がん					1
IA	13	11	13	15	13
IB	3	6	6	10	11
IIA	2	1	3		3
IIB	1	0	2	1	2
IIIA	4	3	4	6	10
IIIB	2	2	1	1	3
IV	1	2	5	9	6
肺がん計	26	25	34	42	48
I期率	61.50%	68%	55.90%	59.50%	50%
手術数	18	19	24	25	32
手術率	69.20%	76%	68.60%	59.50%	66.70%

77％を担当しているが、肺がん発見率は0.05〜0.09％であり指標である0.03％を上回っている（表3）。

　また、肺がん検診の精度を規程する因子として、一般的には写真の画質、読影医の能力、精密検査医療機関の数とレベル等が考えられるが[6]、画像は後述するように遠隔デジタル検診システムの導入により大幅に向上している。読影は検診医療機関での1次読影の後に浜松市医師会で専門医を含む2名の医師で2次読影（比較読影）を行なって見逃しを防いでいる。読影医の能力向上のために年2回の従事者講習会の出席を義務付けている。精密検査実施医療機関には、日本呼吸器学会または日本呼吸器外科学会の専門医資格と呼吸器内視鏡学会の気管支鏡専門医資格の所持および精密検査時のヘリカルCTの専門医による二重読影等を義務付け、2年ごとに肺がん検診委員会で審査の上、登録を行なっている。

　以上述べてきたように、浜松市医師会の肺がん検診は精度管理が適正であり、肺がん発見率も指標を上回っており妥当であると評価できる。

■2. 検診発見肺がんの早期発見率

　肺がん死亡数は我が国のがん死亡の1位を続けているが、医療機関を受診する肺がん患者のうち、根治が望める患者は15から18％程度で、残念ながらほとんどが進行がんである[7]。岡山県のがん登録によれば肺がん集団検診で発見される肺がんの55.9％は比較的早期であるI期で発見されているが、同じ年度の症状発見肺がんのI期は17.1％であり、その差は歴然としている[8]。

　2009年の肺がん検診全国統計では、I期発見率は31.4％にしか過ぎない。ただ、I期発見率が高い県（新潟県67.7％、福岡県65.0％、宮城県63.6％）と非常に低い県があり、肺がん検診精度のばらつきが大きな問題である[7]。

　浜松市医師会の肺がん検診では比較的早期の肺がん

が見つかっており、I期発見率は50％から68％と高い。また、その結果として手術率も59.5％から76％と高くなっている（表4）。

■3. 遠隔デジタル検診システム導入

1）導入の目的

　当初の検診システムでは検診実施医療機関で1次読影をした後に、2次読影、比較読影を行なう医師会館までフィルムと検診票を運搬していた。従ってデジタル撮影によるフィルムレス診断を行なっている医療機関でもフィルムに焼きつけて提出する必要があった。その後多くの医療機関でデジタル化が進められたこともあり、検診精度向上とフィルムの運搬および回収による診断の遅れを回避するために、浜松市医師会では

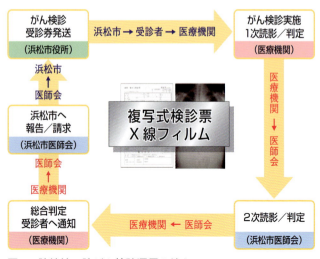

図1　肺結核・肺がん検診運用の流れ

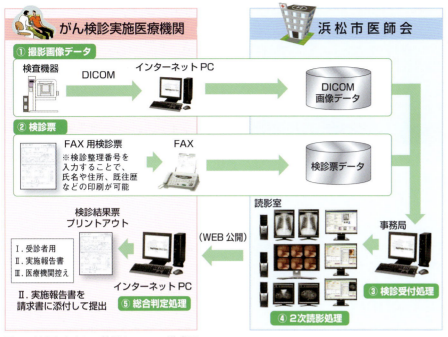

図2　遠隔デジタル検診システム構成図

2次読影は、検診専用読影端末を利用して、肺がん、胃がん（内視鏡）、乳がん、それぞれの読影レポートを作成している。がん検診実施医療機関では、Microsoft Internet Explorer 6.0～10.0 をインストール済みのパーソナルコンピューターで検診票の印刷、画像の送信、総合判定の登録、検診報告書の発行等を行っている。

〔3〕画像データの管理

検診画像と検診票データは独自のID管理方式で一元的に管理している。検診実施医療機関の検診IDと独自IDをシステムで管理することで、受診者が毎年違う医療機関で受診した場合でも、過去画像とデータの参照が可能である。

平成23年デジタル画像のインターネット送信を可能とするシステムを構築した（図1）。肺がんの早期発見早期治療に結びつけること、受診者、医療機関の負担軽減が大きな目的で、フィルムレス化による2次読影医の負担軽減も期待された。

2) 遠隔デジタル検診システムの概要 (図2)

〔1〕ネットワークの構築

遠隔デジタル検診システムのネットワークの構築には、がん検診実施医療機関の既存のインターネット回線とFAX回線を利用した。

このインターネット回線に接続するパソコンに接続セキュリティーソフト（ソフトウェアVPN）を導入することと、浜松市医師会（サーバー側）にルーターとファイヤーウォールを設置することで、セキュリティーを担保した。

また、検診票を送付するFAX回線は、着信番号通知による認証と、着信後に暗証番号を入力する操作で、認証ができないとFAX送信ができないシステムを採用し、FAXの誤送信を防止している。また、検診表をスキャナで取り込み、DICOMファイルと同様に送信することも可能である。

〔2〕機器の構成

浜松市医師会にWebサーバー、画像サーバー、FAXサーバー等を設置し、がん検診実施医療機関から送られてきた、検診票と撮影画像を保管している。

検診票のイメージ画像とOCRでデータ化された内容は医師会で照合され受付登録処理完了後にDICOMデータとの関連付けは自動で行なわれる。

3) 導入の効果

〔a〕検診に関わる費用削減効果

費用削減効果を検討するために検診医療機関側における試算を行なった。

従来の検診では、1次読影を行なったフィルムを医師会に運搬して2次読影を行なうために、フィルムの印刷と検診票およびフィルムの運搬が必要であったが、遠隔デジタル検診システムの導入により、フィルム提出を止めればフィルムに関わるコストが不要になり、インターネット伝送（以下：伝送）を採用すれば、さらに運搬に関わるコストも不要になる。

伝送とCDまたはDVD提出（以下：持込）を合算したデジタル提出率は平成26年度に82.6%となり、伝送率が64.2%に達することにより多大なコスト削減が可能になった（図3）。

フィルムに関わる費用削減としては、当院の平成27年10月のフィルム購入価格227.2円/1枚×デジタル提出件数で試算した。

運搬に関わる費用削減としては、職員の時給を1,000円、各医療機関から医師会館までの往復時間を1時間、年間の運搬回数を50回と仮定して1医療機関あたりの人件費削減額を5万円と試算し、伝送医療機関数を乗じて算出した。

パーソナルコンピューター、FAX、運搬に使用する自動車等共用可能な費用は考慮に入れず、FAX代、燃料代などの計算も省略した。

平成26年度のフィルム代削減額は10,512,089円、運搬人件費削減額は4,800,000円。両者を合計すると、

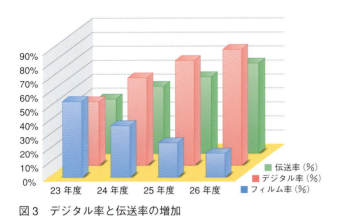

図3　デジタル率と伝送率の増加

〔凡例〕
■ 伝送率（%）
■ デジタル率（%）
■ フィルム率（%）

表5　検診に関わる費用の削減効果

年度	受診者数	デジタル件数	フィルム代削減額	インターネット伝送医療機関数	搬送人件費削減額	削減額計
23	51,011	23,197	5,270,358	48	2,400,000	7,670,358
24	50,998	31,857	7,237,910	67	3,350,000	10,587,910
25	54,487	40,774	9,263,853	86	4,300,000	13,563,853
26	56,041	46,268	10,512,089	96	4,800,000	15,312,089

表6　A判定数の推移

	H22	H23	H24	H25	H26
フィルム	52	40	37	15	6
デジタル	0	2	4	8	6
合計	52	42	41	23	12

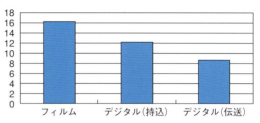

図4　1次読影から2次読影までの平均日数（平成23年度）

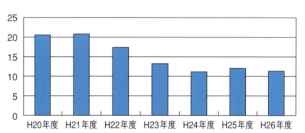

図5　1次読影から2次読影までの平均日数（年度別）

表7　1次読影から2次読影、2次読影から総合判定までの日数

年度	1次読影→2次読影（日数）		2次読影→総合判定（日数）	
	伝送	持込	伝送	持込
2011	8.6	12.1	7.3	10.9
2012	8.8	13.3	5.7	24.2
2013	8.5	14.2	4.8	44
2014	8.8	17.3	4.8	14.9

15,312,089円であった（表5）。

〔b〕画像改善による効果

　遠隔デジタル検診システム導入前の平成22年度と導入後の平成23年度の2次読影判定結果を比較すると、「読影不能」であるA判定の総計は52件から42件に減少した（表6）。さらに年々、デジタル画像への移行が進んだことにより、平成26年のA判定数はフィルム6、デジタル6の合計12件となり、A判定数の大幅な減少が達成できた。この大きな要因としては、装置が老朽化して画像が不良であった医療機関が、フィルムからデジタルへ移行したことが挙げられる。

　また、後述する2次読影医対象アンケート結果でも画像改善効果は裏付けられた。

〔c〕2次判定の迅速化

　導入初年度の1次読影日から2次読影日までの平均日数は、フィルム提出が16.3日、デジタル画像やDVDで持ち込む医療機関（以下：持込）が12.1日、デジタル（伝送）が8.6日とデジタル（伝送）が最短であり、デジタル（伝送）はフィルム提出と比較して7.7日間の短縮がはかられた（図4）。その結果として1次読影日から2次読影日までの年度別平均日数は平成20年度が20.6日、平成21年度が20.8日、平成22年度が17.4日であったが、遠隔デジタル検診システムを導入した平成23年度はデジタルとフィルムの合算でも13.3日と最短となり、2次判定までの期間の短縮が実現した（図5）。その後も伝送においては1次読影日から2次読影日までの日数は短期間で推移しているが、持込医療機関では2倍程度の日数を要している（表7）。

〔d〕総合判定の迅速化

　従来は、2次読影後にフィルムと検診票を各検診医療機関に運搬して総合判定が行なわれていたが、遠隔デジタル検診においては、2次読影が行なわれたことがメールで通知され、翌朝には各検診医療機関のパーソナルコンピューターで確認できるため、すみやかに総合判定を下し、肺がんを疑う場合は受診者に迅速に

連絡することも可能である。伝送医療機関における2次読影から総合判定までの最近の日数は5日以下と短期間である（表7）。伝送を採用した検診実施医療機関に対するアンケート調査では、総合判定までの時間は70％の医療機関が短縮、16％の医療機関がやや短縮と評価した（表8）。

〔e〕2次読影医の負担軽減

　2次読影医対象にアンケート調査を行い46名中30名から回答があった（表9）。

　「操作性」では63％が快適、「画像」については70％が良いと回答し高い評価を得ているが、中でも特筆すべきところは、フィルムでの2次読影と比較して快適であると80％の読影医が評価しており、やや快適と合わせると、100％となることである。これは2次読影医の負担軽減にもつながることであり、検診の精度

表8　肺結核・肺がん検診実施医療機関対象アンケート

①検診システムの画像送信速度について

速い	やや速い	普通	やや遅い	遅い	不明
49%	5%	32%	3%	5%	5%

②検診システムの操作性について

快適	やや快適	普通	やや使いづらい	使いづらい	不明
41%	8%	35%	16%	0%	0%

③総合判定までの時間は

短縮	やや短縮	変化なし	やや延長	延長	不明
70%	16%	8%	0%	0%	5%

④受診者の負担は

軽減	やや軽減	変化なし	やや増加	増加	不明
22%	19%	46%	2%	2%	8%

⑤医療機関の事務負担は

軽減	やや軽減	変化なし	やや増加	増加	不明
19%	32%	16%	24%	5%	3%

⑥医療機関のコスト負担は

軽減	やや軽減	変化なし	やや増加	増加	不明
19%	19%	41%	11%	5%	5%

表9　肺結核・肺がん検診2次読影医対象アンケート

①2次読影システムの操作性

快適	やや快適	普通	やや使いづらい	使いづらい
63%	17%	20%	0%	5%

②2次読影システムの画像について

良い	やや良い	普通	やや悪い	悪い
70%	20%	10%	0%	0%

③2次読影システムの読影速度

速い	やや速い	普通	やや遅い	遅い
50%	23%	20%	7%	0%

④フィルムでの2次読影と比較して

快適	やや快適	変わらない	やや悪い	悪い
80%	20%	0%	0%	0%

にも良い影響を与える可能性がある。

　「読影速度」については速いとの評価は50%にとどまったが、2次読影に関わる時間調査では、1件あたりの読影時間はフィルムが24.5秒、デジタルが19.9秒であり（図6）、デジタル読影による読影時間の短縮が裏付けられた。この結果により、1回あたりの読影件数はフィルムの170件に対して、デジタルは200件に増やすことが可能となり、今後の検診数の増加にも十分に対応ができる体制が整った。

〔f〕検診実施医療機関が変わった場合も比較読影が可能

　遠隔デジタル検診システムでは、独自のID管理により、検診実施医療機関が変わっても比較読影が可能であり、また、過去数年分の画像の比較も容易であることから、検診精度の向上が期待できる。

〔g〕受診者の負担軽減

　受診者の検診票記載の負担軽減をはかるために、検診の履歴がある場合に検診整理番号をシステムに入力すると、受診者名、住所、既往歴、検診履歴等が自動入力されるように設定した。しかしながら、検診実施医療機関対象アンケートでの「受診者の負担は」の問いに対しては、軽減とやや軽減を合わせると41%を占めるものの、変化なしが46%、やや増加、増加もそれぞれ2%あり、期待したほどの評価を得ていない（表8）。また、受診者数の多い大規模な検診センター

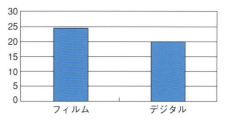

図6　1件あたりの2次読影時間（秒）

では個々の受診者の検診整理番号をシステムに入力することが困難な状況もあり、今後もシステムの改良を続け、受診者の負担軽減のためにも努力をしたい。

■おわりに

　浜松市医師会の肺がん検診は、肺がん発見率、I期率、手術率で優れた成績を残している。遠隔デジタル検診システムの導入により、画像が改善し、診断精度の向上による早期発見が期待される。また、2次読影、総合判定に要する期間は大幅に短縮し、早期治療の可能性が拡がった。今後もシステムの改良を続け、受診者、医療機関の負担を軽減し、受診者数増加にも努めたい。

　最後に、肺がん死亡者数の減少のためには、禁煙啓発も非常に重要であることを強調したい。がん検診の場における1～2分程度の禁煙支援も有効である[9]。

　行政にも肺がん検診の受診勧奨のみならず、喫煙者の禁煙支援、未成年者の喫煙予防、禁煙環境の整備等、より一層の努力を期待したい。

【文献】
1) Nishii K, Ueoka H, Kiura K, et al. A Case-control study of lung cancer screening in Okayama prefecture Japan. Lung Cancer 2001; 34: 325-332
2) Tsukada H, Kurita Y, Yokoyama A, et al. An evaluation of screening for lung cancer in Niigata prefecture, Japan: a population-based case-control study. Br J Cancer 2001; 85: 1326-1331
3) Sagawa M, Tsubono Y, Saito Y, et al. A case-control study for levaluating the efficacy of mass screening program for lung cancer in Miyagi Prefecture, Japan. Cancer 2001; 92: 588-594
4) 日本肺癌学会 集団検診委員会 胸部X線写真による肺癌検診小委員会編. 肺がん検診のための胸部X線読影テキスト. 2012年, 金原出版：54
5) 今後の我が国におけるがん検診事業評価の在り方について報告書（案） がん検診事業の評価に関する委員会（平成20年3月）
6) 西井研治. 死亡率減少に寄与する肺がん検診. 日本がん検診・診断学会誌 Vol.20 No2; 2012: 150-155
7) 西井研治　集団検診と早期肺がん　肺がん. 2014; 54: 817-820
8) 岡山県のがん登録2008
9) 中山富雄, 他：健診・検診や保健指導の場における禁煙支援の事例報告(1)地域の事例報告. 大井田隆, 他（編集）：特定健康診査・特定保健指導における禁煙支援から始めるたばこ対策. 日本公衆衛生協会. 2013: 125-133

第2章

症例提示編

症例提示編を読むにあたって

1．掲載症例について

浜松市肺結核・肺がん検診受診者の中から2次精密検査を受診した症例、治療を受けた症例の中から示唆に富む症例を選択し掲載した。

2．判定区分について

日本肺癌学会が定めた「肺がん検診における胸部X線写真の判定基準と指導区分」(2010) に基づき記載した。1次読影は診療所での判定で小文字で記載し、2次読影は専門医による判定で大文字で記載した。本文中では判定の差異についても解説した。

3．語句・略号について

① BI（Brinkman index）：ブリンクマン指数　健康と喫煙の関係を示す指数で「1日の喫煙本数×喫煙年数」で表す。
② Current smoker：現在喫煙者
③ Ex-smoker：元喫煙者
④ Never smoker：非喫煙者

4．画像の掲示について

1ページ目に大判サイズの胸部X線写真を掲示し、検診医になったつもりで隅々まで読影できるようにした。2ページ目の図1として同じ写真を再掲し病変部位を図示した。前ページに戻り再確認することにより、正確な異常陰影の認識が可能となる。さらに各症例の治療経過、予後を記載した。1枚の胸部X線写真から治療法、その経過までを想像しながら読影するとよい。

5．腫瘤陰影の大きさの表記について

結節影　30mm 未満
腫瘤影　30mm 以上 50mm 未満
塊状影　50mm 以上

見逃してはいけない肺がん

KEY POINT

1. X線の入射角度を確認し、まず撮影体位をチェックする。
2. 正常構造が正しく見えるかどうかをチェックする。
3. 肺野の陰影や巨大な塊状影は左右差を比較して確実に指摘しよう。

　胸部X線写真の読影法に基づいて読影を行うことで比較的容易に発見できる陰影が、見逃してはいけない肺がんということになる。

　胸部X線写真の読影では、まず撮影条件を確認することが重要である。棘突起と両側鎖骨頭内側縁との距離が均等であれば正しく正中から撮影されていることになる。不均等の場合は斜位がかかったX線写真であり、読影にあたって注意が必要である。また、鎖骨の高さは第4後肋骨に重なる高さが一般的であり、極端にずれている場合にはX線が正しく入射されておらず、この場合にも注意が必要である。その他、電圧の高低による肺野の見え方の違いは読影の質に大きく影響する。撮影条件が著しく不良なものはA判定（読影不能）として再撮影を行い、読影の質を担保することも必要になる。

　また読影では異常陰影を探したくなるが、異常陰影を探すのではなく正常構造が正しく見えるか、左右差はないか等に注目して読影することが見逃しをなくすポイントである。本来見えるべき線が不明瞭化しているようなシルエットサイン陽性の陰影は特に見逃さないように注意が必要である。これまでにいくつかの読影法が提唱されており、詳細については第1章の読影の項を参照されたい。

　決して胸部X線写真による肺がん検診で見逃しても良い肺がんがあるわけではないが、読影の障害になる陰影（肋骨、心臓、横隔膜、縦隔など）と重ならない肺野の陰影や巨大な塊状影など絶対に見逃してはいけない肺がんとしてここでは4症例を提示する。

■症例1

　左肺尖部胸壁浸潤肺がんの症例である。胸部X線写真で左肺尖部に巨大な塊状影を認める。肺尖部の陰影は第1肋骨に重なり陰影の確認が困難なことがあるが、本症例では肺尖部の左右差を比べれば一目瞭然である。

　肺尖部胸壁浸潤肺がんは肩や上肢の疼痛やしびれ、筋委縮などの症状が出やすく、大きくなって検診で発見されるケースは比較的稀である。遠隔転移などの非切除因子がなければ、術前化学放射線療法後に胸壁合併切除を伴う肺葉切除を行うことが標準治療としてガイドラインでも推奨されている。[1]

■症例2

　左中肺野やや外側よりの結節影で、大きさはそれほど大きくないが肋骨や肩甲骨からは外れており、見やすい陰影である。

■症例3

　右下肺野の結節影である。内側の肺動脈陰影からは離れた陰影で、発見は容易である。

■症例4

　左上肺野外側の結節影である。胸部X線写真ではやや淡い陰影に見えるが肋間にまたがる大きな陰影で肩甲骨とも外れているため見逃してはいけない。

【文献】
1）日本肺癌学会編．EBM の手法による肺癌診療ガイドライン 2014 年版．金原出版．2014

（船井和仁：浜松医科大学医学部附属病院呼吸器外科）

① 見逃してはいけない肺がん

症例 1	53 歳 女性	1 次読影 d 2 次読影 E	Current smoker, BI: 700 20 本／日×35 年間（18-53歳）

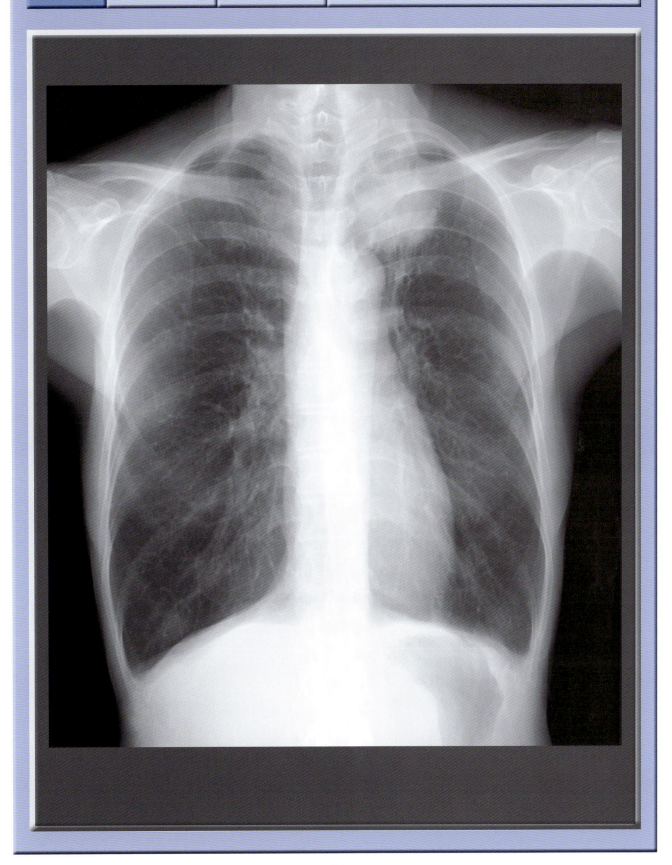

左肺尖部胸壁浸潤肺がん（パンコースト肺がん）

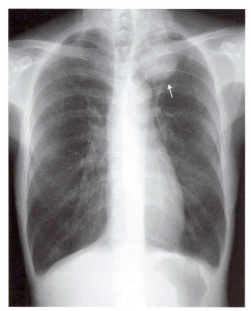

図1 胸部X線写真正面像

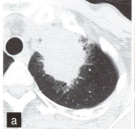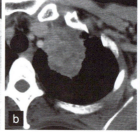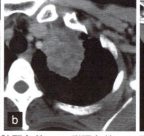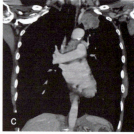

図2a〜c 胸部CT a：肺野条件、b：縦隔条件、c：冠状断

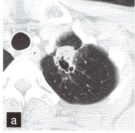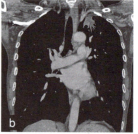

図3ab 胸部CT：化学放射線療法後

読影のポイント

【胸部X線写真正面像：図1】

　左肺尖部に境界明瞭で辺縁が一部不整な長径60mmの塊状影を認める（↑）。明らかな左右差があり、なにより大きな陰影であり、読影での指摘は容易である。両側の肋骨横隔膜角が鈍であるが、肋骨の開大、横隔膜の平坦化、第11肋骨まで見える肺の過膨張などから両側胸水貯留よりは肺気腫によるものと考える。肋骨の破壊、融解像は見られない。

【胸部CT：図2】

　左肺上葉S^{1+2}区域腹側に前胸壁〜上縦隔に接する59×50mmの塊状影を認め（a）、内部が不均一に造影される（b）。また、冠状断ではこの塊状影は左鎖骨下動脈に広範に接しており浸潤を疑う（c）。胸尖部胸壁浸潤肺がん（パンコースト肺がん）と診断する。

経過・治療

　気管支鏡下生検で肺腺がんと診断した。明らかな遠隔転移は認めず、肺尖部胸壁浸潤肺がん（パンコースト肺がん）に対して術前導入化学放射線療法（シスプラチン＋ドセタキセル2コース＋46Gyの放射線治療）を施行した。

　化学放射線療法後のCTでは、腫瘍は著明に縮小し、内部に空洞が出現した（図3a）。また治療前に浸潤が疑われた左鎖骨下動脈とも離れ、胸壁への浸潤は壁側胸膜浸潤程度と考えた（図3b）。治療効果判定ではPartial Responseと診断し、手術の方針となった。左肺上葉切除術、壁側胸膜合併切除術＋縦隔リンパ節郭清を施行した。

病理所見

　肉眼的に腫瘍は45×30×30mmだったが、大部分は壊死と線維化巣で（図4a）、内部にわずかに残存腫瘍を認めた（図4b）。Viableな腫瘍細胞の範囲は4×3mmだった（図4c）。病理学的治療効果はEf.2と診断した（図4）。

治療・予後

　病理学的治療効果がEf.2と良好だったため、術前導入療法と同じ抗がん剤（シスプラチン＋ドセタキセル）による術後化学療法を2コース追加したが、術後11ヵ月で脳転移再発をきたした。脳転移に対して全脳照射、定位照射を行ったが、術後24ヵ月で原病死した。

（船井和仁：浜松医科大学医学部附属病院呼吸器外科）

図4a〜c 病理組織像
（ヘマトキシリン-エオジン染色）
　a：全体像
　b：残存腫瘍部弱拡大
　c：残存腫瘍部強拡大

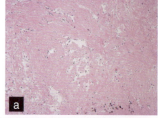
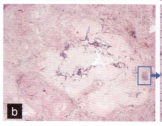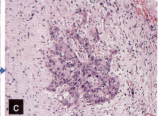

① 見逃してはいけない肺がん

症例 2	70 歳 女性	1 次読影 d 2 次読影 D	Current smoker, BI: 800

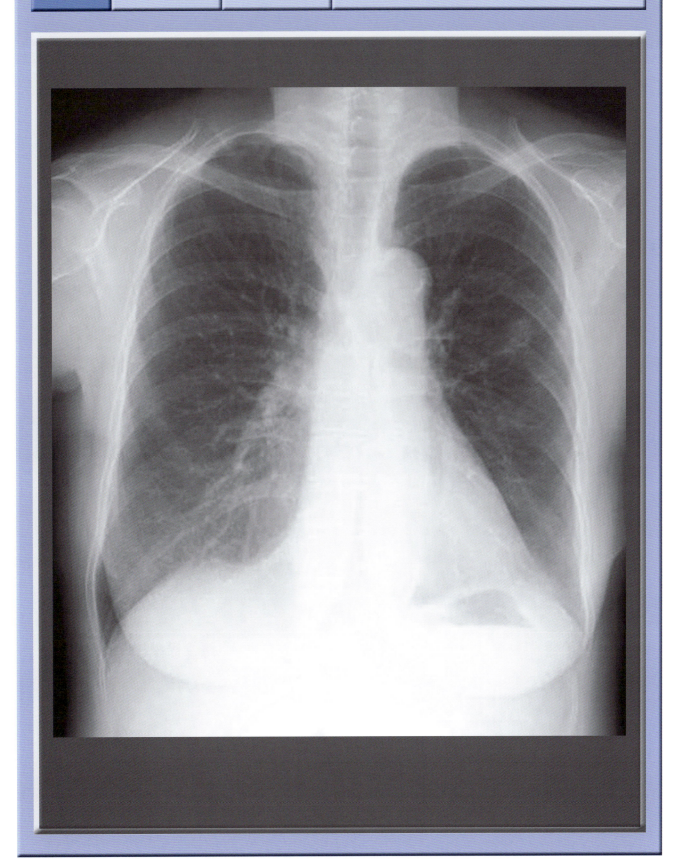

左中肺野結節影

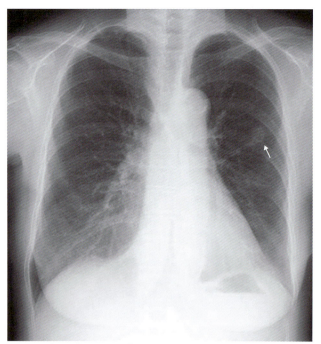

図1 胸部 X 線写真正面像

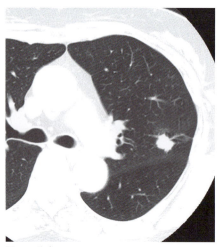

図2 胸部 CT

【胸部 X 線写真正面像：図 1】

左中肺野、第 3 前肋骨に重なる辺縁が比較的鮮明な淡い結節影（↖）を認める。左右の肺野を比較すると容易に結節影に気づくことができる。

【胸部 CT：図 2】

左肺上葉 S^{1+2} 区域に上下葉間胸膜に接して長径 18mm の spiculation を伴う不整形な充実性結節影を認める。

経過・治療

PET 検査（図 3）では腫瘍に SUV 最大値 2.7 の FDG の集積を認めた。他に異常集積は認めなかった。呼吸機能検査にて肺活量 2.25L、1 秒量 1.18L、1 秒率

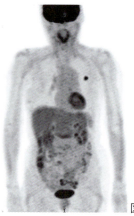

図3 PET 検査

50.9% であった。低肺機能のため、縮小手術の方針とし、左肺 S^{1+2} 区域切除術を施行した。

病理所見

腫瘍は 18×15×15mm（図 4）、扁平上皮がんで pT1aN0M0 IA 期であった（図 5）。

予後

術後 5 年経過し再発の徴候はない。

まとめ

左右肺野の丹念な比較により見逃すことがないようにしたい結節影である。

（設楽将之：聖隷三方原病院呼吸器センター外科）

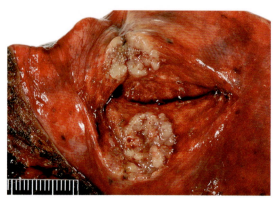

図4 摘出標本

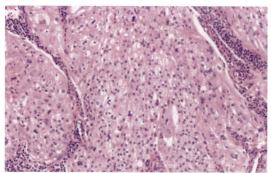

図5 病理組織像

① 見逃してはいけない肺がん

症例3	72 歳 女性	1 次読影 d 2 次読影 E	Never smoker

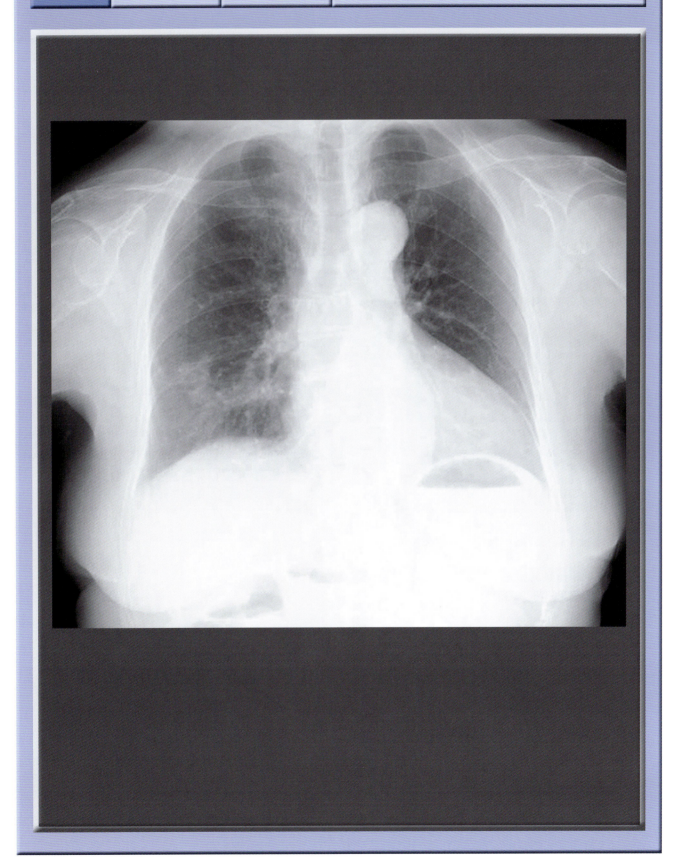

右下肺野結節影

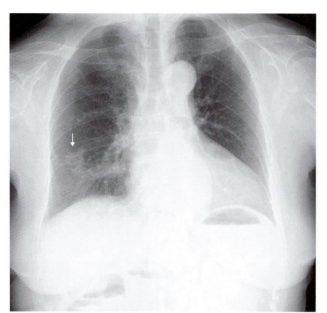

図1　胸部X線写真正面像

図2　胸部X線写真側面像

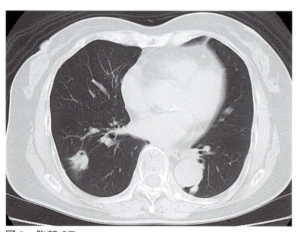

図3　胸部CT

の腫瘍マーカーは全て正常範囲内であった。全身検索にて肺門・縦隔リンパ節および遠隔転移を認めず、cT1bN0M0 IA期の臨床病期診断にて右肺下葉切除術および肺門・縦隔リンパ節郭清を施行した。

病理所見

　腫瘍は肉眼では25×18mmであり、病理組織像は高分化腺がん（papillary adenocarcinoma）（図4）であった。病理組織学的にも肺門・縦隔リンパ節転移を認めず、術後病期はpT1bN0M0 IA期であった。

予後

　術後5年経過し無再発生存中である。

（豊嶋幹生：浜松労災病院呼吸器内科）

読影のポイント

【胸部X線写真正面像：図1】

　右下肺野に第8後肋骨に重なる長径26mmの結節影を認める（↓）。結節影の辺縁は不鮮明であり、末梢側にspiculationを認める。左右肺野の比較、肋骨ラインの確認により比較的容易に結節影の指摘が可能である。

【胸部X線写真側面像：図2】

　椎体に重なる陰影を確認できる（↓）。

【胸部CT：図3】

　右肺下葉S^{6}b亜区域に長径20mmの胸膜陥入像、spiculationおよび内部に気管支透亮像を伴う結節影を認める。肺腺がんを疑う画像所見である。

経過・治療

　気管支鏡検査にて肺腺がんと診断した。CEAなど

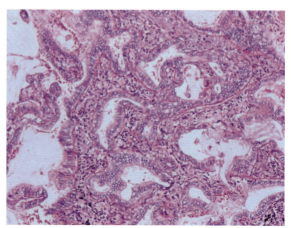

図4　病理組織像

① 見逃してはいけない肺がん

症例 4	72歳 女性	1 次読影 d 2 次読影 E	Never smoker

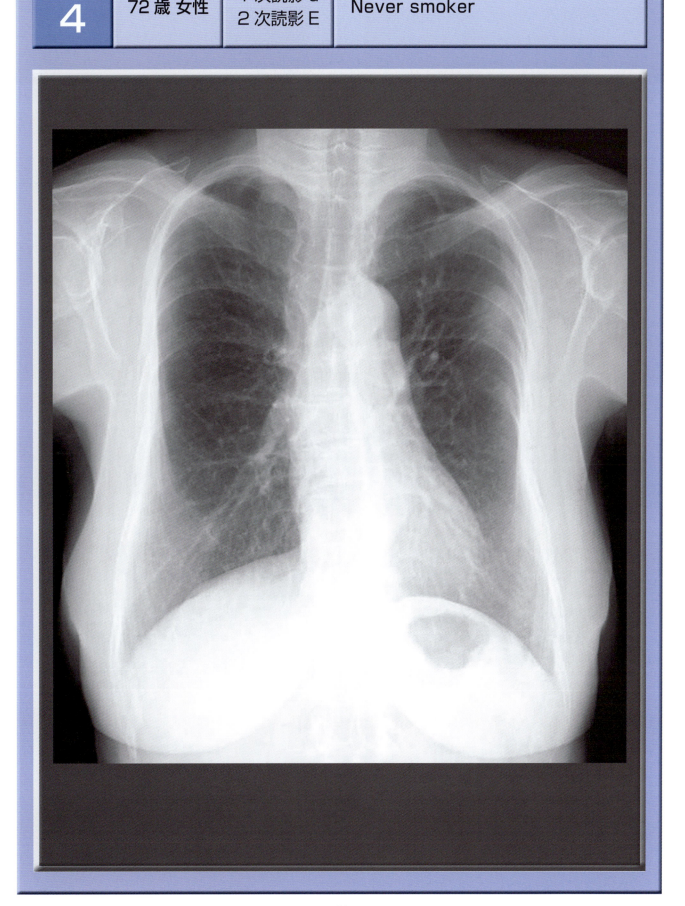

左上肺野結節影

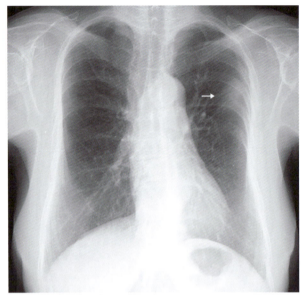

図1 胸部X線写真正面像

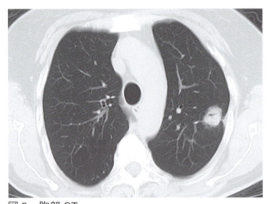

図3 胸部CT

図2 胸部X線写真側面像

読影のポイント

【胸部X線写真正面像：図1】

左上肺野末梢に長径30mm弱の境界不鮮明な濃厚な結節影を認める（→）。左右肺野の比較、肋骨ラインの確認により比較的容易に結節影の指摘が可能である。

【胸部X線写真側面像：図2】

大動脈弓に重なる結節影を確認できる（→）。

【胸部CT：図3】

左肺上葉 $S^{1+2}c$ 亜区域に長径20mmの胸膜陥入像、spiculationおよび内部に気管支透亮像を伴う充実性結節影を認める。典型的な肺腺がんの画像所見である。

経過・治療

気管支鏡検査にて肺腺がんと診断した。CEAなどの腫瘍マーカーは全て正常範囲内であった。全身検索にて肺門・縦隔リンパ節および遠隔転移を認めず、cT1bN0M0 IA期の臨床病期診断にて左肺上葉切除術および肺門・縦隔リンパ節郭清を施行した。

病理所見

腫瘍は肉眼では22×18mmであり（図4）、病理組織学的には高分化腺がん（lepidic adenocarcinoma）であった（図5）。肺門・縦隔リンパ節転移を認めず、術後病期は pT1bN0M0 IA期であった。

予後

術後5年の経過観察で再発を認めなかったが、その翌年に他病死した。

（豊嶋幹生：浜松労災病院呼吸器内科）

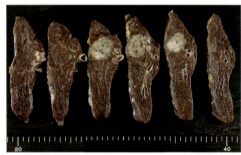

図4 手術標本

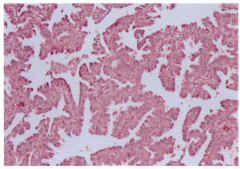

図5 病理組織像

②

1次読影医が指摘できなかった肺がん

> **KEY POINT**
> 1. 自分の読影ルーチンを決めて、毎回同じ手順で異常陰影にとらわれず画像を読影する。
> 2. 胸部X線写真で見逃しやすい部位を理解する。
> 3. 肺野では左右差をチェックすることで鎖骨や肋骨に重なる陰影を発見しやすくなる。

　1次読影医が指摘できずに、2次読影で専門医によってE判定がなされて検診発見された肺がんは、まさに二重読影の成果であり肺がん検診の効果を示す症例群である。したがって、これらの症例は特に呼吸器を専門としない1次読影医にとって、学ぶところの多い貴重な症例群と言える。

　胸部X線写真は二次元画像であるため、肺野のうち他臓器と重なる部分があるのは避けられない。Chotasらは心臓、大血管、横隔膜に重なる肺野は肺容積の26.4％で、肺面積の43.0％にのぼると報告している[1]。他臓器との重なりによる見逃しや近年増加傾向にある限局性すりガラス陰影（ground-glass nodule: GGN）に対しては胸部X線写真は十分な検出力を持っていないことを認識しておく必要があり、逆にこれらに注意して読影することが見逃しをなくすポイントとなる。

　胸部X線読影法には様々なものがあるが、共通する基本は異常陰影にとらわれずに常に一定の方法で読影することである[2]。最初にX線写真の撮影条件をチェックし、骨軟部陰影のチェック、縦隔、大動脈、横隔膜のシルエットサインのチェック、気管・気管支のチェック、肺野のチェックというように、自分の読影ルーチンを決めて、毎回同じ手順で画像を読影することで見逃しのリスクを減らすことができる。また肺野では左右差をチェックすることで鎖骨や肋骨に重なる陰影を発見しやすくなる。

　1次読影医に限らず胸部X線写真で見逃しやすい陰影は肺尖部、縦隔肺門部とその周囲、横隔膜陰影に重なった部分、心陰影など他臓器と重なった部分であり、慎重な読影が要求される。

1. 肺尖部

　肺尖部は肺野病変の多い部位であるにも関わらず鎖骨と肋骨が重なっており、見逃しの多い部位であるため、念入りに左右差を確認する必要がある。

2. 縦隔肺門部

　縦隔肺門部では、肺門の血管影に重なる下葉（S^6区域）の陰影が肺門陰影濃度の左右差としてのみ表われる場合があり、注意が必要である。

3．シルエットサイン

胸部X線写真では空気（air density）と水（water density）のコントラストで画像を得ているため、air densityである肺とwater densityである組織が接する境界には線ができる。Water densityである組織（縦隔、大動脈、横隔膜など）に接する部分の肺に結節影や腫瘤影ができると境界線が消失しシルエットサイン陽性となる。左右の胸膜、左右の横隔膜、心臓の右縁と左縁、右傍食道線、右傍気管線が見えるかをチェックする。

4．気管・気管支

気管から気管分岐部、右主気管支、右上葉支、右中間気管支幹、右中葉支、右下葉支、左主気管支、左上葉支、左下葉支を順にチェックする。気管支入口部にがんが発生すると無気肺をきたすことがあり、肺野からだけのチェックではなく、気管支内腔を追うことで無気肺もチェックできる。

5．合成像（重なりによってできる陰影）

鎖骨、肋骨、肺動静脈の重なりによって結節影のように見える場合も多い。陰影が骨陰影や血管影からはみ出していないか、左右差はあるかなどによって、これらの陰影が結節影か、合成像かはある程度判断できる。自信を持って合成像を言えない場合は、E1判定（肺がんの疑いを否定しえない）を付けることになる。

6．Satisfaction error

大きな病変が見つかってもそこだけに視線を引きずられてはいけない（satisfaction error）[3]。ルーチンに従って胸部X線写真全体にまんべんなく注意を払う必要がある。

【文献】
1) 日本肺癌学会集団検診委員会 胸部X線写真による肺癌検診小委員会編. 肺がん検診のための胸部X線読影テキスト, 第Ⅳ章 肺がん検診における判定基準と指導区分. 金原出版, 2012
2) Chotas HG, et al. Chest radiography: estimated lung volume and projected area obscured by the heart, mediastinum, and diaphragm. Radiology. 1994; 193: 403-404
3) Berbaum KS, et al. Role of faulty visual search in the satisfaction of search effect in chest radiography. Acad Radiol. 2000; 7: 1098-1106

（船井和仁：浜松医科大学医学部附属病院呼吸器外科）

② 1 次読影医が指摘できなかった肺がん

症例 1	77 歳 女性	1 次読影 b 2 次読影 E	Never smoker

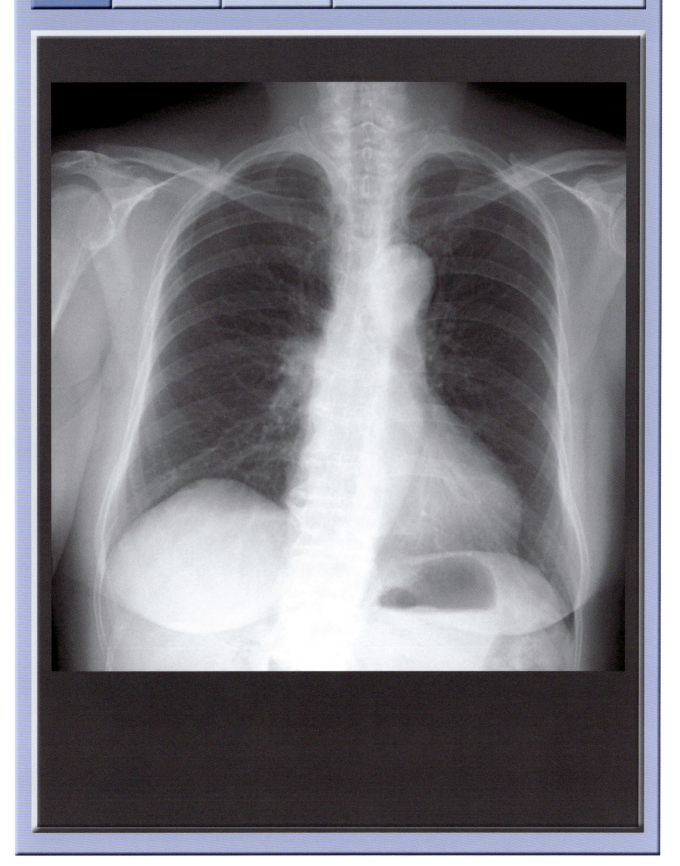

右肺門と重なる陰影

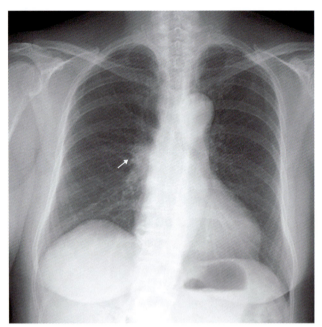

図1　胸部X線写真正面像

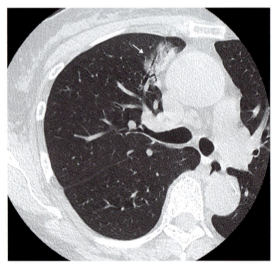

図2　胸部CT

読影のポイント

【胸部X線写真正面像：図1】

　右肺門部に血管陰影に重なる腫瘤影を認める（↗）。1次読影医は指摘できなかったが、2次読影医はこの異常陰影を指摘した。右肺門部の血管影は上行する上肺静脈と下行する葉間肺動脈とが逆"く"の字の形状を呈するが、2つの血管の交差する部位から上肺静脈にかけて膨隆する濃度上昇域がある。2つの血管の交差角、肺動脈および上肺静脈の太さに注目すれば腫瘤影を認識可能となる。

【胸部CT：図2】

　右肺上葉S³区域腹側の縦隔側に上行大動脈に接し

て長径30mmのすりガラス陰影を認める（↘）。肺門との関係をみると右上肺静脈が左心房に流入する高さに一致している。内部にはair bronchogramを伴い、高分化腺がんを疑う所見である。

経過・治療

　自覚症状はなく腫瘍マーカーも陰性だった。気管支鏡検査を施行したが診断に至らなかった。臨床的に原発性肺がん cT1bN0M0 ⅠA期を強く疑い右肺上葉切除術を施行した。最終診断は pT1bN0M0 ⅠA期であった。テガフール・ウラシル内服による術後補助化学療法を検討したが、本人が希望しなかった。

病理所見

　腫瘍径は25×15mm、肺腺がん（細気管支肺胞上皮がん＋少量乳頭型腺がん）で、浸潤巣は長径5mm未満であった。pT1bN0M0　ⅠA期と診断した（図3、図4）。組織学的にも胸膜への浸潤は認められなかった。

予後

　術後2年経過し再発の徴候はない。

まとめ

　肺門部陰影の判断は難しいが、右肺門部は上肺静脈と葉間肺動脈の2つの血管の交差角、肺動脈および上肺静脈の太さに注目すれば腫瘤影を認識可能となる。

（橋本 大：聖隷浜松病院呼吸器内科）

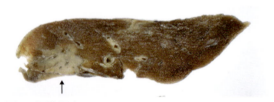

図3　切除標本

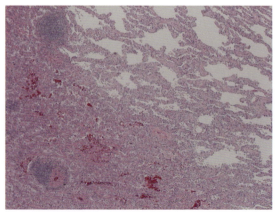

図4　病理組織像

② 1 次読影医が指摘できなかった肺がん

症例 2	72 歳 男性	1 次読影 c 2 次読影 D	Ex-smoker, BI: 920

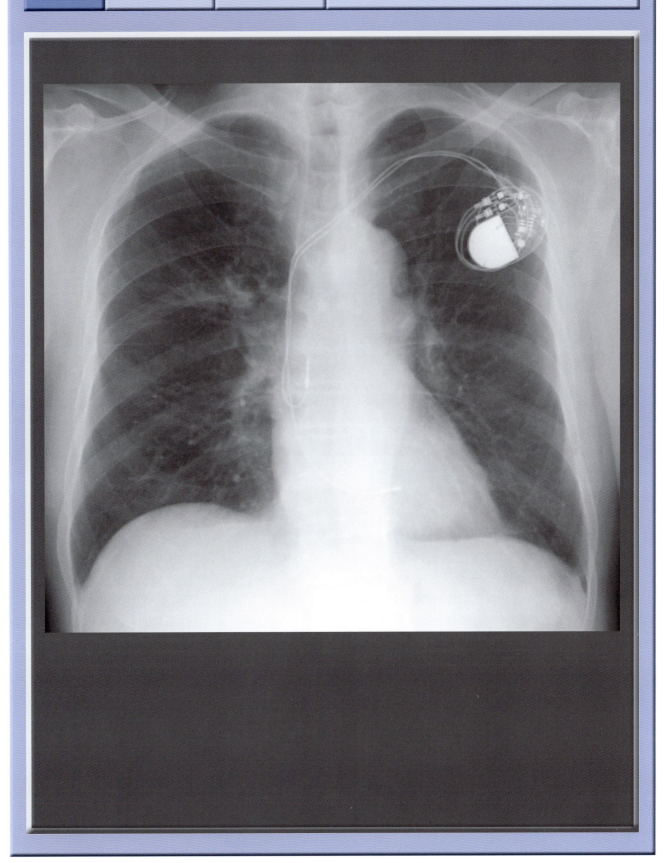

右肺門索状影（左側のペースメーカーを気にせず読影することが必要）

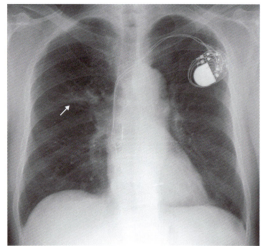

図1　胸部X線写真正面像

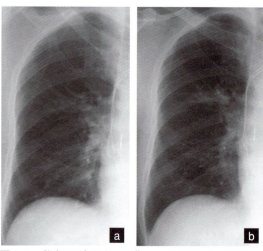

図2ab　胸部X線写真正面像　a=2年前、b=前年

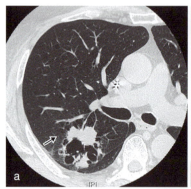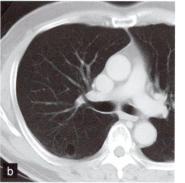

図3ab　胸部CT　a=今回、b=7年前

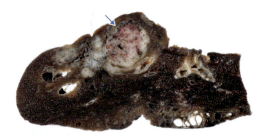

図4　切除標本

読影のポイント

【胸部X線写真正面像：図1・図2】

　右中肺野に第7後肋骨と重なり肺門へ連続する不整形な索状の陰影を認める（図1：↗）。比較読影で後方視的に見ると（図2）、2年前（a）にも淡い索状影があり、陰影は経年的に増強している。1次読影医は新たな異常とは考えずc判定としたが、2次読影医は前年（b）に比較し増悪傾向があるため肺炎等の炎症性疾患を疑い要精査、D判定とした。左側のペースメーカーに目が行きがちであるが、肺野の左右差を意識して読影することが大切である。

【胸部CT：図3】

　右上葉S²区域に肺嚢胞に接してspiculation、notchを伴う不整形な充実性の長径50mmの塊状影を認める（a：↗）。7年前の胸部CT（b）で認められた嚢胞壁に発生した腫瘍であることが推測できる。

経過・治療

　気管支鏡検査にて扁平上皮がんと診断した。遠隔転移を認めず、cT2aN0M0 IB期の術前診断にて右肺上葉切除術を施行した。

病理所見

　腫瘍は40×25×40mm、中分化扁平上皮がんでpT2aN0M0 IB期であった（図4、図5）。

予後

　術後3年経過し再発の徴候はない。

まとめ

　ペースメーカなどの陰影にとらわれず、肺野陰影の左右差に注目して読影することが大切である。

（橋本 大：聖隷浜松病院呼吸器内科）

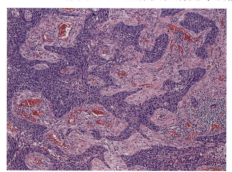

図5　病理組織像

② 1 次読影医が指摘できなかった肺がん

症例 3	81 歳 男性	1 次読影 c 2 次読影 E	Ex-smoker, BI: 2,100 60 本/日 × 35 年間

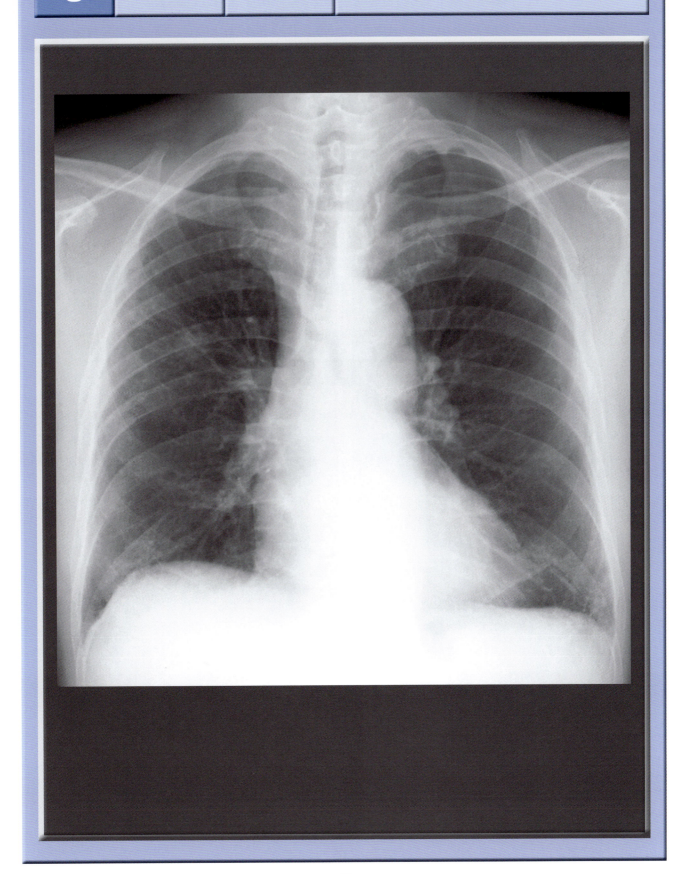

1 次読影医が指摘できなかった肺がん

右中肺野の肋骨と重なる結節影

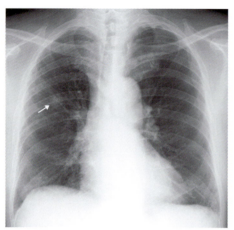

図1　胸部 X 線写真正面像

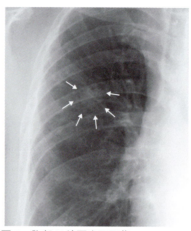

図2　胸部 X 線写真正面像

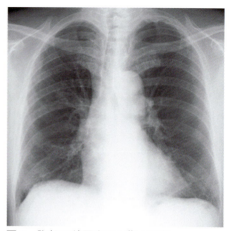

図3　胸部 X 線写真正面像：前年

読影のポイント

【胸部X線写真正面像：図1～3】

　一般に中肺野は透過性が高く、肺門部から離れていれば異常陰影を比較的指摘しやすい。注意すべき点は、腹側と背側の肋骨陰影の重なりによる透過性低下であり、目的とする陰影がはっきりしなくなることがある。本症例は、右第3前肋骨、右第7後肋骨と結節影が重なっている（図1：↗）が、全体を眺めると同部位の透過性が低下していることは比較読影が無くとも指摘可能である。結節影の尾側端は肋骨間隙に突出しており、肋骨の重なりによる合成像との鑑別が可能である（図2）。肋骨陰影の濃淡の左右差などの細部にも注意を払う必要がある。このように全体を眺める目と、細部を注視する目を、意識的に使い分けられると異常なラインを捉えやすくなることがある。本症例の異常陰影は前年の画像（図3）との比較によってより存在が明確となるため、比較読影も重要である。読影に携わり始めた当初はどれも気になっていた肋骨陰影の重なりが、読影の経験を積むうちに目に止まらなくなってしまうこともあり得るため、気になった陰影のラインを毎回丁寧に追うように心がけたい。

【胸部CT：図4】

　右肺上葉 S^2 区域に、境界は比較的明瞭で辺縁不整な、spiculation、胸膜陥入像を伴う長径 21 mm の結節影を認める。

経過・治療

　検診から3ヵ月後に完全胸腔鏡下右肺上葉切除術＋縦隔リンパ節郭清を施行し、肺腺がんと診断した（図5ab）。CT 撮像から手術日までの1ヵ月でさらなる増大を示し、病理病期は pT2aN0M0 IB 期であった。

予後

　手術から2年3ヵ月経過した時点で右肺下葉に新たな結節が出現し、部分切除術にて組織学的に異なる第二肺がんが確認された。また、経過観察中にリンパ腫を発症し、現在加療中であるが、初回手術より3年9ヵ月経過して、右肺上葉肺がんと右肺下葉肺がんについては再発を認めていない。

（山下貴司・船井和仁：浜松医科大学医学部附属病院呼吸器外科）

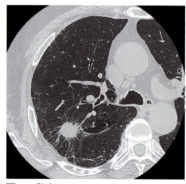

図4　胸部 CT

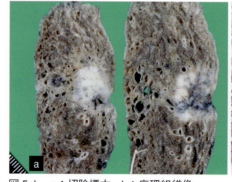

図5ab　a：切除標本、b：病理組織像

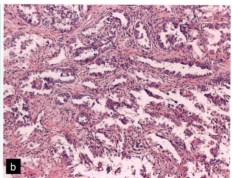

② 1 次読影医が指摘できなかった肺がん

症例 4	59 歳 男性	1 次読影 b 2 次読影 E	Current smoker: BI: 660 20 本/日 × 33 年間

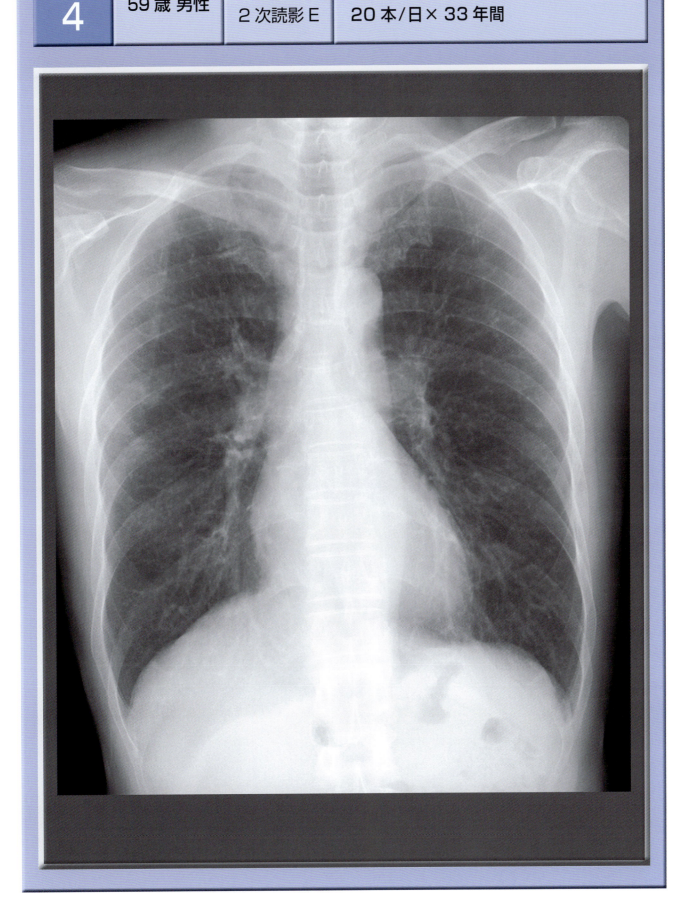

比較読影が有用な右中肺野の小結節影

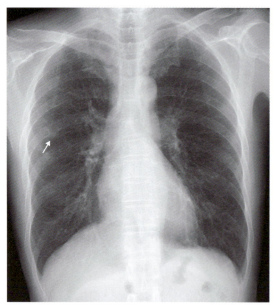

図1 胸部X線写真正面像

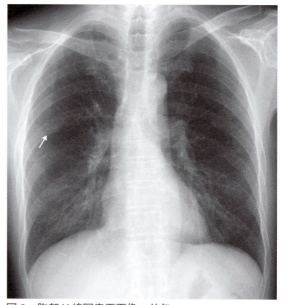

図2 胸部X線写真正面像：前年

読影のポイント

【胸部X線写真正面像：図1】

右中肺野に長径10mmの淡い結節影を認める（↗）。

【前年の胸部X線写真正面像：図2】

後方視的に見ると、右中肺野にほぼ同じ大きさの結節影を認めるが（↗）、肋骨との重なり部分が多く指摘しにくい。

【胸部CT：図3】

肺は全体的に小葉中心性の気腫性変化が目立つ。右肺上葉S²区域の末梢域に長径9mm、辺縁やや不整の結節影を認める。

【PET検査：図4】

右肺上葉の結節に軽度のFDG集積（SUV最大値1.4）を認める。

経過・治療

右上葉肺がん（cT1aN0M0 ⅠA期）を疑い、右肺上葉部分切除術を施行した。術中迅速組織診で肺腺がんと診断された。

病理所見

腫瘍は10×5×5mm、肺腺がん（腺房型＋乳頭型）pT1aNXM0であった（図5）。

予後

術後1年6ヵ月後に右肺上葉に第2肺がんを疑う陰影が出現し精査中である。

まとめ

胸部X線写真上、小型の肺がんは肋骨、血管等の構造物との重なりにより指摘困難なことがある。本症例では前年検診写真との撮影条件（吸気量、撮影角度）のわずかな違いにより右上肺野の結節影は肋骨との重なりが少なくなり確認しやすくなっている。

（朝井克之：浜松医療センター呼吸器外科）

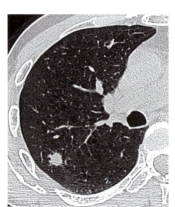

図3 胸部CT

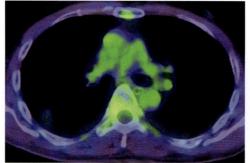

図4 PET検査

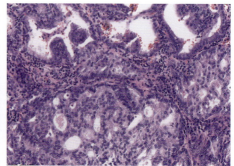

図5 病理組織像

② 1 次読影医が指摘できなかった肺がん

症例 5	74 歳 女性	1 次読影 b 2 次読影 D	Never smoker

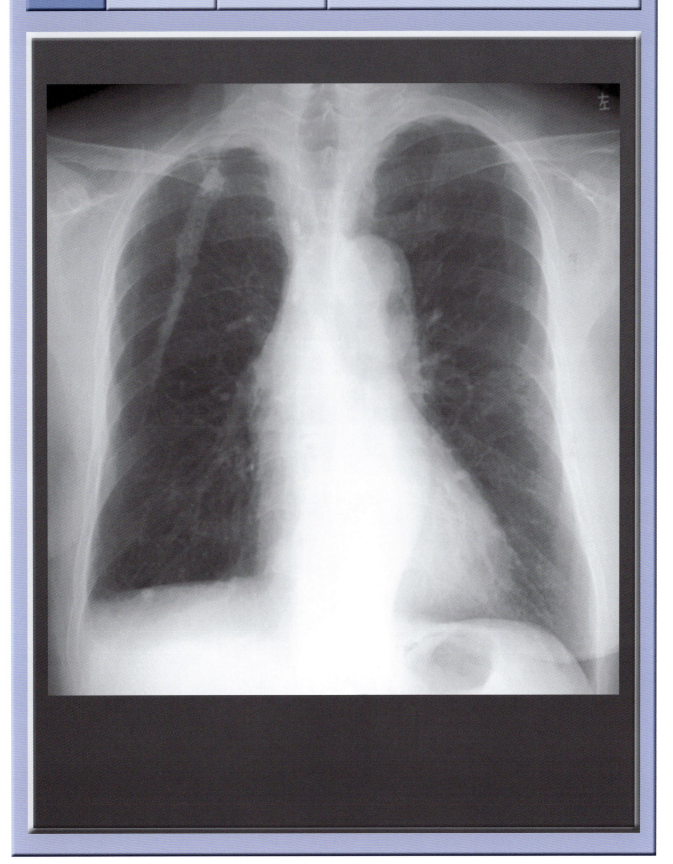

左中肺野の結節影

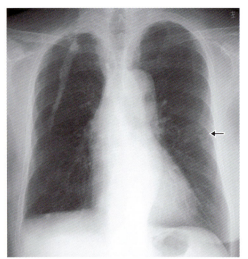

図1　胸部X線写真正面像

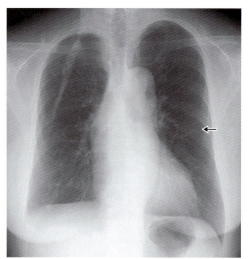

図2　胸部X線写真正面像：2年前

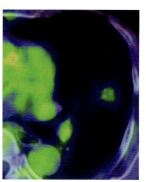

図4　PET検査

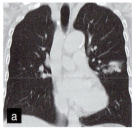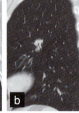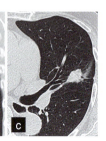

図3a〜c　胸部CT

読影のポイント

【胸部X線写真：図1・図2】

　右上中肺野の硬化性の索状影と右肋骨横隔膜角の鈍化は以前より指摘されており、陳旧性胸膜炎とそれに伴う石灰化によるものである。両肺をくまなく見渡すと左中肺野に長径29mmの結節影を認める（図1：←）。2年前の胸部X線写真（図2）と比較すると増大しているので異常陰影との認識が容易となる。

【胸部CT：図3】

　左肺上葉S^{4}区域に比較的境界明瞭、辺縁不整な長径29mmの結節影を認める。内部に気管支透亮像を伴い、胸膜陥入像を認める。

【PET検査：図4】

　左舌区の結節にSUV最大値2.43のFDGの集積を認める。

経過・治療

　気管支鏡検査で左B^{4}aよりブラシ擦過、TBLBを施行し非小細胞肺がんと診断した。cT1bN0M0 IA期と診断し、左肺上葉切除術＋縦隔リンパ節郭清を施行した。

病理所見

　腫瘍の大きさは28×16×20mm、混合型腺がん（粘液非産生性細気管支肺胞上皮型＋乳頭型）、pT1bN0M0 IA期の診断である（図5）。弱拡大にて病変部では辺縁に粘液非産生性の細気管支肺胞上皮がんの所見が見られる。強拡大にて中央部では乳頭状構造からmicropapillary patternの構造が見られる。

予後

　術後2年間UFT400mg/日を内服し、術後2年6ヵ月無再発生存中である。

まとめ

　1次読影医は右肺野にある硬化陰影に注意を奪われて他の肺野の陰影を指摘できなかったと思われる。Satisfaction errorとも言われているが、手順に沿って肺野全体をくまなく読影することが肝要である。また過去の画像との比較も新たな陰影を見つける有効な手段である。

（大岩宏聡：浜松医療センター呼吸器外科）

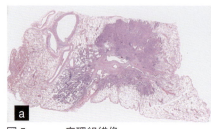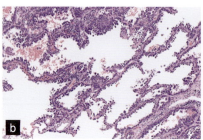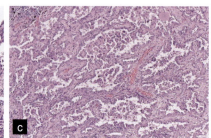

図5a〜c　病理組織像

② 1 次読影医が指摘できなかった肺がん

症例 6	70 歳 男性	1 次読影 b 2 次読影 D	Ex-smoker, BI: 1,380

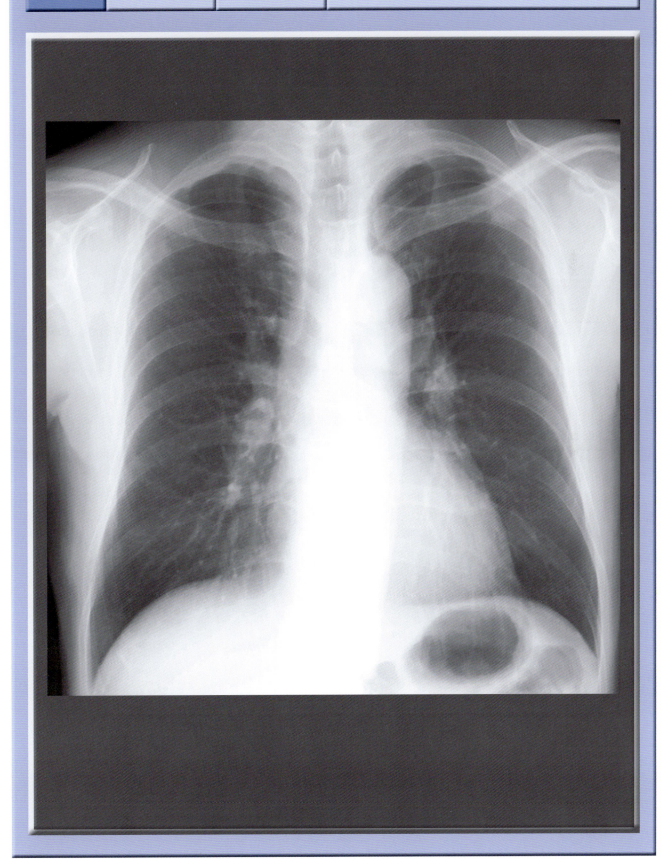

1 次読影医が指摘できなかった肺がん

左上肺野の肋骨と重なる小結節影

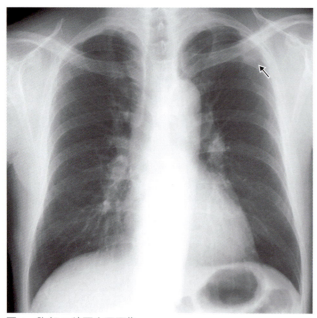

図1 胸部X線写真正面像

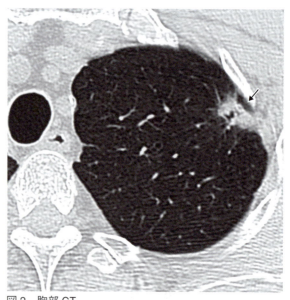

図2 胸部CT

読影のポイント

【胸部X線写真正面像：図1】

左上肺野胸壁側、鎖骨の尾側に第2前肋骨と重なる濃度上昇域を認める（↖）。鎖骨、第4，5後肋骨とも重なるので見逃しやすい部位ではあるが、左右の肺野を注意深く比較し、肋骨の辺縁を追いかけることで認識可能となる。左右肺野の比較が有用である。

【胸部CT：図2】

左肺上葉 S^{1+2} 区域外側に一部境界不明瞭な長径20mm程度の結節影を認める（↙）。内部には気管支透亮像を認め、spiculation を伴っている。

経過・治療・予後

画像所見より肺がんの疑いが強いが気管支鏡検査が困難な部位であったため、臨床的に肺がんと診断し手術を選択した。頭部造影MRI、全身PET検査で明らかな転移はなく、術前病期診断はcT1aN0M0 IA期であった。まず肺部分切除を行い、迅速組織診断にて肺腺がんを確認後、左肺上葉切除術およびリンパ節郭清を行った。5年の経過で再発を認めない。

病理所見

摘出標本にて腫瘍は φ15 × 9 × 20mm であった。胸膜に接し線維化の強い部位が見られ、その中に管腔構造をとる腺がんを認める（図3a）。周囲には肺胞壁置換性に増殖する部位（図3b）も見られ、混合型腺がんの診断となった（pT1aN0M0 IA期）。

（矢野利章：浜松医療センター呼吸器内科）

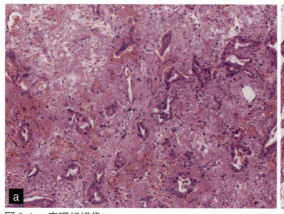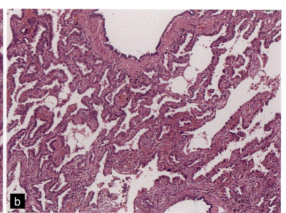

図3ab 病理組織像

② 1 次読影医が指摘できなかった肺がん

| 症例 7 | 72 歳 女性 | 1 次読影 b
2 次読影 E | Never smoker |

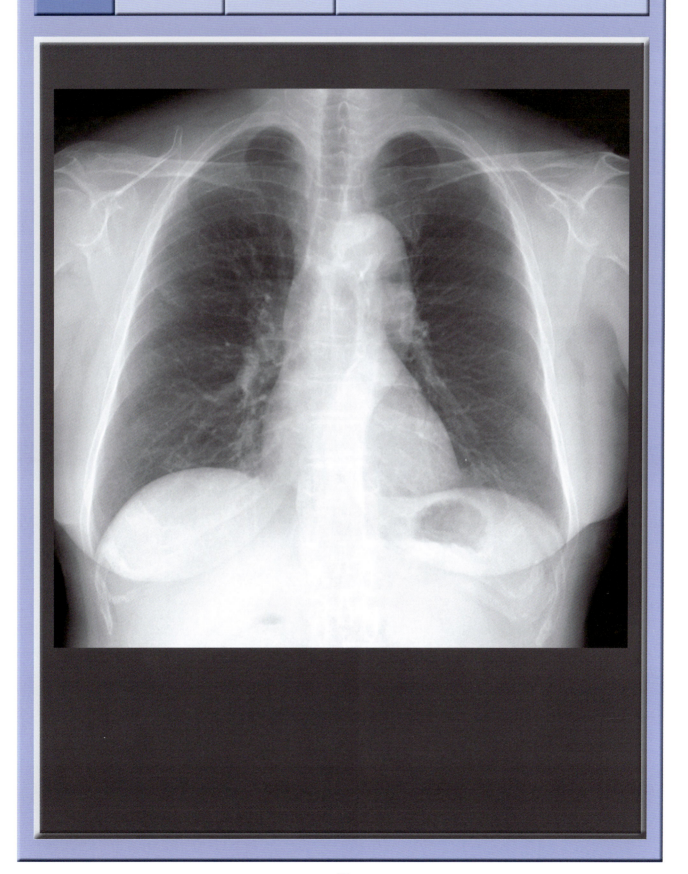

右中肺野の淡い結節影

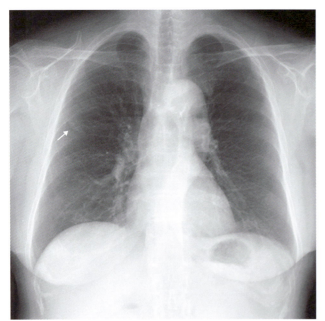

図1　胸部X線写真正面像

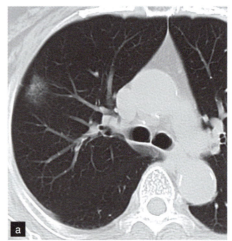

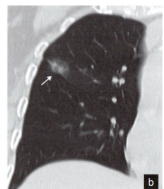

図2ab　胸部CT

読影のポイント

【胸部X線写真：図1】

　右中肺野外側前第3肋骨と重なり、第6と7後肋骨の間に帯状の淡い結節影を認める（↗）。ハケではいたような境界不明瞭な陰影であり、内側にある血管影とは連続性がなく、結節影と判断する。陰影自体の濃度がかなり淡く、肋骨陰影と重なっていたこともあり1次読影医が指摘することはできなかった。

【胸部CT：図2】

　右肺上葉S³a亜区域に外側方向へ線状の胸膜陥入像を伴う、中心部の濃度がやや高いすりガラス陰影主体の淡い結節影を認める（a）。

　冠状断像では上中葉間の胸膜陥入像も認める（b：↗）。

経過・治療

　結節影やリンパ節には明らかなFDGの集積は認めなかった。気管支鏡検査では診断できず、胸腔鏡下肺生検にて肺腺がんと診断し、右肺上葉部分切除術を施行した。

病理所見

　腫瘍は16×15mm、腺がん（気管支肺胞上皮がん、粘液非産生性G1野口type B）、pT1（pl0）N0M0 ly0 v0　ⅠA期であった（図3、図4）。

予後

術後5年再発はない。

（笠松紀雄：浜松医療センター呼吸器内科）

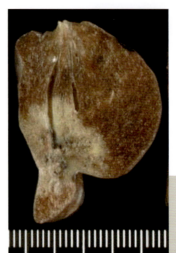

図3　切除肺肉眼所見

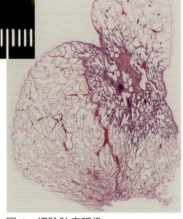

図4　切除肺病理像

② 1 次読影医が指摘できなかった肺がん

症例 8	79 歳 男性	1 次読影 b 2 次読影 D	Ex-smoker, BI：2,760

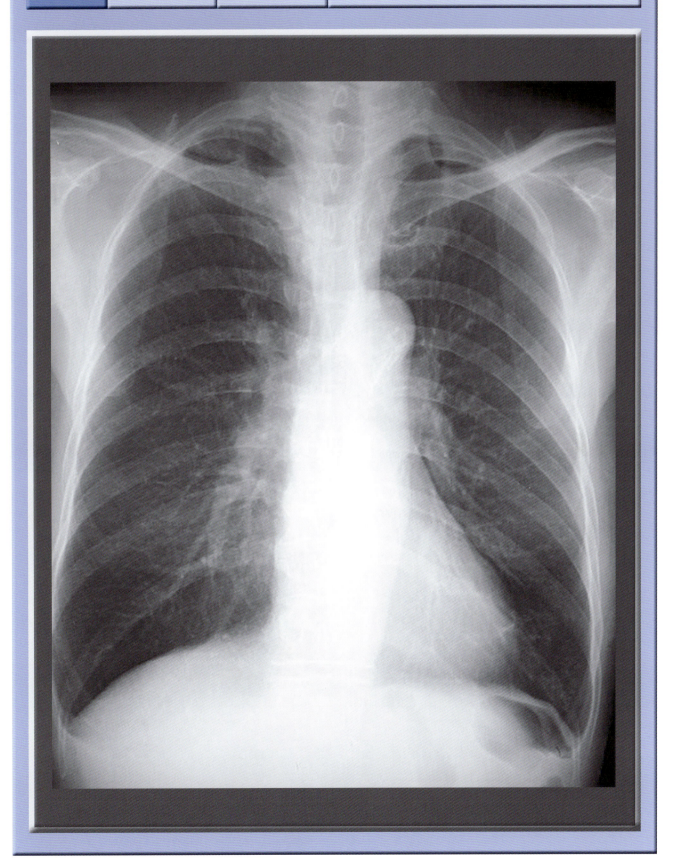

👁 心陰影と重なる小結節影

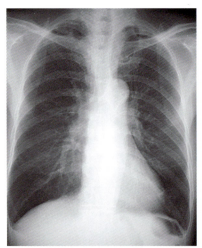

図1 胸部X線写真正面像

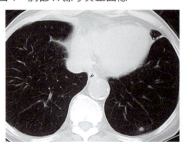

図2 胸部CT

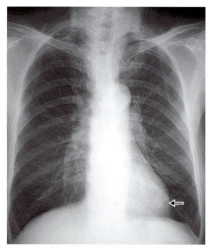

図3 胸部X線写真正面像：8ヵ月後

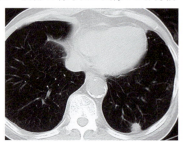

図4 胸部CT：8ヵ月後

読影のポイント

【胸部X線写真：図1、CT：図2】

1次読影医は異常なしと診断したが、2次読影にて左下肺野異常陰影疑いと判定された。精検受診時の胸部X線写真では有意な所見を指摘できなかった。しかし同時に撮影したCTで左肺下葉S¹⁰区域の胸膜直下に境界明瞭、辺縁不整な長径4mmの結節影を認めた（図2）。微小な陰影で診断が困難であるため経過観察とした。

【8ヵ月後の胸部X線写真：図3、CT：図4】

胸部X線写真で、心陰影の裏の結節影は長径16mmに増大しており（図3：←）、CTでも結節影は長径4mmから12mmに増大しているのが確認できる（図4）。

経過・治療

初診時の結節影は小さなものであり8ヵ月経過観察を行ったところ増大が見られたため精査を施行した。PET検査でSUV最大値3.79のFDGの集積を認めた。気管支鏡検査では診断は得られなかったが肺がん（cT1aN0M0 IA期）を疑い、手術を施行した。術式は年齢、低肺機能を考慮し左肺下葉部分切除術とした。

病理所見

腫瘍の大きさは15×10mm、扁平上皮がん（pT1aNXM0 IA期）であった。角化はほとんど見られなかった。胸膜弾力膜の浸潤破壊像は認めなかった（図5、図6）。

予後

術後4年6ヵ月経過し再発はない。

まとめ

心陰影や横隔膜陰影と重なる陰影は漫然と見れば見逃されやすく、特に注意が必要である。また見逃しを防ぐために決まった読影方法で読影する習慣を身につけることも重要である。

（大岩宏聡：浜松医療センター呼吸器外科）

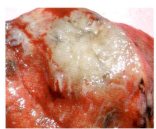

図5 切除標本

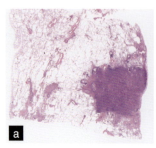

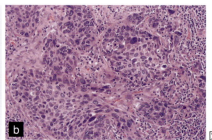

図6ab 病理組織像

② 1 次読影医が指摘できなかった肺がん

| 症例 9 | 51 歳 女性 | 1 次読影 c 2 次読影 E | Never smoker |

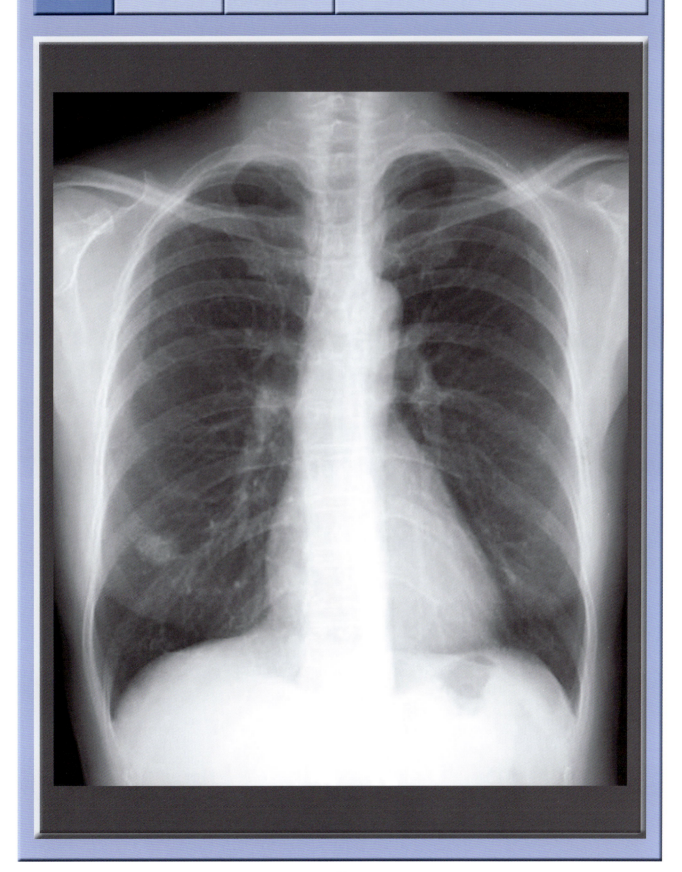

② 1 次読影医が指摘できなかった肺がん

左右の比較が重要な右下肺野の結節影

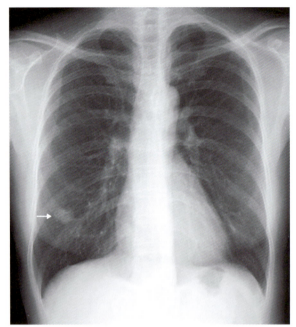

図1 胸部X線写真正面像

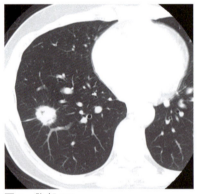 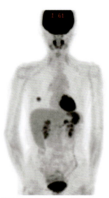

図2 胸部CT　　　　図3 PET検査

読影のポイント

【胸部X線写真正面像：図1】

　右下肺野に第6前肋骨と重なる透過性の低下を認める（→）。肋骨縁を追いかけると一部肋骨辺縁からはみ出しているので結節影と判断できる。左右肺野の濃度を比較すると右肺野の濃度が高いため異常陰影に気づくことができる。1次読影医は肋骨陰影と判断したため異常陰影を指摘できなかった。

【胸部CT：図2】

　右肺下葉S^{8}区域に胸膜陥入像、spiculationを伴う20×18mmの充実性結節影を認める。内部にわずかな気管支透亮像を伴っている。縦隔、肺門リンパ節の腫大は認めない。

経過・治療

　PET検査（図3）では縦隔、肺門リンパ節転移、遠隔転移を認めずcT1aN0M0の術前診断で右肺下葉切除術と2群リンパ節郭清術を施行した。

病理所見

　腫瘍は中分化腺がんで30×22×17mmであった（図4、図5）。血管、リンパ管侵襲を伴い、気管分岐下リンパ節（＃7）、葉間リンパ節（＃11i）に転移を認め、pT1bN2M0 ⅢA期であった（図6）。EGFR遺伝子変異（exon 21：L858R）を認めた。

予後

　術後補助化学療法は抗がん剤感受性試験の結果からパクリタキセル＋イリノテカンを選択し、2コース施行した。術後1年2ヵ月目に右肺門リンパ節転移、肺内転移をきたしシスプラチン＋ドセタキセルで化学療法を開始した。腫瘍の進行のため、2次治療はカルボプラチン＋ペメトレキセド＋ベバシズマブ6コースとアリムタ＋アバスチンでの維持療法を2コース施行した。術後3年半が経過し、現在は3次治療としてゲフィチニブでの治療を継続している。

（鈴木恵理子：聖隷三方原病院呼吸器センター外科）

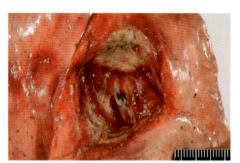

図4 摘出標本

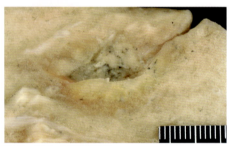

図5 同上：割面写真

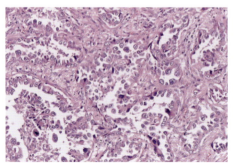

図6 病理組織像

② 1 次読影医が指摘できなかった肺がん

症例 10	67 歳 女性	1 次読影 b 2 次読影 E	Ex-smoker, BI: 680

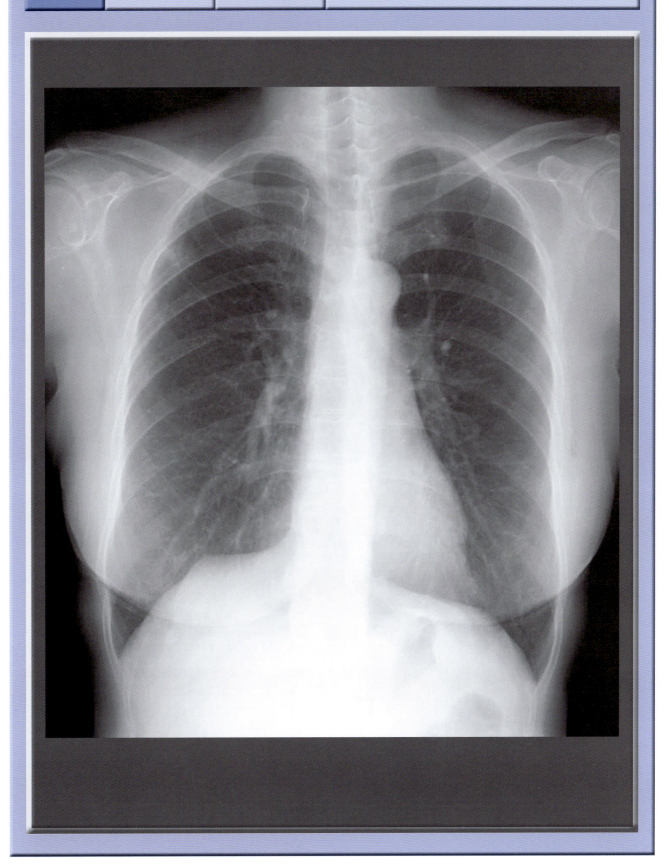

② 1 次読影医が指摘できなかった肺がん

右上肺野の肋骨、肩甲骨と重なる淡い結節影

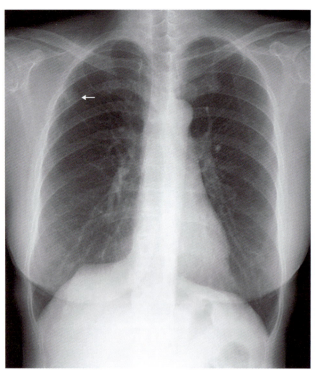

図1　胸部X線写真正面像

読影のポイント

【胸部X線写真正面像：図1】

右上肺野胸壁側末梢に第3前肋骨、第4後肋間と重なって長径18mmの淡い結節影を認める（←）。結節影の辺縁は不鮮明で右肩甲骨とも重なっているため指摘が困難であるが、左右肺の濃度比較、肋骨の辺縁の確認により指摘可能となる。

【胸部CT：図2】

右肺上葉S²b亜区域に長径26mmの胸膜陥入像および内部に高濃度領域を伴うすりガラス陰影（GGN）を認める。高分化腺がんを疑う画像所見である。GGNの内部には血管構造を追うことが可能である。胸部CT所見から、鑑別すべき疾患として、特発性器質化肺炎（cryptogenic organizing pneumonia: COP）や慢性好酸球性肺炎（chronic eosinophilic pneumonia: CEP）が挙げられる。

経過・治療

気管支鏡検査にて肺腺がんと診断した。CEAなどの腫瘍マーカーは全て正常範囲内であった。PET検査や頭部MRIなどの全身検索にて肺門・縦隔リンパ節および遠隔転移を認めず、cT1bN0M0 IA期と臨床病期診断した。全身状態は良好であり、呼吸機能検査も正常範囲内であったため、右肺上葉切除術および肺門・縦隔リンパ節郭清を施行した。

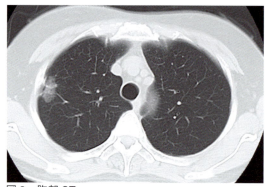

図2　胸部CT

病理所見

腫瘍は肉眼では30×18mmであり、高分化腺がん（lepidic adenocarcinoma）で（図3）、肺門・縦隔リンパ節転移を認めなかった。術後病期はpT1bN0M0 IA期であった。EGFR遺伝子変異（L858 R）陽性であった。

予後

テガフール・ウラシル配合剤内服による術後補助化学療法を2年間行った。術後5年経過し再発を認めていない。

まとめ

肋骨に重なる淡い陰影の指摘は困難なことが多い。本例では肋骨、肩甲骨に重なり濃度の変化がわずかであったため、1次読影医は指摘できなかった。左右肺の丹念な濃度の比較により指摘可能となるので、肺野の濃度変化を隈なく注意深く観察することが肝要である。

（豊嶋幹生：浜松労災病院呼吸器内科）

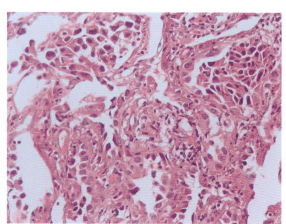

図3　病理組織像

比較読影が有効であった肺がん

　肺がん検診ガイドラインでは、非高危険群に対する胸部X線検査、および高危険群に対する胸部X線検査と喀痰細胞診併用法が推奨され、ただし二重読影、比較読影が必要とされている。

　比較読影に対して、具体的にどのようにすべきかについては記載がないが、実際には、前回、通常は1年前のものとの比較となる。さらに過去にさかのぼって比較読影できる写真があれば望ましい。比較読影では、異常陰影か否かの判定に加え、増大速度の判定が可能で、活動性病変か否か、悪性疾患か否かの判断材料となる。さらに、比較読影によって前年またはそれ以前のより小さな肺がんの陰影を学習することにより読影能力の向上が期待される。

①異常陰影の存在の判定

　小さく淡い結節影、既存構造物に重なる孤立性陰影、肺門に重なる陰影等、異常陰影か否かの判定に迷う場合に比較読影が有用となる。縦隔と重なる部位、肺動脈、肺静脈等肺門付近の大血管と隣接する部位の陰影は異常か否かの判定が困難である。また、肋骨と重なる部位、肋軟骨の石灰化近傍の陰影は結節影か否か迷うことがある。これらの判定困難な部位では比較読影によって既存の構造物や陳旧性病変以外の新たな陰影であることが確認できれば異常陰影として判定可能となる。

②増大速度の判定

　比較読影により、陰影の増大する速度を検証できるので、病変の進行が速いか遅いか判定可能となる。通常悪性度が高い場合には増大速度が速く、前年の胸部X線写真では指摘できないことがある。図1では、左下肺野に結節影がある。前年の胸部X線写真では指摘できない。図2では、右下肺野に結節影がある。前年の胸部X線写真では肋骨と重なり、指摘は困難である。反対に、上皮内がん、微小浸潤がん（腺がん）やカルチノイド等の低悪性度肺がんでは前年の胸部X線写真とほとんど大きさが変化しないものがある。図3では、右上肺野に結節影があり、前年よりわずかに増大している程度である。いずれも、肺がん（腺がん）であった。

③読影能力の向上

　読影医はより多くの胸部X線写真を読影することによってその能力は向上する。CTとの

対比が重要な方策であることは論を待たない。比較読影では前年またはそれ以前の検診では指摘されなかった小さな病変を観察可能である。これらの小病変がどのように胸部X線写真上に撮像されているかを検証することにより読影能力向上が期待される。

（豊田　太：聖隷浜松病院呼吸器外科）

【症例画像】　それぞれ a & c ＝今回、b ＝前年

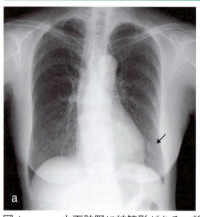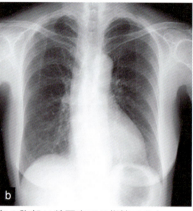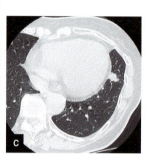

図1a〜c　左下肺野に結節影がある。前年の胸部X線写真では指摘できない。

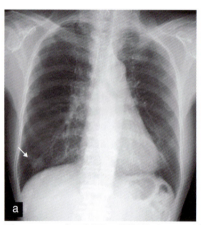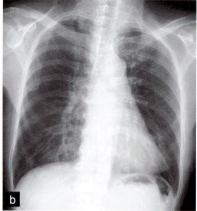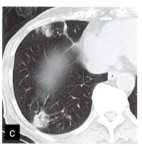

図2a〜c　右下肺野に結節影がある。前年の胸部X線写真では肋骨と重なり指摘は困難である。

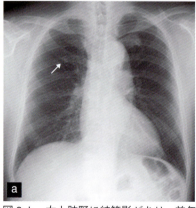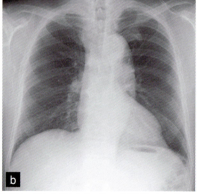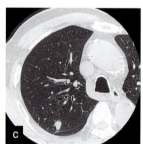

図3ab　右上肺野に結節影があり、前年よりわずかに増大している程度である。

③ 比較読影が有効であった肺がん

症例 1	74 歳 男性	1 次読影 b 2 次読影 E	Ex-smoker, BI: 1,210

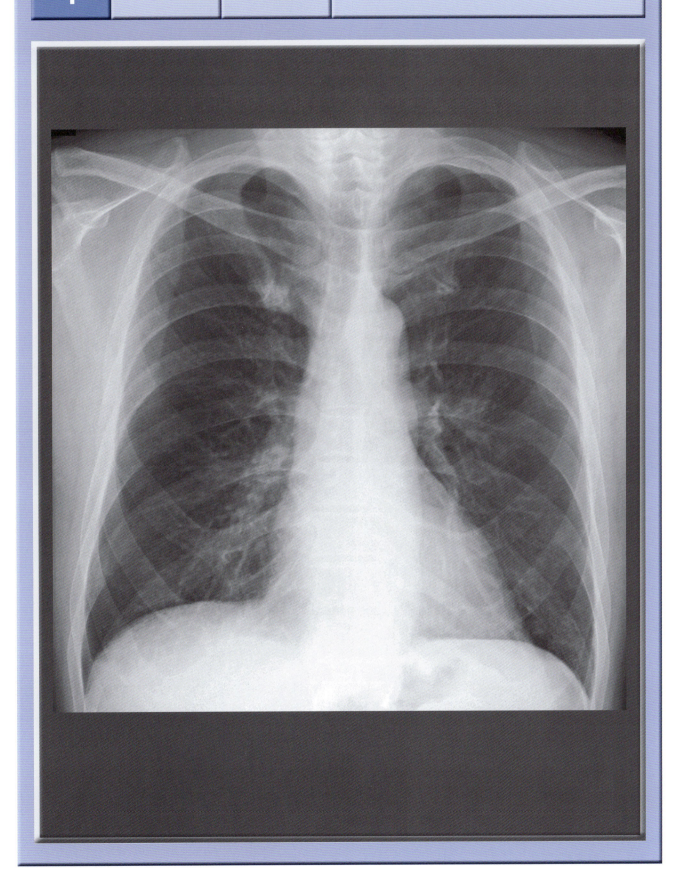

左中肺野肺門側の腫瘤影

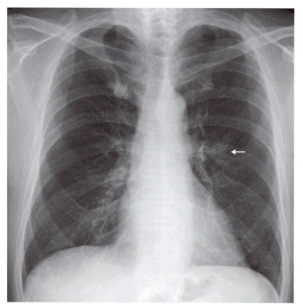

図1 胸部X線写真正面像

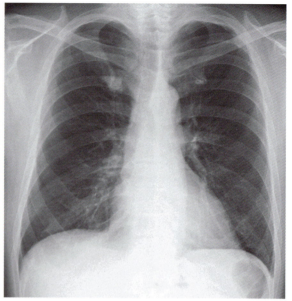

図2 胸部X線写真正面像：前年

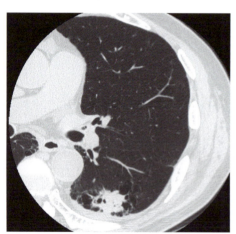

図3 胸部CT

読影のポイント

【胸部X線写真正面像：図1・図2】

　左中肺野、左肺動脈外側に境界不明瞭な腫瘤影を認める（図1：←）。第3前肋骨・第8後肋骨に重なっているが、陰影の辺縁をたどると肋骨の辺縁よりはみ出ている。左右肺野の比較にて濃度上昇が明らかである。前年の写真（図2）と比較すると、この腫瘤影は増大し明瞭になってきている。比較読影により異常陰影の存在が明らかとなった。

【胸部CT：図3】

　左肺下葉S⁶区域に、周囲に気腫性肺嚢胞を伴った、辺縁不整な充実性陰影を認める。内部には気腫性変化による透亮像を認める。

経過・治療

　気管支鏡検査にて扁平上皮がんと診断した。

　cT2aN0M0 IB期の術前診断にて左下葉切除術を施行した（図4）。

病理所見

　長径35mmの中分化扁平上皮がん、pT2aN0M0 IB期であった（図5）。

予後

　術後1年のPET検査で縦隔リンパ節、肺内転移の所見があり、化学療法を実施した。

（豊田 太：聖隷浜松病院呼吸器内科）

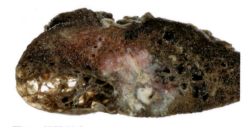

図4 切除標本

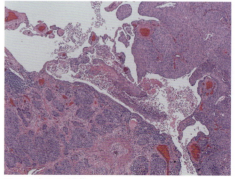

図5 病理組織像

③ 比較読影が有効であった肺がん

症例 2	81 歳 女性	1 次読影 d 2 次読影 E	Never smoker

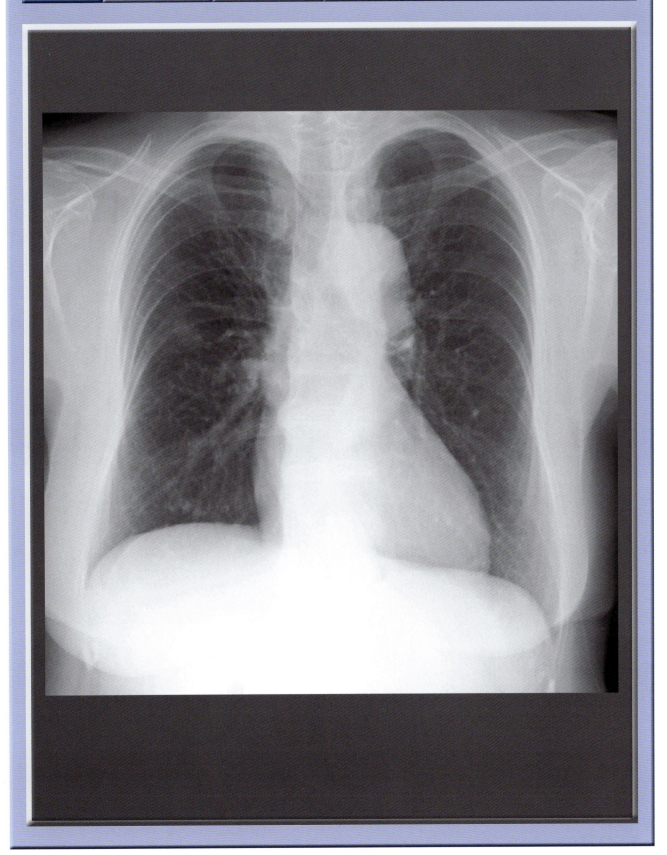

右中肺野のゆっくり増大した結節影

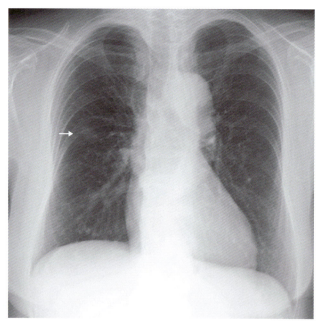

図1　胸部X線写真正面像

図2　胸部X線写真正面像：2年前

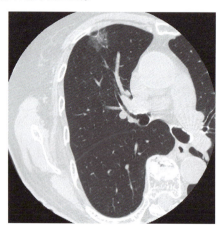

図3　胸部CT

読影のポイント

【胸部X線写真正面像：図1・図2】

　右中肺野に比較的境界明瞭な淡い結節影を認める。左右肺野を比較すると結節影による濃度上昇域が明らかとなる（図1：→）。前年の検診受診歴はなかったが、2年前（図2）と比較すると大きく明瞭となっている。比較読影により異常陰影の存在が明らかとなった。

【胸部CT：図3】

　右肺上葉 S^3 区域胸膜に接してすりガラス陰影が主体の結節影を認める。胸膜陥入像を伴い、内部には泡沫状の透亮像を認める。

経過・治療

　気管支鏡検査を施行したが確定診断には至らなかった。肺がんを疑い、術前診断 cT1aN0M0 IA期にて右肺上葉切除術を施行した（図4）。

病理所見

　20×18×15mm の高分化乳頭型腺がんで（図5）、pT1aN0M0 IA期であった。

予後

　術後約3年経過し再発の徴候はない。

（豊田 太：聖隷浜松病院呼吸器内科）

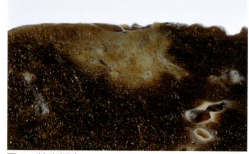

図4　摘出標本

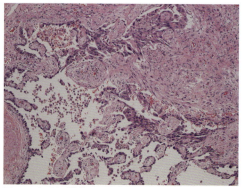

図5　病理組織像

③ 比較読影が有効であった肺がん

症例 3	80歳 女性	1次読影 b 2次読影 E	Never smoker

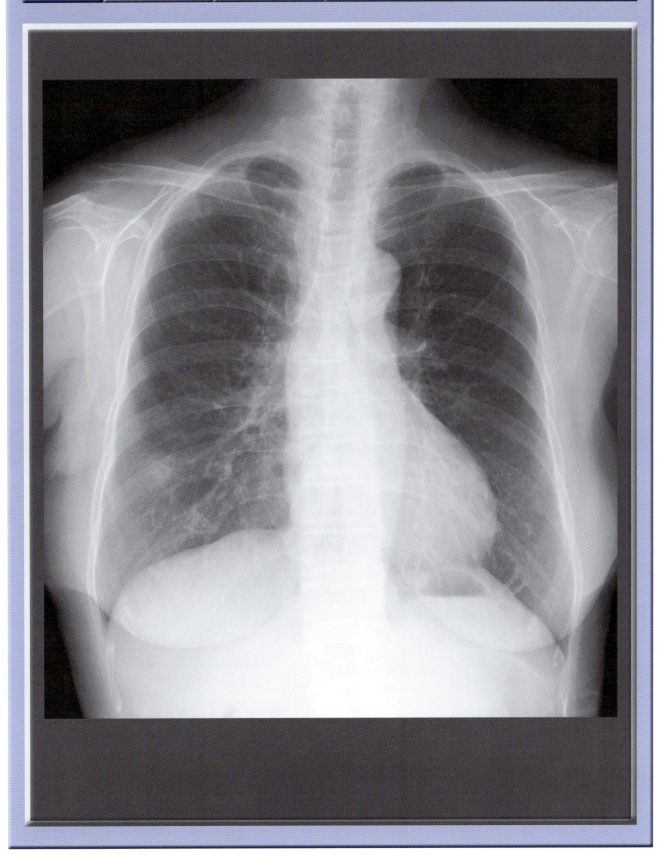

右下肺野の結節影

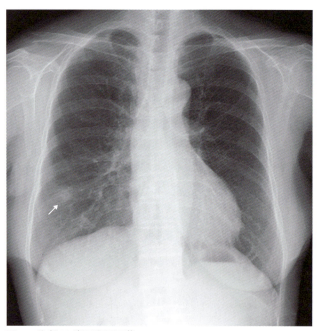

図1　胸部X線写真正面像

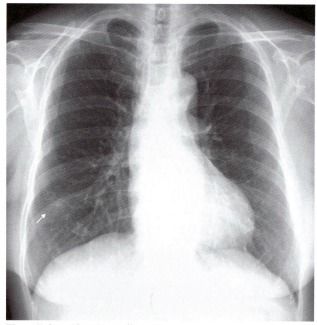

図2　胸部X線写真正面像：前年

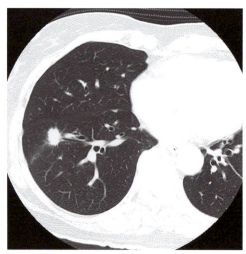

図3　胸部CT

経過・治療

　胸部CTでは肺腺がんが強く疑われた。全身検索にて遠隔転移を認めず、cT1aN0M0 IA期の術前診断とした。手術適応と判断し、右肺下葉切除術を施行した。

病理所見

　腫瘍は15×15×10mm、低分化腺がん（mixed type）で、pT1aN0M0 IA期であった（図4、図5）。

予後

術後7年経過し再発の兆候はない。

　　　　　（吉井直子：聖隷三方原病院呼吸器センター外科）

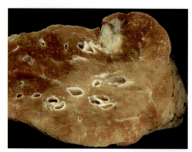

図4　肉眼所見

読影のポイント

【胸部X線写真正面像：図1〜2】

　右下肺野で右第9後肋骨と第6前肋骨に重なる比較的明瞭な結節影を認める（図1:↗）。前年の胸部X線写真（図2:↗）との比較読影にて同部位に淡い陰影が指摘できるが（図2）、今回陰影の増大を認め、結節影の存在が明らかとなり、前後肋骨陰影の重なりとの鑑別が可能となった。

【胸部CT：図3】

　右肺下葉S⁸区域にspiculationを伴う長径15mmの充実性結節影を認める。中下葉間面に胸膜陥入像も見られる。

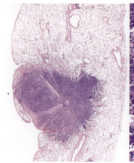

図5　病理組織像

③ 比較読影が有効であった肺がん

症例 4	73 歳 女性	1 次読影 d 2 次読影 D	Never smoker

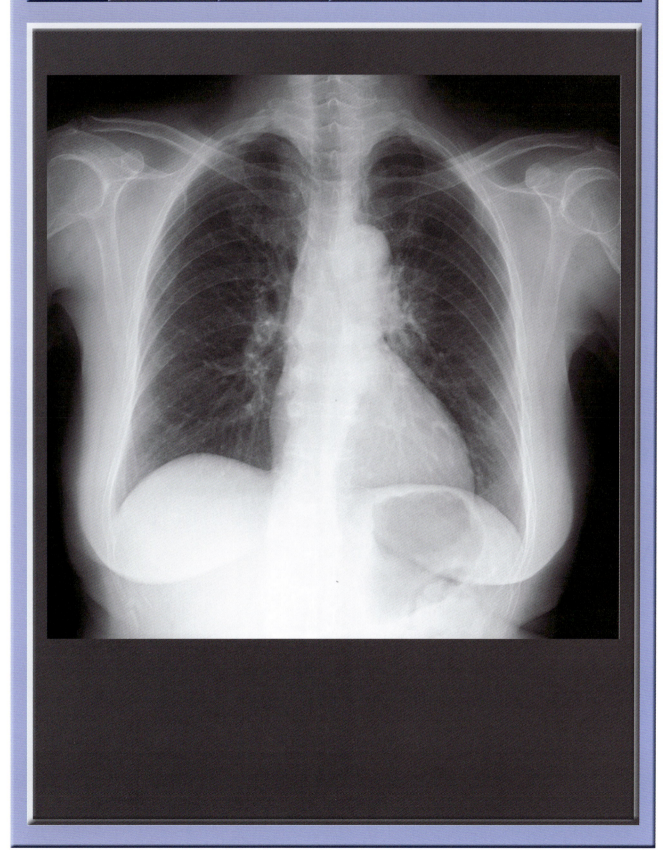

左肺門の淡い浸潤影様陰影

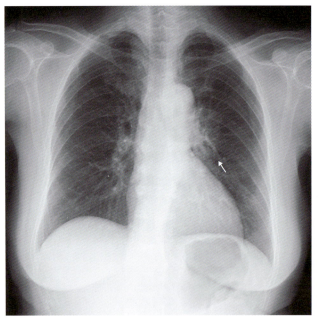

図1　胸部X線写真正面像

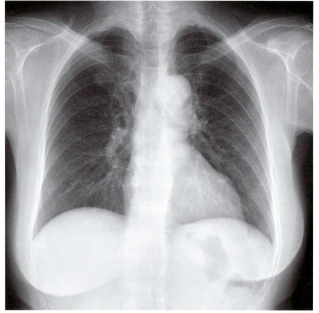

図2　胸部X線写真正面像：前年

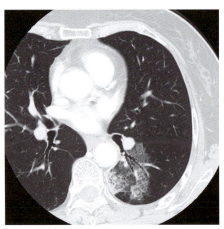

図3　胸部CT

読影のポイント

【胸部X線写真正面像：図1・図2】

　左中肺野縦隔側の肺門に重なる淡い浸潤様陰影を認める（図1:↖）。前年の検診写真（図2）では陰影の指摘は困難である。

【胸部CT：図3】

　左肺下葉 S^6 区域に限局したすりガラス陰影主体の陰影を認める。内部に気管支透亮像を伴い、胸膜下には濃度上昇が見られる部分もある。

経過・治療

　比較読影にて新たな陰影であることが確認できたため精査が必要であると判断し、気管支鏡検査、CT下肺生検を行い肺腺がんと診断した。遠隔転移はなくcT2bN0M0 ⅡA期の術前診断にて左肺下葉切除術を施行した。

病理所見

　腫瘍は 70×55×28mm、肺腺がん（invasive mucinous adenocarcinoma）、pT2bN0M0 ⅡA期であった（図4, 図5）。

予後

　2年間のテガフール・ウラシル配合剤内服による術後補助療法を行い、術後3年経過し再発の兆候はない。

（吉井直子：聖隷三方原病院呼吸器センター外科）

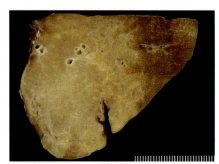

図4　肉眼所見

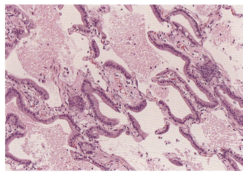

図5　病理組織像

④
後方視的に前年検診写真でも
確認可能な肺がん

KEY POINT

1. 読影能力向上、腫瘍増大速度の検証のために過去の X 線写真の見直しは重要である。
2. 19 〜 90％の症例で後方視的に前年検診胸部 X 線写真にて異常を確認できる。
3. このような症例は小さな腫瘍径、上葉発生、肺胞上皮置換型の肺がんが多い。

　検診胸部 X 線写真で肺がんが発見された時に、読影能力向上のため、また腫瘍の増大速度を検証するために、過去の X 線写真を見直すことは必須のことである。振り返ってみると前年 X 線写真でも同じ部位に小さな陰影が見出されることは決して少なくない。このような当初は発見困難であったケースを見逃しとするのかどうかは難しいところでその判定は個々のケースに委ねられるが、学問的に考察をしてみる。後方視的に前年検診写真でも

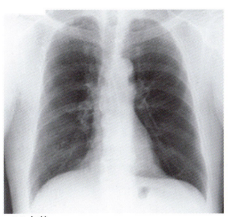
a：3 年前

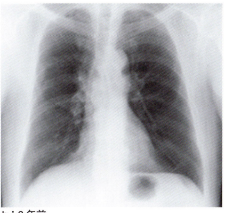
b：2 年前

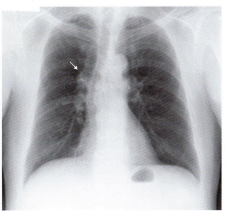
c：前年

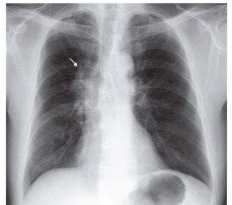
d：検診発見時

図 1 a 〜 d　後方視的に見た胸部 X 線写真による経時的変化。3 年前には異常所見を指摘できない。前年には後方視的に読影すれば異常陰影を指摘可能である（矢印）。2 年前には後方視的にも指摘困難であるが軽度の右肺門の拡大を認める。

確認可能な肺がんの中には、①読影者の技量が低くて発見できなかった場合、②熟練した読影者でも発見が困難で、発見された陰影を基に当初のX線写真を見直して初めて確認できる場合、の2つのケースがある。①のケースは見逃しとされても致し方がない。このようなケースをなくすために肺がん検診では二重読影、過去のX線写真との比較読影が推奨されている。②のケースとして間質性肺炎、膿胸等の他の疾患にマスクされている場合、解剖学的死角に位置する場合、単純写真の限界等の理由がある。後方視的に前年にも陰影が存在した症例を示す（図1a〜d）。

　メイヨークリニックの肺がん検診プロジェクト[1]では発見された50例の肺野末梢型肺がんのうち45例（90%）で以前のX線写真でも肺がんの陰影を確認できたが、その陰影は当初の検診では指摘されなかったとした。同様にHeelanら[2]も年1回の検診で65%の肺がん症例が前年の胸部X線写真で指摘されなかったとしている。これらの症例はいずれも後方視的にそこにあったという視点でみれば視認可能であったが、当初は発見が困難であったとしている。Austinら[3]は27例の胸部X線写真で当初指摘されなかった肺がんの平均直径は16mmで、周囲との境界が明瞭ではない症例が多かったとした。このうち22例を6名の医師に再読影させたところ平均26%の症例で同様に陰影を指摘できなかったとして胸部X線写真での小さな肺がん発見の困難さを指摘している。これら症例の多くは女性または上葉の陰影であった。他の非小細胞肺がん40例の検討[4]では腫瘍径の平均は19mmで大半は肺野末梢に位置し上葉発生であった。Quekelら[5]は259例の肺がんのうち19%で後方視的に以前の写真で確認可能であったとし、その平均腫瘍径は16mmで平均診断遅延期間は472日であったとしている。指摘できなかった原因は正常組織との重なりと腫瘍径が小さいことだとした。近年、細気管支肺胞上皮置換型の肺がんが増加している。このような症例では内部に空気が存在して淡い陰影を呈するため指摘困難なことが多い。

　以上をまとめると胸部X線写真による検診では前年指摘できなくて後方視的には指摘できる症例があることは事実であり、その発生頻度は19〜90%である。これら症例の平均腫瘍径は16〜19mmで、その特徴は上葉に位置し、他の正常組織と重なった陰影である。肺胞上皮置換型の肺がんでは淡い陰影を呈するため指摘が困難で後方視的に確認可能な症例がある。

【文献】

1）Muhm JR, et al. Lung cancer detected during a screening program using four-month chest radiographs. Radiology. 1983; 148: 609-615

2）Heelan RT, et al. Non-small-cell lung cancer: results of the New York screening program. Radiology. 1984; 151: 289-293

3）Austin JH, et al. Missed bronchogenic carcinoma: radiographic findings in 27 patients with a potentially resectable lesion evident in retrospect. Radiology. 1992; 182: 115-122

4）Shah PK, et al. Missed non-small cell lung cancer: radiographic findings potentially resectable lesions evident only in retrospect. Radiology. 2003; 226: 235-241

5）Quekel LG, et al. Miss rate of lung cancer on the chest radiograph in clinical practice. Chest. 1999; 115: 720-724

（丹羽　宏：聖隷三方原病院呼吸器センター外科）

④ 後方視的に前年検診写真でも確認可能な肺がん

症例 1	65 歳 男性	1 次読影 e 2 次読影 E	Current smoker, BI: 900

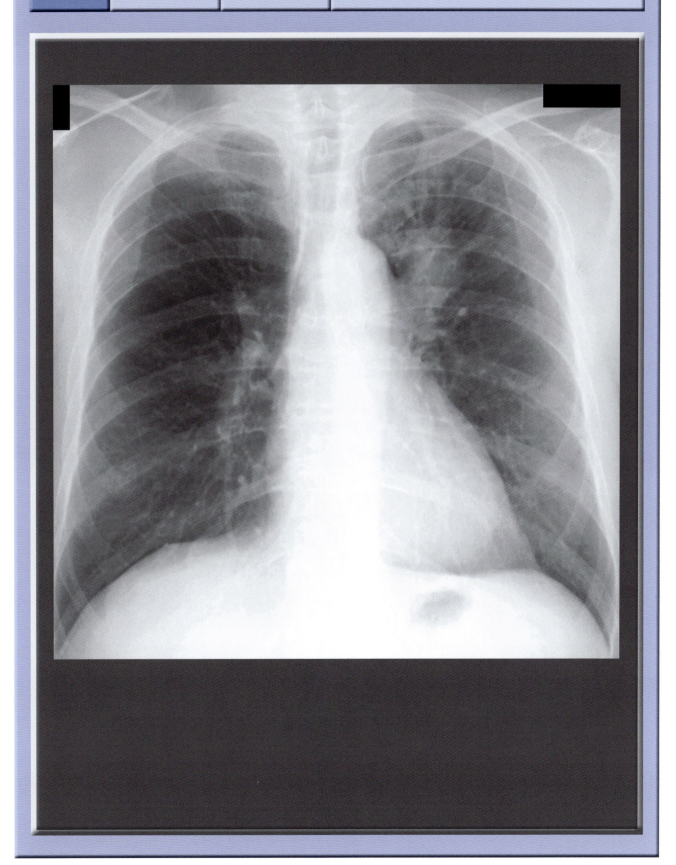

後方視的に前年検診写真でも確認可能な肺がん

左肺門部の腫瘤影

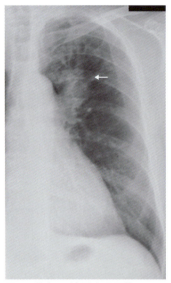
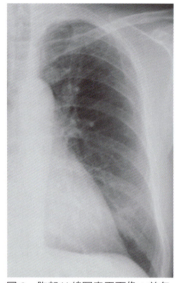
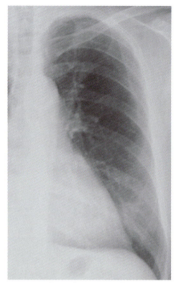

図1　胸部X線写真正面像　　　図2　胸部X線写真正面像：前年　　　図3　胸部X線写真正面像：2年前

読影のポイント

【胸部X線写真：図1〜3】

左肺門の頭側に比較的境界明瞭な腫瘤影を認める（図1：←）。肺動脈のラインは消失しシルエットサインが陽性で肺動脈に接した陰影であることが予想される。後方視的に見ると、前年の胸部X線写真（図2）でも同部位に結節影を指摘できる。2年前の胸部X線写真（図3）では指摘できない。

【胸部CT：図4】

左肺上葉S^{1+2}区域の肺門部に左肺動脈と接する長径39mmの腫瘤影を認める。肺動脈A^{1+2}およびA^3根部に接し圧排しているため肺動脈への浸潤を疑う所見である。

【PET検査】

左肺上葉の腫瘤性病変にSUV最大値22.63の著しいFDGの集積亢進像を認める。リンパ節転移、遠隔転移を疑うような異常集積は認めない。

経過・治療

喀痰細胞診にて扁平上皮がんと診断した（図5）。PET検査にて遠隔転移はなく、cT2aN0M0 IB期の術前診断にて左肺上葉切除術、左肺下葉S^6区域部分切除術、肺動脈形成術、リンパ節郭清術を行った。

病理所見

腫瘍は33×35×40mm、中分化扁平上皮がんであり、pT2aN1M0 ⅡA期の診断となった。

予後

シスプラチン＋ゲムシタビンによる術後補助化学療法を2コース実施した。術後3年経過し再発はない。

（小笠原 隆：浜松医療センター呼吸器内科）

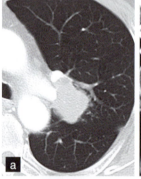

図4ab　胸部CT

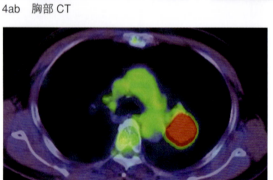

図5　PET検査

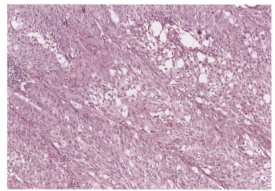

図6　病理組織像

④ 後方視的に前年検診写真でも確認可能な肺がん

症例 2	80 歳 男性	1 次読影 d 2 次読影 E	Ex-smoker, BI: 800

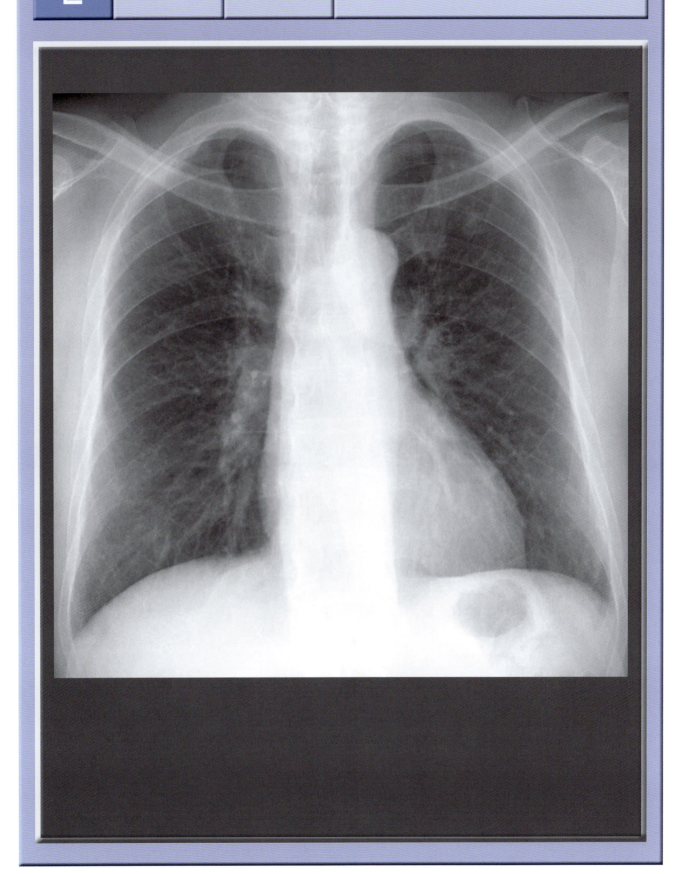

⬤ 左上肺野の前年と変化がない結節影

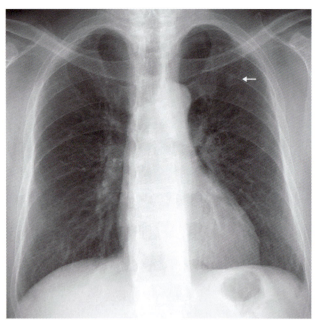
図1　胸部X線写真正面像

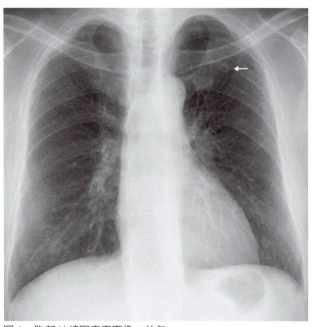
図2　胸部X線写真正面像：前年

読影のポイント

【胸部X線写真正面像：図1】

左上肺野に第2前肋骨、第4後肋骨に重なる長径10mmの比較的境界明瞭な淡い結節影を認める（←）。

【前年の胸部X線写真正面像：図2】

後方視的に見ると前年にも同じ部位に淡い結節影を認める（←）。この1年間でやや増大傾向である。

【胸部CT：図3】

左肺上葉S^{1+2}区域にspiculation、胸膜陥入像、気管支透亮像を伴う長径13mmの充実性結節影を認める。

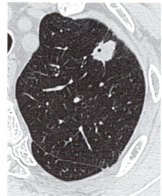
図3　胸部CT　　　　　　図4　PET検査

【PET検査：図4】

結節影にSUV最大値10.92のFDGの異常集積を認める。他の部位には異常な集積を認めない。

経過・治療

気管支鏡検査で左肺上葉扁平上皮がん（cT1aN0M0 IA期）と診断した。IA期肺がんであること、高齢でCOPDを合併していることから消極的縮小手術（左肺上葉部分切除術）を施行した。

病理所見

腫瘍は20×15×10mmの扁平上皮がんでpT1aN0M0 IA期であった（図5）。

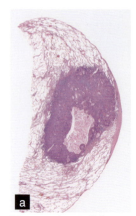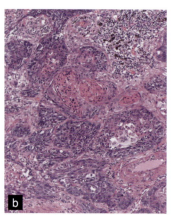
図5ab　病理組織像　　a：HEルーペ像、b：HE×10

予後

術後3年6ヵ月経過し再発の兆候はない。

まとめ

前年の胸部X線写真との比較読影で多少でも増大傾向があれば肺がんを疑う必要がある。増大速度が緩徐な病変では、比較読影で変化が見られないことがあるため、肺がんを否定できない場合にはCTにより陰影の性状を確認する必要がある。

（望月孝裕：浜松医療センター呼吸器外科）

④ 後方視的に前年検診写真でも確認可能な肺がん

症例 3	53歳 男性	1次読影 d 2次読影 E	Never smoker

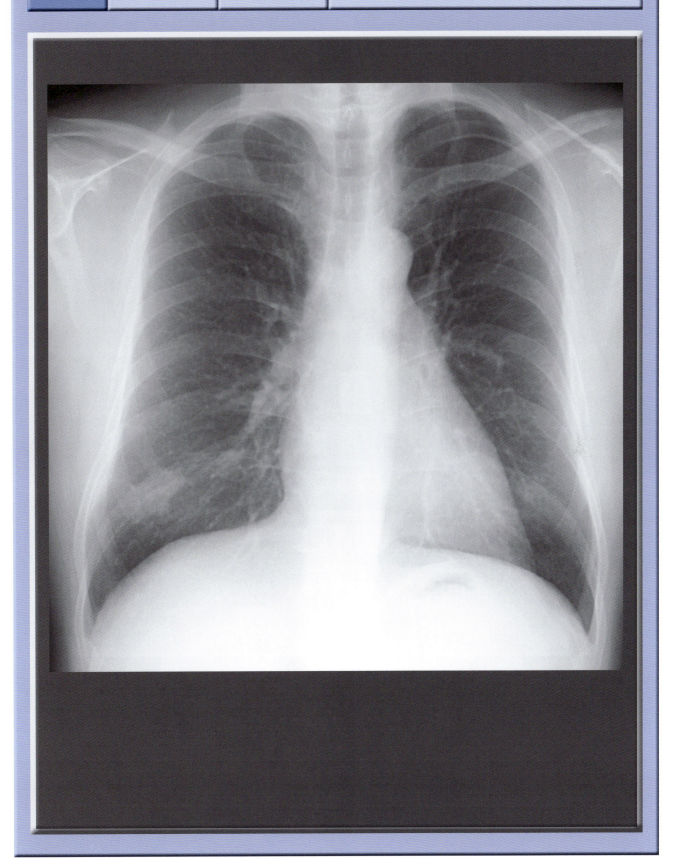

手術後長期生存している ⅢA 期肺腺がん

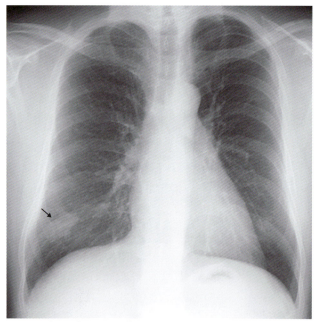

図 1　胸部 X 線写真正面像

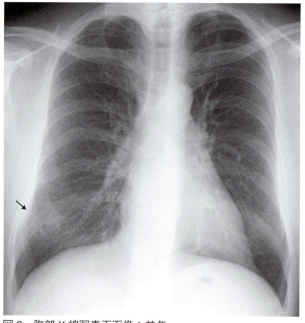

図 2　胸部 X 線写真正面像：前年

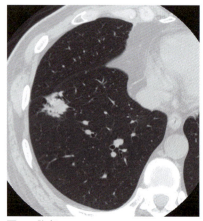

図 3　胸部 CT

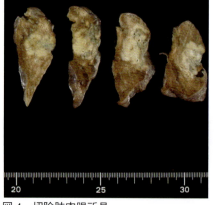

図 4　切除肺肉眼所見

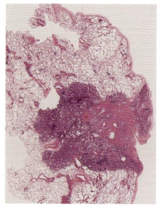

図 5　病理組織像

読影のポイント

【胸部 X 線写真正面像：図 1・図 2】

　右下肺野に第 6、7 前、第 10 後肋骨陰影と重なって淡い結節影を認める（図 1：↘）。前年の検診写真では第 7 前肋骨に重なって小さな淡い結節影を後方視的に確認できた（図 2：↘）。しかし前年の時点では小さく淡い陰影の存在の指摘は困難であったと考えられた。今回の検診では比較読影にて変化が認識され要精検となった。

【胸部 CT：図 3】

　右肺下葉 S^8a 亜区域に胸膜陥入像、spiculation を伴う境界明瞭、辺縁不整な充実性結節影を認める。内部に気管支透亮像を伴っている。

経過・治療

　気管支鏡検査で肺腺がん（cT2aN0M0　ⅠB 期）と診断確定後、右肺下葉切除術を実施した。

病理所見

　腫瘍は 30×25×15mm、混合型腺がん、pT2a（p1）N2M0 ⅢA 期であった（図 4、図 5）。

予後

　シスプラチン＋ビノレルビンによる術後補助化学療法を 4 コース施行した。術後 6 年経過し再発を認めていない。

まとめ

　胸部 X 線写真で血管や肋骨、心陰影、横隔膜と重なった肺野に発生した早期の肺がんを指摘することは困難であることが多いが、比較読影によって経年的なわずかな濃度の変化〜上昇に気づくことで X 線写真単独でも肺がんの発生を早期に指摘することが可能となる。この症例は比較読影の重要性を示す症例である。

（笠松紀雄：浜松医療センター呼吸器内科）

④ 後方視的に前年検診写真でも確認可能な肺がん

症例 4	81 歳 女性	1 次読影 d 2 次読影 E	Never smoker

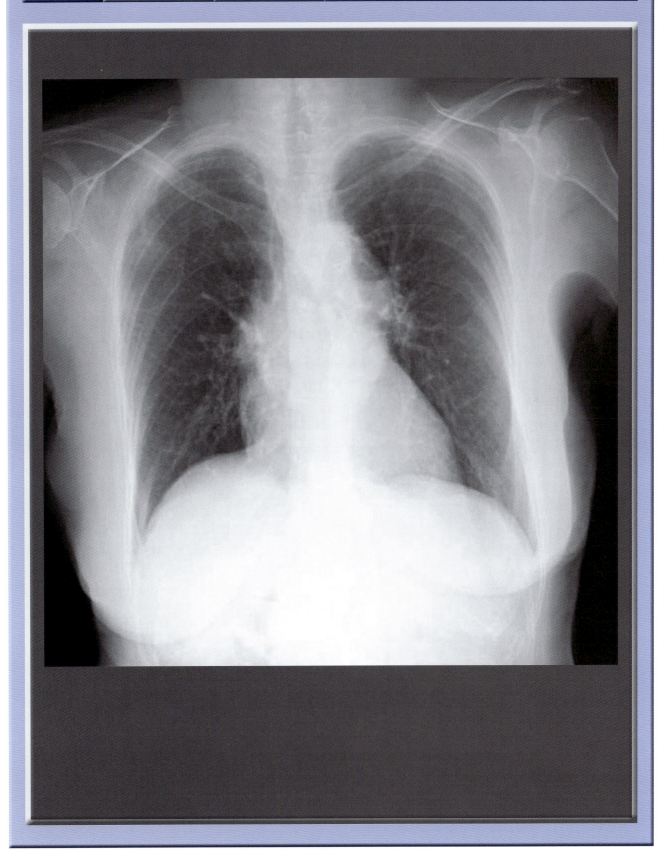

前年に陳旧性炎症として経過観察となった肺腺がん

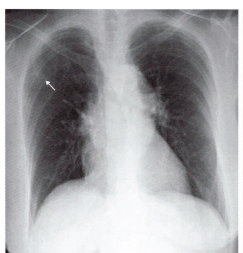

図1　胸部X線写真正面像

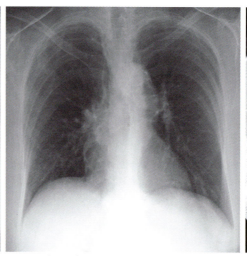

図2　胸部X線写真正面像：前年

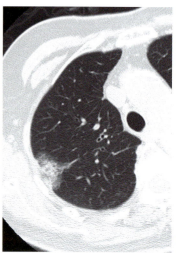

図3　胸部CT

読影のポイント

【胸部X線写真正面像：図1】

右上肺野の外側に長径約30mmの周囲との境界不明瞭な淡い腫瘤影を認める。

【前年の胸部X線写真正面像：図2】

前年の検診時胸部X線写真でも同部位に淡い腫瘤影を確認でき、増大傾向を認める。前年は末梢肺野に区域性に拡がる淡い濃度上昇であったため、炎症性変化を疑われて経過観察となった。

【胸部CT写真：図3】

右肺上葉S^2区域に周囲との境界が不明瞭で、内部に充実性陰影を伴う33×23mmのすりガラス陰影を認める。内部に気管支透亮像を認め、広く胸壁に接しているが、胸膜陥入像は認めない。

経過・治療

遠隔転移を認めず、cT2aN0M0 IB期、高分化腺がんを疑った。診断治療目的で手術を施行した。術中穿刺細胞診にて肺腺がんと診断し、右肺上葉切除術を施行した。術後経過は良好であり、元気に自宅退院した。

病理所見

切除標本の割面所見では、腫瘍は境界不明瞭であり灰白色調を呈する（図4）。腫瘍サイズは33×26×19mmであり、既存の肺胞上皮細胞を置換するように腫瘍細胞の増殖を認め、高分化腺がんの所見である（図5）。郭清リンパ節への転移は認めず、最終診断は腺がん（bronchioloalveolar subtype）、pT2aN0M0 IB期であった。

予後

外来にて経過観察中に脳梗塞を発症し（退院から6週後）、リハビリテーション施設へ入所となった。

まとめ

一般に淡い陰影を陳旧性陰影と断定することは困難であるので、翌年の検診までに経過観察の胸部X線写真を撮影することが望ましい。

（藤野智大：聖隷三方原病院呼吸器センター外科）

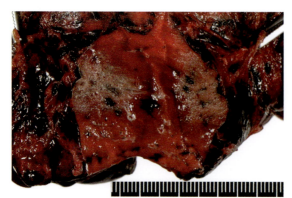

図4　摘出標本（腫瘍割面）

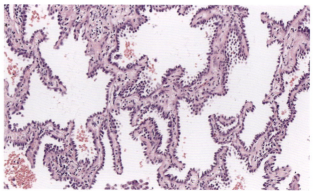

図5　病理組織像

後方視的にも前年検診で異常がない
急速進展した肺がん

KEY POINT

1. 前年検診時に異常がなく急速進展した肺がんは胸部X線写真による肺がん検診の限界である。
2. 急速進展する肺がんは小細胞肺がんや分化度の低いがんが多い。

　肺癌集団検診ガイドラインでは、「非高危険群に対する胸部X線検査、および高危険群に対する胸部X線検査と喀痰細胞診併用法を用いた肺がん検診は、死亡率減少効果を示す相応の証拠があるので、行うよう勧められる。ただし、二重読影、比較読影などを含む標準的な方法が行われている場合に限定される。」とされ、推奨グレードBとなっている[1]。

　一方で、胸部X線写真による肺がん検診にも限界があることを理解しなければならない。肺がん検診は決して万能ではなく、毎年検診を受けていたにも関わらず進行肺がんで見つかったり、検診発見後に急速進展した症例も存在する。

　本項ではそのような「後方視的にも前年検診で異常がない急速進展した肺がん」を提示する。これらの症例は、いわば胸部X線検査による肺がん検診の限界を超えた症例群である。

　これらの症例は、充実性の結節であることが多い。組織型では小細胞肺がんや多形がんなどの低分化がんに増大速度の速いものが多い。切除後にリンパ節転移がなく、pT1aN0M0 IA期と診断された症例でも十数％は5年以内に再発をきたすことが知られており[2]、その中には早期に遠隔転移再発をきたす症例もある。

【文献】
1) 肺癌集団検診ガイドライン https://www.haigan.gr.jp/uploads/photos/249.pdf
2) Sawabata N, et al. Japanese lung cancer registry study of 11,663 surgical cases in 2004: demographic and prognosis changes over decade. J Thoracic Oncol. 2011; 6: 1229-1235

（船井和仁：浜松医科大学医学部附属病院呼吸器外科）

⑤ 後方視的にも前年検診で異常がない急速進展した肺がん

症例 1	68 歳 男性	1 次読影 e 2 次読影 E	Current smoker, BI: 1,500

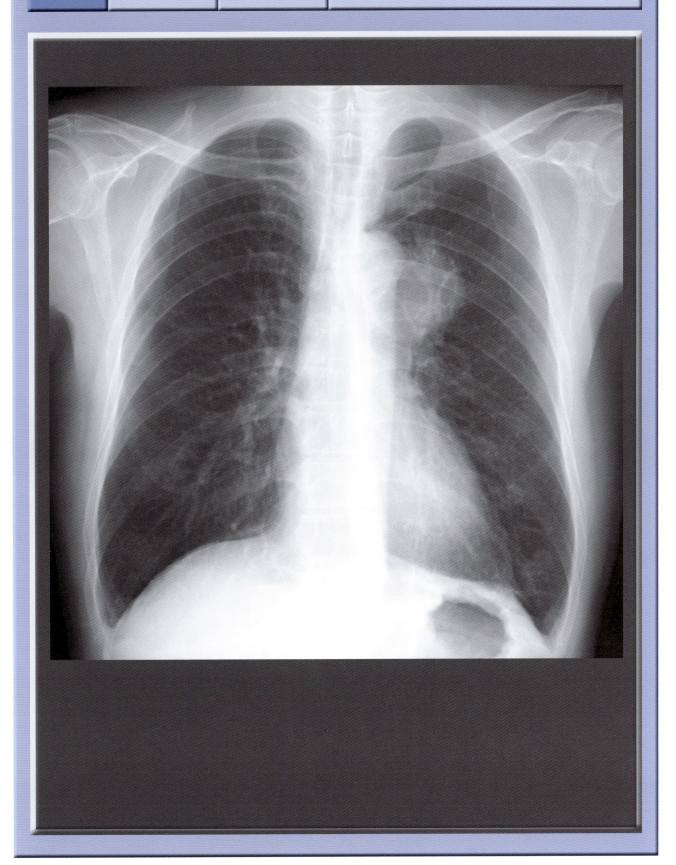

🌑 脳転移を伴うⅣ期扁平上皮がん

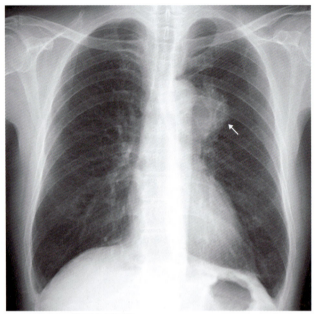

図 1　胸部 X 線写真正面像

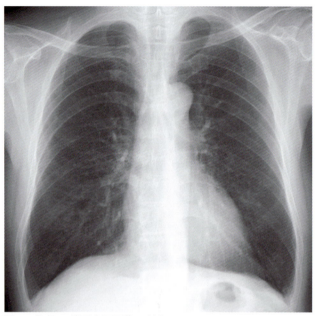

図 2　胸部 X 線写真正面像：前年

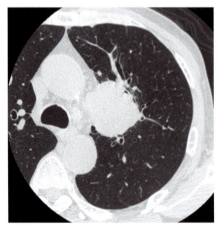

図 3　胸部 CT

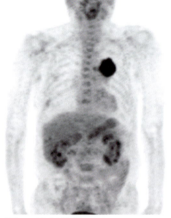

図 4　PET 検査

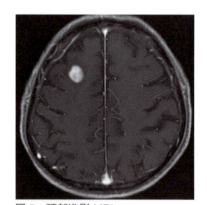

図 5　頭部造影 MRI

読影のポイント

【胸部 X 線写真正面像：図 1・図 2】

　左第 1 弓、第 2 弓に接する腫瘤影を認める。大動脈弓と下行大動脈とのシルエットサインは陰性だが、肺動脈とのシルエットサインは陽性である（図 1：↖）。この所見から腫瘤影は肺動脈に接する肺門部に位置することが予想される。前年の検診時の胸部 X 線写真では後方視的にも異常陰影は認めていない（図 2）。1 年以内に急速に増大したことがわかる。

【胸部 CT：図 3】

　左肺上葉 S^{1+2} 区域に長径 43mm の辺縁明瞭な充実性腫瘤影を認める。

【PET 検査：図 4】

　左肺上葉の腫瘤影と縦隔リンパ節に FDG の集積を認める。

【頭部造影MRI：図 5】

　右前頭葉に腫瘤影を認め、脳転移と考える。

経過・治療

　気管支鏡検査にて扁平上皮がんと診断した。PET 検査、頭部造影 MRI 検査の所見から T4N2M1b Ⅳ期と診断した。脳転移に対して定位放射線治療を施行し、その後は他院へ転院してから化学療法が施行された。

予後

約 1 年後に緩和ケアに移行することとなった。

まとめ

　本例は検診の限界症例で、年 1 回の検診では発見できない進行が速い肺がんであった。重喫煙者では胸部 X 線写真撮影の間隔を短縮することを考慮せねばならない。

（勝又峰生・中村秀範：聖隷浜松病院呼吸器内科）

⑤ 後方視的にも前年検診で異常がない急速進展した肺がん

症例 2	76 歳 女性	1 次読影 d 2 次読影 D	Never smoker

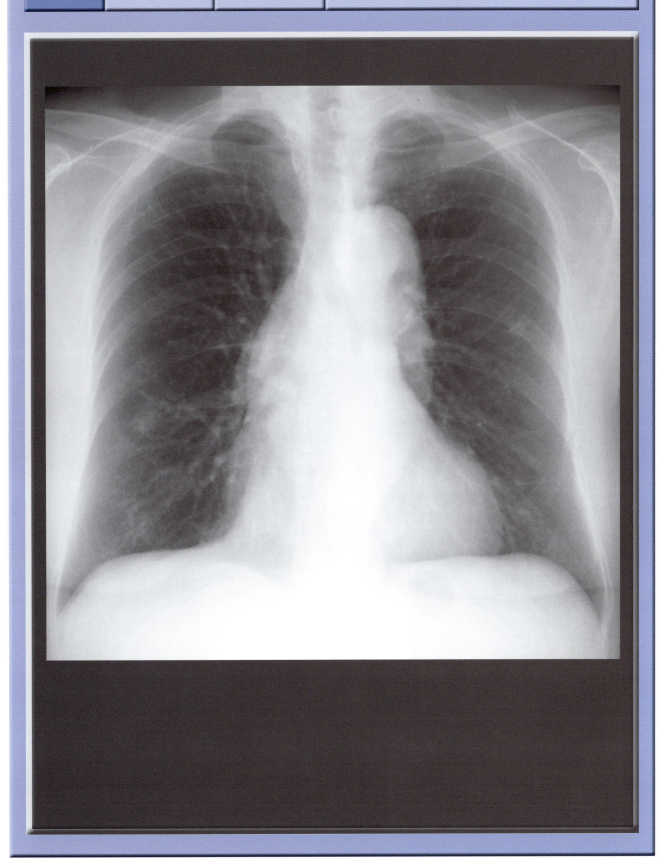

対側肺転移を認めたⅣ期肺腺がん

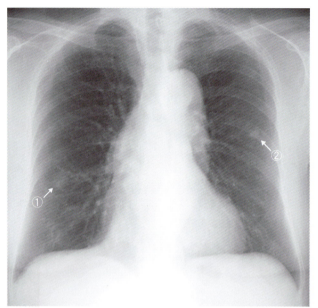

図1 胸部X線写真正面像

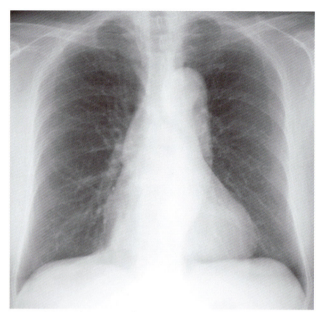

図2 胸部X線写真正面像：前年

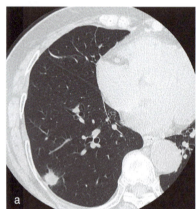

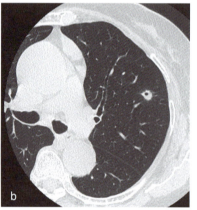

図3ab 胸部CT

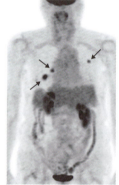

図4 PET検査

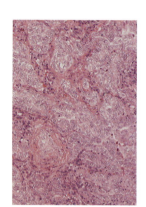

図5 病理組織像

読影のポイント

【胸部X線写真正面像：図1・図2】

　右下肺野に第9後肋骨と重なる辺縁不整な結節影（図1①：↗）を認める。左中肺野にも第7後肋骨と重なる辺縁不整な結節影を認める（同②：↖）。前年の検診時の胸部X線写真（図2）では後方視的にも異常陰影を認めない。

【胸部CT：図3】

　右肺下葉S⁹区域に長径14mmの胸膜陥入像、spiculationを伴う結節影を認める（a）。左肺舌区S⁴区域に長径8.5mmの空洞を伴う結節影を認める（b）。

【PET検査：図4】

　右肺下葉の結節影、左肺上葉の結節影、右肺門部リンパ節にFDGの集積を認める。

経過・治療

　右肺下葉の結節影に対して気管支鏡検査およびCTガイド下生検を施行したが診断に至らなかった。診断目的に右肺下葉の結節影のVATS生検を施行した。

病理所見

　右肺下葉の結節は長径22mmの粘液産生性の乳頭型腺がんで、pT1bN1M1a Ⅳ期と診断した（図5）。病変中央部に壊死を認めており、左肺舌区の陰影も中央部に空洞を伴っていることから同様の性質と判断し、転移によるものと診断した。EGFR遺伝子変異は陰性であった。

治療・予後

　ペメトレキセド、ドセタキセル、ゲムシタビン、ビノレルビンなどの化学療法による治療を行った。診断から4年が経過したが健在であり、化学療法を継続している。

（勝又峰生・中村秀範：聖隷浜松病院呼吸器内科）

⑤ 後方視的にも前年検診で異常がない急速進展した肺がん

症例 3	76 歳 男性	1 次読影 c 2 次読影 E	Ex-smoker, BI: 800

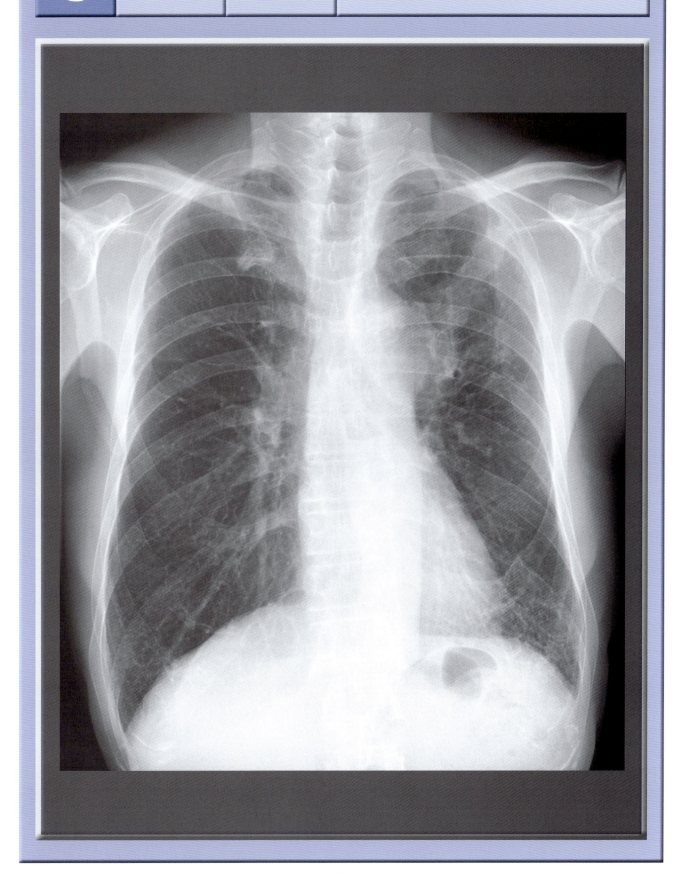

⑤ 後方視的にも前年検診で異常がない急速進展した肺がん

左上肺野の結節影と左肺門の腫瘤影

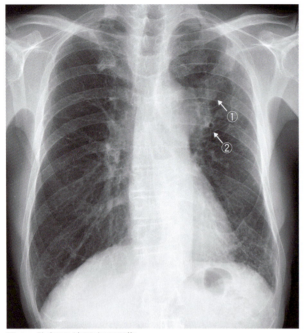

図1 胸部X線写真正面像

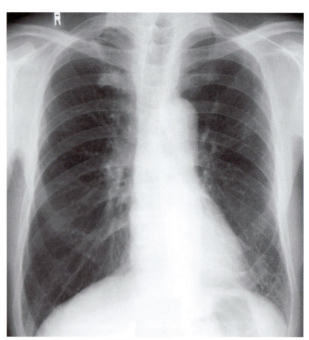

図2 胸部X線写真正面像：前年

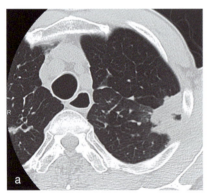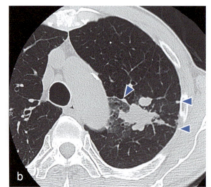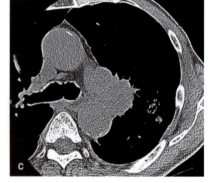

図3a〜c 胸部CT

読影のポイント

【胸部X線写真正面像：図1・図2】

　左上肺野外側第2前肋骨に重なる比較的境界明瞭な結節影を認める（図1①：↖）。肺門部からAP window にかけて縦隔から突出する腫瘤様陰影を認める。下行大動脈のラインを追えるので下行大動脈には接していないことが予想される。また左肺動脈とのシルエットサインは陽性なので、肺動脈に接する肺門縦隔リンパ節腫大を疑う所見である（図1②：↖）。前年の胸部X線写真では異常陰影を認めない（図2）。

【胸部CT：図3】

　左肺上葉 S^{1+2} 区域外側に境界が不整で辺縁明瞭な 41×27mm の腫瘤影を認める（a）。その陰影の尾側肺門寄りに不整形な結節影を認める（b）。この結節影が図1矢印①の陰影である。また胸膜には小結節影とリンパ管の拡張も認め、胸膜播種も疑われる（b）。顕著な肺門部リンパ節の腫大を伴っている（c）。

経過・治療・予後

　気管支鏡検査にて小細胞肺がんと診断した。PET検査にて肋骨転移が確認されc-T3N1M1 IV期となり、化学療法（シスプラチン＋イリノテカン）を開始した。化学療法の奏功と再発を繰り返し、2年の経過で現在も化学療法（アムルビシン）を継続している。

まとめ

　小細胞肺がんは悪性度が高く臨床経過が速いために、前年検診で異常がない場合も少なくない。また早期から遠隔転移やリンパ節転移をきたすことが多く、手術の適応となるケースは少なく、一般に全身化学療法や放射線治療単独、またはその併用療法を行う。

（矢野利章：浜松医療センター呼吸器内科）

⑥

撮影条件・体位の工夫によって確認しやすくなる陰影

KEY POINT

1. 肺野を広く検索し、重なる部分をできるだけ少なくするために、体位、呼吸などの、撮影条件に注意する。
2. デジタル撮影では画像処理法によっては、判読困難となる陰影もあるので、メーカー推奨パラメーターから大きく逸脱した設定は行わない。

　胸部X線写真は約20cmの厚みのある胸部の内外すべてをそっくり1枚の平面に投影しているため、本来肺がん検診の読影の対象となる肺野には、心臓や大血管、肋骨や肩甲骨などが重なってしまう部分が出てくる。また着衣や皮膚の影響を受けることもある。

　それらの影響をできるだけ排除し、見逃しをなくし、正確な診断を得るためには撮影条件や体位などに様々な注意と工夫が必要となる。

　まず重なる部分をなるべく少なくするための撮影時の体位や撮影条件の工夫、重なって隠れた部分からも情報を得るための撮影や画像処理の条件、正確な判断のために必要な適正な肺野の描出の条件などにつき解説する。

1）基本的な撮影時の注意点

a. 正面をきっちり向かせること

　撮影時の正面の確認には肩甲骨の高さの確認を行う。

　撮影した画像での正面の確認には気管と胸椎棘突起の関係や両鎖骨骨頭端と気管の陰影の位置で判断する。斜位がかかったために縦隔陰影に隠れてしまったり、比較読影では若干の体位の変化が陰影の大きさの変化に見えることがあるため注意が必要である。

　一人で立てない患者の場合、AP像で撮ることもあるため、撮影された条件の確認を忘れてはならない。

b. 肩甲骨を肺野から外すこと

　肩甲骨の陰影を肺野に入らないようにするためには、撮影時両肘を前に突き出すようにする。

　肺野末梢にある比較的淡い陰影は、肩甲骨が肺野に入ると判別できなくなることがあるため、撮影時十分な配慮が必要である。また稼働域が狭く肩甲骨が十分動かせない患者の場合は読影の際に十分注意し、さらには白黒反転などを行って読影すると判別できることもある。

c. 吸気を十分行わせしっかり息止めをさせること

　吸気が十分でない場合、特に下肺野では肺血管陰影と重なり易く、また横隔膜より低い位置に異常陰影が隠れることがあるため、十分な吸気が必要である。また肺血管陰影を鮮明に追うためにはしっかりした息止めが重要である。

2）撮影条件と画像処理

a. X線の入射角はいつも同じ条件で撮影するためには重要である。特に比較読影や肺尖部の陰影には大きく影響してくる。鮮明な写真を得るためには焦点距離やフィルムとの密着度にも注意が必要である。また肺野が欠けないよう十分な照射野の設定を行うこと。

b. 個々の撮影条件は第1章「読影しやすい胸部X線写真の撮影技術」で説明されているので

そちらを参照していただきたい。

c. デジタルでの受光と画像処理に関しては、ほとんど自動で設定されているためアナログのような細かな設定は必要ない。安定した画像を得るためには、第 1 章「読影しやすい**胸部 X 線写真の撮影技術**」で示した各メーカーの推奨パラメーターの設定を行ってもらいたい。ダイナミックレンジの値は特に画質に影響があるので注意が必要である。

3）読影時に行う画像・画質のチェック

読影する際には下記のポイントをチェックし、読影に価する X 線写真であるかをまず判断する習慣をつけることが重要と思われる。評価の基準として、全衛連画像精度管理（評価ポイント）2015 年度版 Rev2 を参考にチェックポイントを下記に抜粋した。

解剖学的指標

a. 鎖骨、肋骨、胸郭が良く見えること。

b. 心陰影と重なる部位において椎体の輪郭が確認できる。

c. 心陰影の辺縁、心臓と重なる血管の輪郭が明瞭に描出されている。

d. 気管、分岐部、主気管支、左主気管支の下縁まで見える。

e. 横隔膜下の血管影が末梢まで見え、右肺下縁が鮮明に確認できる。

f. 右下肺外側末梢血管が中央から末梢まで連続的に追跡できる。

物理学的指標

g. 心血管および肩甲骨と肋骨外縁のコントラストが明瞭。肋骨の重なりが判別できる。

h. 肺野の濃度が適正であること。（適正濃度は中肺野第 6 後肋間で 1.8）

i. 縦隔に重なる肺野の濃度が適度に保たれている。

j. 肺野の粒状陰影が目立たない。

k. 肋骨の辺縁、心臓の辺縁、血管の辺縁がシャープである。

4）参考画像

a. 優良と判定された胸部 X 線写真。

b. 不良と判定された胸部 X 線写真−1：ダイナミックレンジの調整処理で高輝度を強調しすぎ、骨が強調された画像。

c. 不良と判定された胸部 X 線写真−2：ダイナミックレンジの調整処理で高輝度値を低く設定したため、心陰影と重なる血管影、左主気管支などが見えにくい画像。

【参考資料】
・全国労働衛生団体連合会
・全衛連画像精度管理（評価ポイント）2015 年度版 Rev2
・平成 26 年度 胸部 X 線検査研修会で使用した画像集

（籾木 茂：浜松医療センター呼吸器外科）

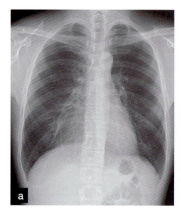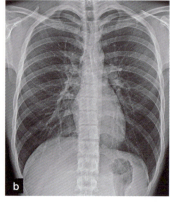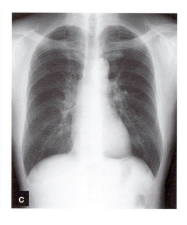

⑥ 撮影条件・体位の工夫によって確認しやすくなる陰影

症例 1	81 歳 女性	1 次読影 b 2 次読影 D	Never smoker

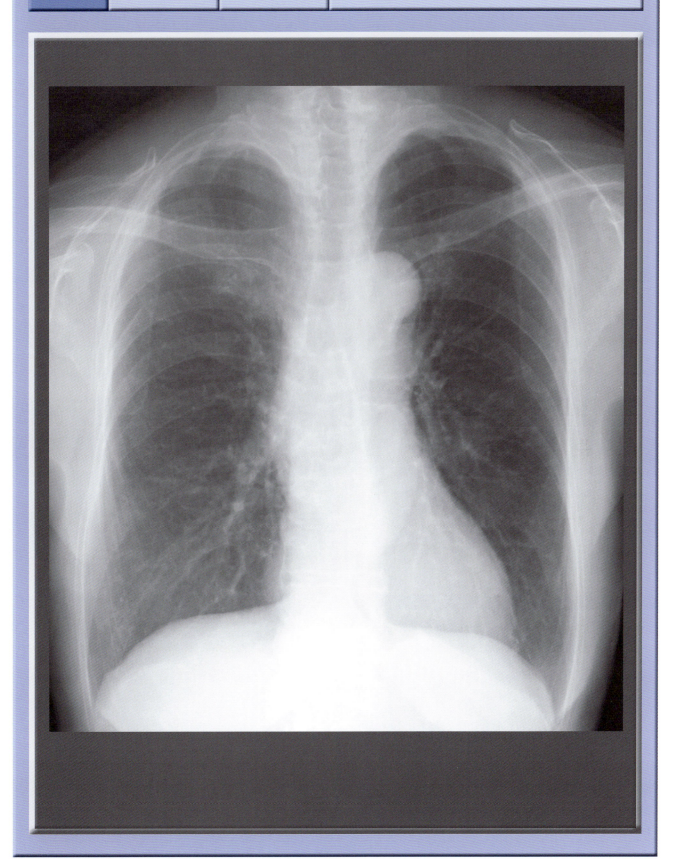

左中肺野の淡い結節影

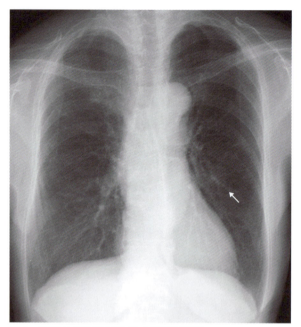

図1　胸部X線写真正面像：当院受診時

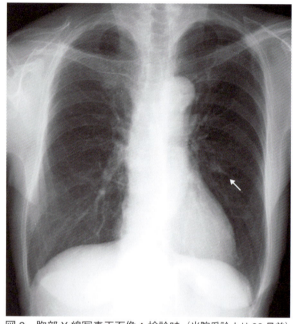

図2　胸部X線写真正面像：検診時（当院受診より32日前）

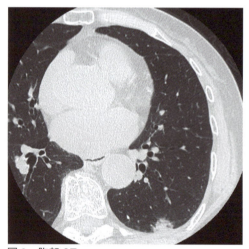

図3　胸部CT

読影のポイント

【胸部X線写真正面像：図1・図2】

　当院受診時の胸部X線写真では左中肺野に索状影を認め周囲に明瞭なすりガラス陰影を確認できるが（図1：↖）、検診時の胸部X線では左中肺野の索状影のみしか指摘できない（図2：↖）。撮影条件の違いによって異常陰影を指摘しにくくなることがある。1次読影医は異常を指摘できなかったが、幸いに2次読影医が索状影を指摘した。

【胸部CT：図2】

　左肺下葉 S^{10} 区域の胸膜直下に長径17mmのspiculationを伴う結節影を認める。内部に気管支透亮像を伴っている。

経過・治療

　CTガイド下生検にて肺腺がんと診断した。PET検査にて遠隔転移なく、cT1aN0M0の術前診断にて左肺下葉切除術を施行した。

病理所見

　腫瘍は20×18×12mm、乳頭型腺がんで pT1aN0M0 ⅠA期であった（図4）。

予後

　術後4年が経過し、再発の徴候はない。

まとめ

　撮影時の電圧、吸気の具合、デジタルかアナログかなどの撮影条件によって陰影の見え方が変化することがあるため、注意が必要である。

（勝又峰生・中村秀範：聖隷浜松病院呼吸器内科）

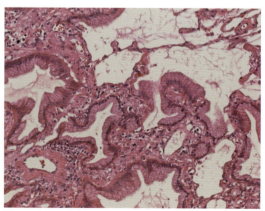

図4　病理組織像

⑥ 撮影条件・体位の工夫によって確認しやすくなる陰影

症例 2	69歳 男性	1次読影 c 2次読影 D	Ex-smoker, BI: 1,200

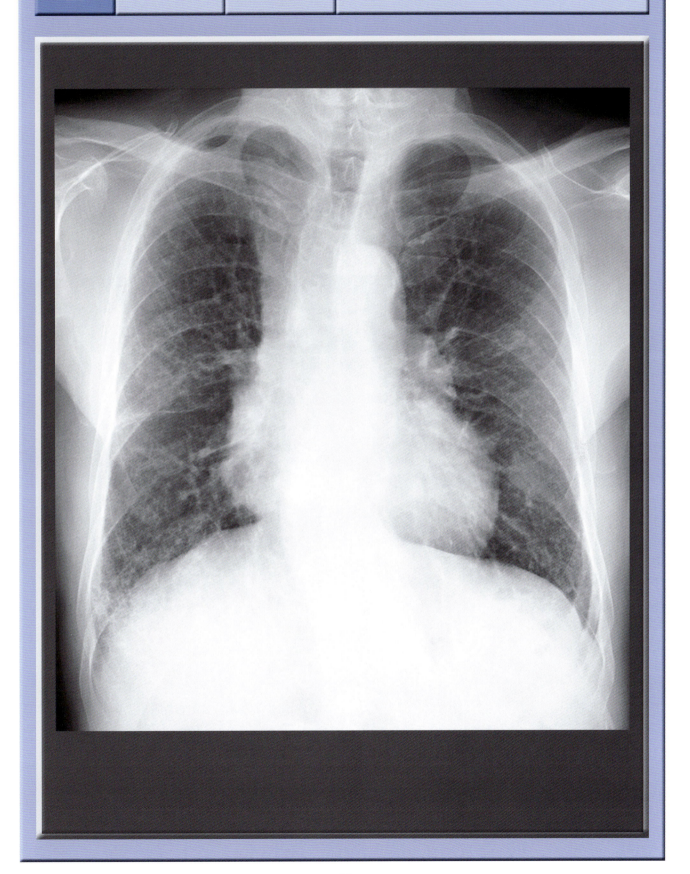

第1斜位では見えない心左縁近傍の結節影

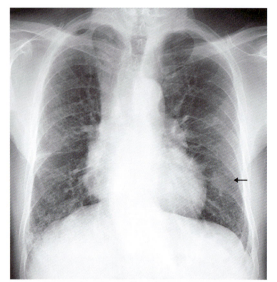

図1　胸部X線写真正面像：当院

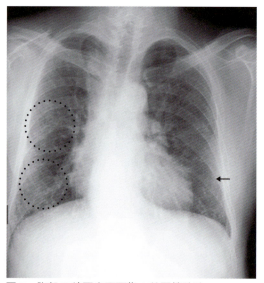

図2　胸部X線写真正面像：前医検診時

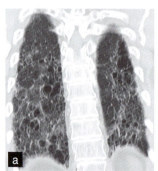

図3ab　胸部CT

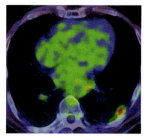

図4　PET検査

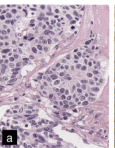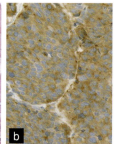

図5ab　病理組織像
a：HE×40、b：Synaptophysin陽性×40

読影のポイント

【胸部X線写真正面像：図1】

当院での胸部X線写真である。左下肺野の心陰影左縁外側に結節影を指摘できる（←）。外側縁は不明瞭であり胸壁に接すると推測できる。

【前医検診時の胸部X線写真正面像：図2】

右中下肺野の網状影（○）を指摘され精査となった。両下肺野を中心に網状影が目立つが、左下肺野の結節影は指摘できない（←）。撮影体位が真正面でなく右前第1斜位であるために結節影は心陰影に重なり、さらに撮影電圧も低いために描出できていない。

【胸部CT：図3】

冠状断像でほぼ全肺野に背側優位の蜂巣変化を認める（a）。横断像では左肺下葉S⁹区域に胸膜に幅広く接する辺縁不整な長径23mmの充実性結節影を認める（b）。

【PET検査：図4】

結節影に一致してSUV最大値6.15のFDGの異常集積を認める。他の部位には異常な集積は認めない。

経過・治療

左下葉肺がん（cT1bN0M0 IA期）の疑いで手術を施行した。まず左肺下葉部分切除術を行い術中迅速病理診断で低分化がんと診断し、左肺下葉切除術およびリンパ節郭清を行った。

病理所見

腫瘍は25×25×18mmの大細胞神経内分泌がんでpT2aN0M0pl1 IB期であった（図5）。

予後

術後1年3ヵ月で縦隔リンパ節再発をきたし、化学療法を開始したが肺非結核性抗酸菌症の顕在化が見られたため中止した。縦隔へ放射線照射を施行し経過観察中である。

まとめ

撮影条件としてまず正しく正面を向かせることが肝要である。また、電圧が低く、鮮鋭度が低い写真では心・横隔膜陰影に重なる領域の読影が困難となるので注意が必要である。

（望月孝裕：浜松医療センター呼吸器外科）

⑥ 撮影条件・体位の工夫によって確認しやすくなる陰影

症例 3	76歳 男性	1次読影 d 2次読影 E	Ex-smoker, BI: 960

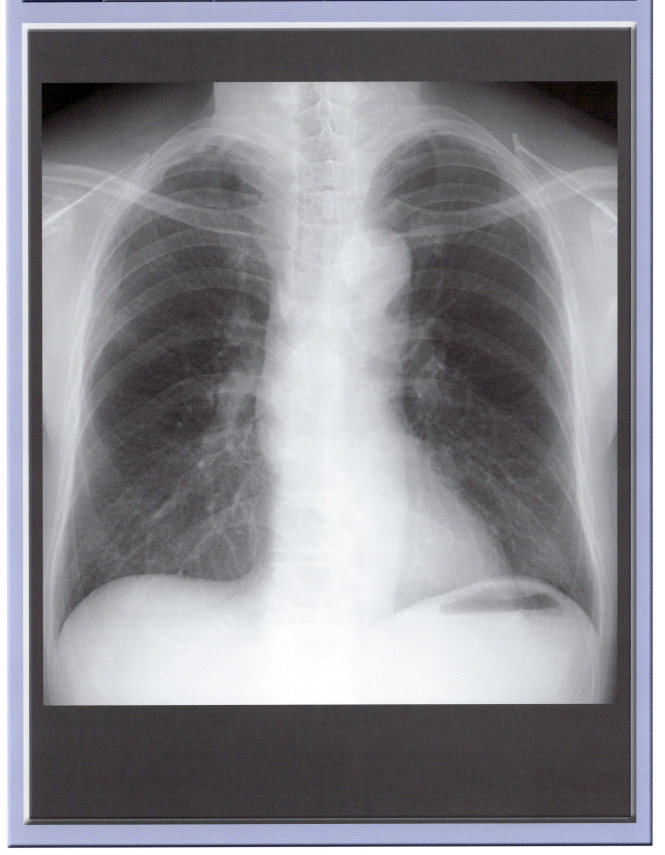

肩甲骨を外すと見える右中肺野の結節影

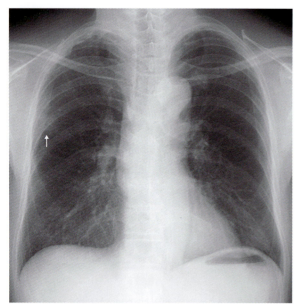

図1　胸部X線写真正面像：再検時

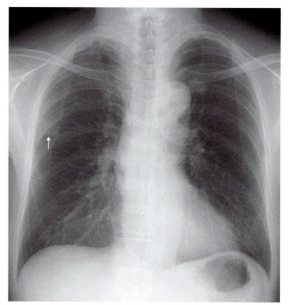

図2　胸部X線写真正面像：1次検診時

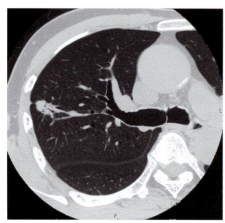

図3　胸部CT

ンパ節転移がないことを確認し、cT1aN0M0　IA期の診断、右肺上葉切除術、リンパ節廓清を施行した。

病理所見（図4）では周辺に肺胞上皮置換型に増殖し、内部に腺房構造を伴う混合型腺がんを認めた（pT1bN0M0　IA期）。

約7年の経過で再発を認めていない。

まとめ

上肺野外側のわずかな陰影を判別するためには肺野に映り込む肩甲骨はできる限り少なくすべきである。手背を腰部にあて肘を前方に出すようにして撮影すると、肩甲骨が肺野から外れやすい。

（矢野利章：浜松医療センター呼吸器内科）

読影のポイント

【胸部X線写真正面像：図1・図2】

右中肺野胸壁側に第3前肋骨、第7後肋骨に重なる淡い結節影を認める（図1：↑）。左右肺野の比較により異常な濃度上昇を認識しやすい。1次検診医療機関胸部X線写真では肩甲骨が肺野に重なり結節影の判定が困難でD判定となった（図2：↑）。撮影時に肩甲骨を肺野から外すことを心掛けなければならない。

【胸部CT：図3】

右肺上葉S^{3}区域に境界明瞭な長径約23 mmの結節影を認める。内部に気管支透亮像を伴い胸膜陥入像を認める。肺腺がんに特徴的な所見である。

経過・治療・病理所見・予後

気管支鏡検査を施行、右肺B^{3}aから気管支擦過、気管支洗浄、経気管支肺生検を行い、腺がんの細胞を確認した。頭部造影MRI、PET検査にて遠隔転移、リ

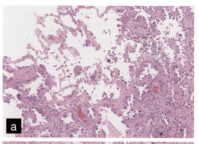

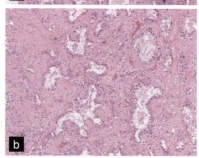

図4ab　病理組織像

⑦

別部位の異常陰影指摘により偶然発見された肺がん

KEY POINT

1. 精密検査時のCTにて偶然別部位に肺がんが発見されることがあるので、専門医の所見録を参考にCT読影をすることが肝要である。
2. 胸部X線写真による肺がん検診には限界があることを認識する必要がある。

本項では肺がん検診にて異常陰影を指摘されたが、同部位には病変はなく全く別の部位に肺がんを発見されたいわゆる"別件逮捕"症例を呈示する。

日常診療において、胸部CTを撮影したところ、胸部X線写真にて異常を指摘された部位に有意な所見を認めず、胸部X線では異常を認めなかった他の部位に所見を認めることは、しばしば経験されるところであり、偶然に肺がんが発見される場合もある。

これらの点は、胸部X線写真の肺がんの診断における限界を示しており、重喫煙者や石綿曝露歴などのリスクを有する場合などにはオプションとして胸部CTによる検診を併用することを勧めることも考慮すべきであることを示している。図1に左肺上葉舌区異常陰影にて受診した際、精密検査のための胸部CTにて偶然右肺中葉に、肺腺がんが発見された症

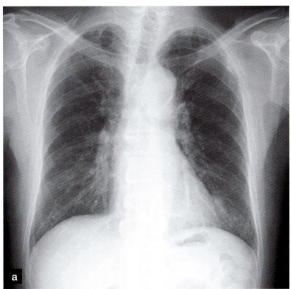
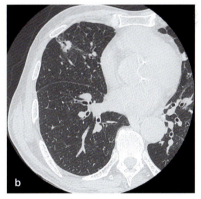
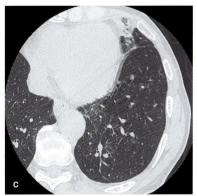

図a〜c　左肺上葉舌区異常陰影にて受診した際、胸部CTにて偶然発見された右肺中葉肺腺がん

a：胸部X線写真＝左心縁第4弓に接して浸潤影を認める。右肺野には異常を指摘しえない。

b：胸部CT＝右肺中葉に、胸膜陥入、spiculation、内部に透亮像を伴う長径15mmの充実性結節影を認める。

c：胸部CT＝左肺上葉舌区に浸潤影を認める。

例を提示する。

　本邦では、肺がんに対しては対策型検診として40歳以上の男女に対する胸部X線撮影と高危険群に対する喀痰細胞診による検診が行われている。この方法は本邦における大規模な症例対照研究によって肺がん死亡率を減少させる効果を示しているが、その有効性には限界があり、一層早期の肺がんを発見する検診の研究の必要性が示唆されている[1]。胸部X線検診と比較して、CT検診による肺がん発見率は約10倍程度高く、発見肺がんは早期がんである比率が高く、その治療成績も良好であること、また予後良好とされるいわゆる「すりガラス陰影」を呈する高分化腺がんの比率が高いことなどが明らかにされてきた[1,2]。これらの成果を受けて、海外では複数のランダム化比較試験が行われ、米国で行われたNational Lung Screening Trialにおいて、CT検診による肺がん死亡率の減少効果が示されるに至っている[3]。

　精密検査時のCTにて偶然別部位に肺がんが発見されることがあることを念頭に置き、専門医の所見録を参考にCT読影をすることが肝要である。

【文献】

1) 日本CT検診学会ガイドライン委員会. 日本における低線量CTによる肺がん検診の考え方. 日本CT検診学会ホームページ. 2013
2) 岸一馬ほか. 人間ドックにおける低線量ヘリカル胸部CT検診の有用性に関する検討. 日本呼吸器学会誌. 2007; 45: 593-597
3) Aberle DR, et al; National Lung Screening Trial Team. Reduced lung-cancer mortality with low-dose computed tomographic screening. N Engl J Med. 2011; 365: 395-409

（豊嶋幹生：浜松労災病院呼吸器内科）

⑦ 別部位の異常陰影指摘により偶然発見された肺がん

症例 1	74 歳 男性	1 次読影 b 2 次読影 E	Current smoker, BI: 1,060

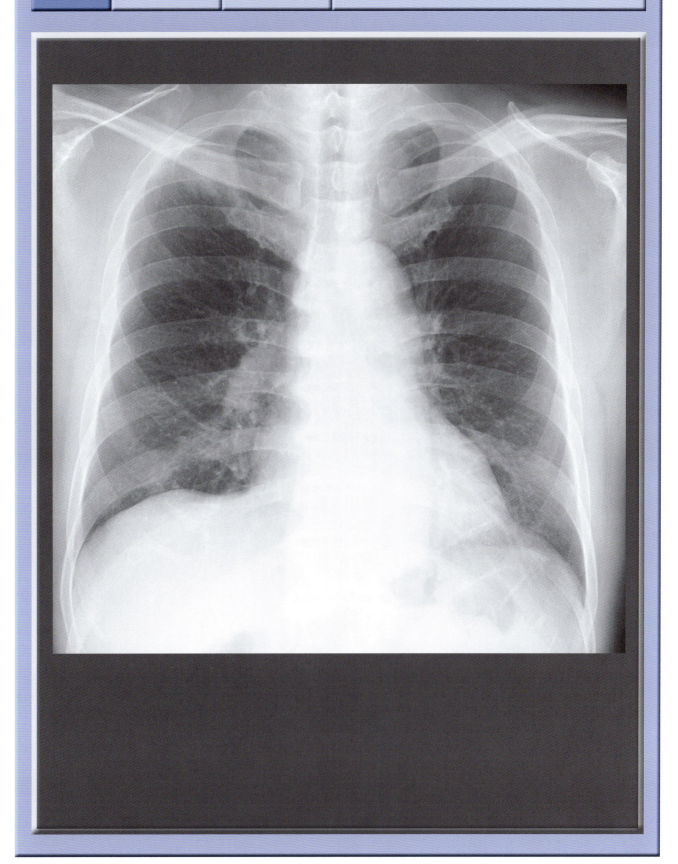

左肺異常陰影の精査にて発見された右上葉ⅢA期肺腺がん

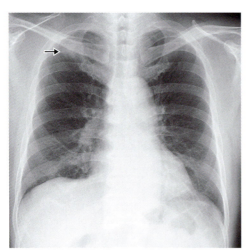

図1　胸部X線写真正面像

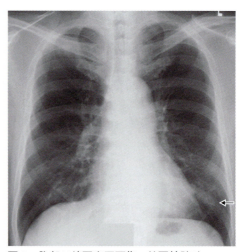

図2　胸部X線写真正面像：前医検診時

読影のポイント

【胸部X線写真正面像：図1・図2】

　右上肺野に鎖骨、第1前肋骨、第4後肋骨と重なり結節影を認める（図1：→）。前医検診時の胸部X線写真では右肺尖部の結節影と左下肺野心陰影左縁外側に第10後肋骨に重なる帯状の浸潤影（図2：←）を認める。1次、2次読影医には帯状陰影を指摘され精査となった。この陰影は精密検査時には縮小傾向である。左側の陰影に目が行ってしまい右肺尖部の結節影を見逃したsatisfaction error である。

【胸部CT：図3】

　左肺上葉舌区に板状無気肺を認める。検診で指摘されたのはこの陰影である（a）。右肺上葉 S^1 区域背側胸膜直下に胸膜陥入像と spiculation を伴う長径11mm の結節影を認める（b）。

【PET 検査：図4】

　右肺結節部（a）と #4R リンパ節（b）にそれぞれ SUV 最大値5.35、6.36のFDGの異常集積を認める。他の部位には異常な集積を認めない。

経過・治療

　当初は積極的治療に同意が得られず3ヵ月ごとのCT検査で経過観察したが、2度目のフォローで結節影が長径16mm となり、PET 検査で上記所見を認めた。

　気管支鏡検査で確定診断を得られなかったが、右上葉肺がん（cT1aN2M0 ⅢA期）の疑いで手術を施行した。まず右肺上葉部分切除術を行い術中迅速病理診断で腺がんと診断し、右肺上葉切除術およびリンパ節郭清を行った。

病理所見

　腫瘍は 17×15×10mm の混合型腺がんでpT2aN2M0pl1

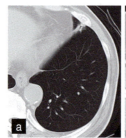
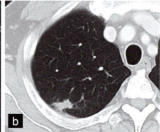

図3ab　胸部CT

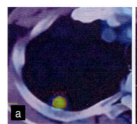
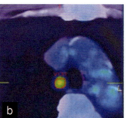

図4ab　PET 検査

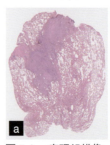
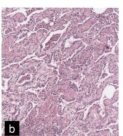

図5ab　病理組織像　a：HE ルーペ像、b：HE ×10

ⅢA期であった（図5）。

予後

　術後2年経過し再発の兆候はない。

まとめ

　明瞭な異常陰影が存在してもsatisfaction error に注意して手順通りに肺野全体を観察することが重要である。

（望月孝裕：浜松医療センター呼吸器外科）

⑦ 別部位の異常陰影指摘により偶然発見された肺がん

症例 2	68歳 女性	1次読影 c 2次読影 E	Ex-smoker, BI: 54

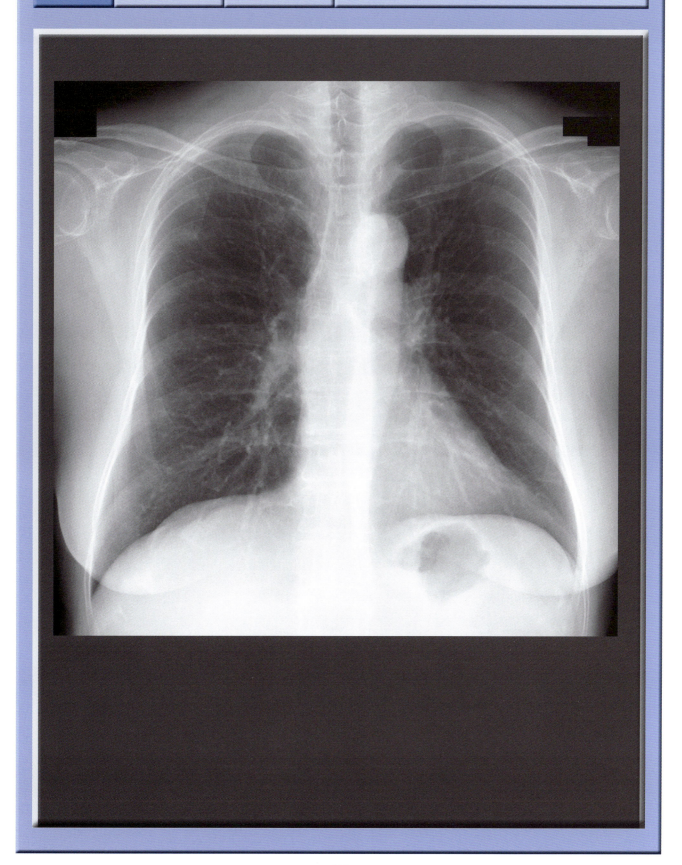

右肺結節影の精査 CT にて偶然発見された多発肺腺がん

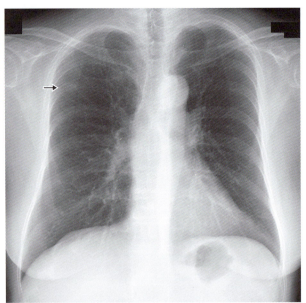

図1　胸部 X 線写真正面像

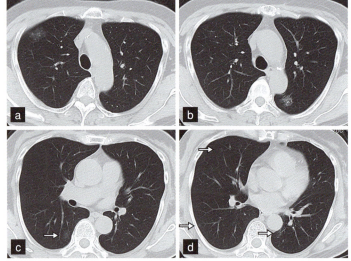

図2a～d　胸部 CT

読影のポイント

【胸部 X 線写真：図1】

1次読影では右中下肺野の結節影を疑われたが、同部位には異常所見を認めない。2次読影によって右上肺野の境界不明瞭な長径10mmの結節影を指摘された（→）。

【胸部 CT：図2】

右肺上葉 S¹ 区域の前胸壁直下に長径27mmの淡いすりガラス陰影（GGN）を認める（a）。左肺下葉 S⁶ 区域にも長径20mmのGGNがあり、胸膜陥入像を伴っている（b）。その他の部位にも多発するGGN病変や小結節影を多数認める（c、d：→）。

経過・治療

肺がんを疑ったが、初診時の PET 検査では有意なFDGの集積はなく経過観察となった。その後、左肺下葉 S⁶ 区域の陰影の増大、陰影濃度の上昇を認め、PET 検査でもSUV最大値1.66の集積を認めた。cT1bN0M0 IA 期の肺がん疑いで、手術を施行した。術中迅速病理組織診断で腺がんと診断し、左肺下葉 S⁶ 区域切除術を行った。左肺手術の10ヵ月後、右肺上葉のGGN内部の結節の増大とPET 検査でSUV最大値1.54のFDGの集積を認めたため、右肺上葉および下葉部分切除術を施行した。

病理所見

左肺下葉 S⁶ 区域：腫瘍の大きさ 19×12mm、混合型腺がん（粘液非産生性細気管支肺胞上皮型＋腺房型）、pT1aN0M0 IA 期と診断した。病変部では肺胞上皮置換性に増殖する腫瘍組織を認める。病変中央部には線維化を伴う浸潤部を認める。管状構造をとっている（図3ab）。右肺上葉：腫瘍の大きさ 21×18mm、混合型腺がん（粘液非産生性細気管支肺胞上皮型＋腺房型）。右肺下葉：腫瘍の大きさ 16×11mm、腺がん（粘液非産生性細気管支肺胞上皮がん）（図3c）。

予後

左肺術後5年経過し、残存する両側の微小なGGNには明らかな増大はなく経過観察中である。

まとめ

CTでの異常陰影の確認の際には、指摘部位以外にも注意深く目を向ける必要がある。

（大岩宏聡：浜松医療センター呼吸器外科）

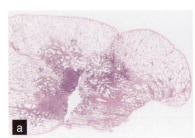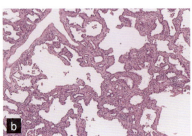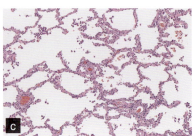

図3a～c　病理組織像

⑦ 別部位の異常陰影指摘により偶然発見された肺がん

症例 3	73歳 女性	1次読影 d 2次読影 E	Never smoker

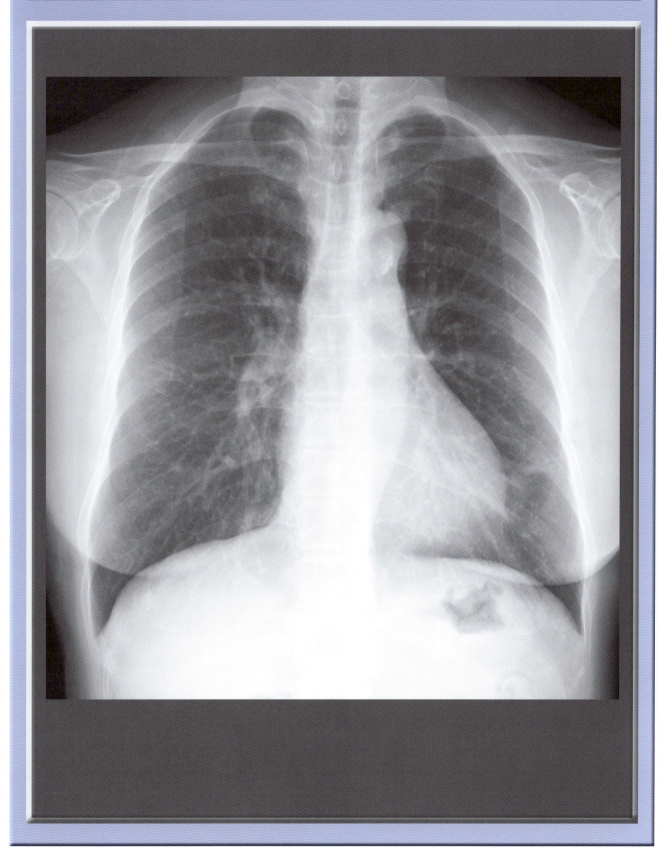

左肺異常陰影の精査にて発見された右上葉細気管支肺胞上皮がん

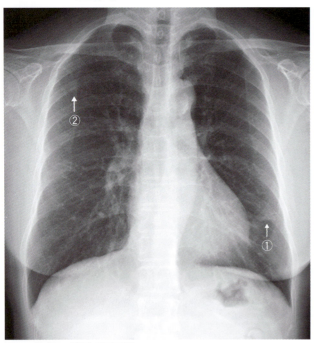

図1　胸部X線写真正面像

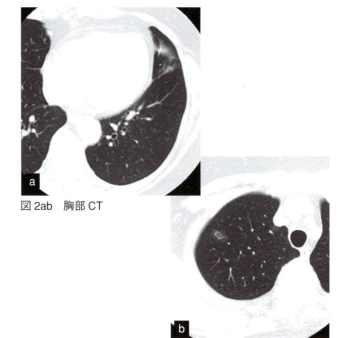

図2ab　胸部CT

読影のポイント

【胸部X線写真正面像：図1】

　左下肺野心陰影外側に淡い不整形の境界不明瞭な腫瘤様陰影を認める（①：↑）。また右第2前肋間、第5後肋骨に重なる部位に淡い結節影を認める（②：↑）。胸部X線写真のみでは指摘困難であるが、CT所見を見た後に肺野を確認すると指摘可能である。1次読影医、2次読影医とも左肺の病変を指摘したが、右肺の異常影の指摘はできなかった。

【胸部CT：図2】

　左肺舌区に淡い不整形な濃度上昇を認める。舌区気管支を閉塞するような占拠病変はなく板状無気肺と診断した（a）。全肺精査の過程で偶然右肺S¹区域に胸部X線では指摘できなかった14×9mmのpure GGNを認めた（b）。

経過・治療

　PET検査にてFDGの有意な集積はなく、CT所見と合わせ肺がん cT1aN0M0 IA期と診断した。積極的縮小手術の方針にて右肺S¹区域切除術を施行した。

病理所見

　腫瘍は肺腺がんで11×8mmであった。野口type C、pT1aN0M0、v0、ly0 IA期であった（図3、図4）。

予後

　術後2年半が経過したが再発兆候を認めていない。

まとめ

　別部位の異常陰影を指摘されてCT検査を施行したらたまたま早期の肺がんが発見されることはしばしばある。主に喫煙者を対象としたCT検診では240例に1例程度の肺がんが発見されている。

（鈴木恵理子：聖隷三方原病院呼吸器センター外科）

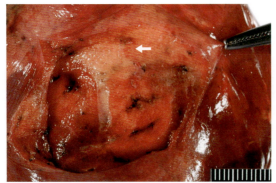

図3　摘出標本

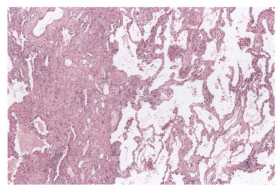

図4　病理組織像

⑦ 別部位の異常陰影指摘により偶然発見された肺がん

| 症例 4 | 79 歳 女性 | 1 次読影 b
2 次読影 E | Current smoker, BI: 1,200 |

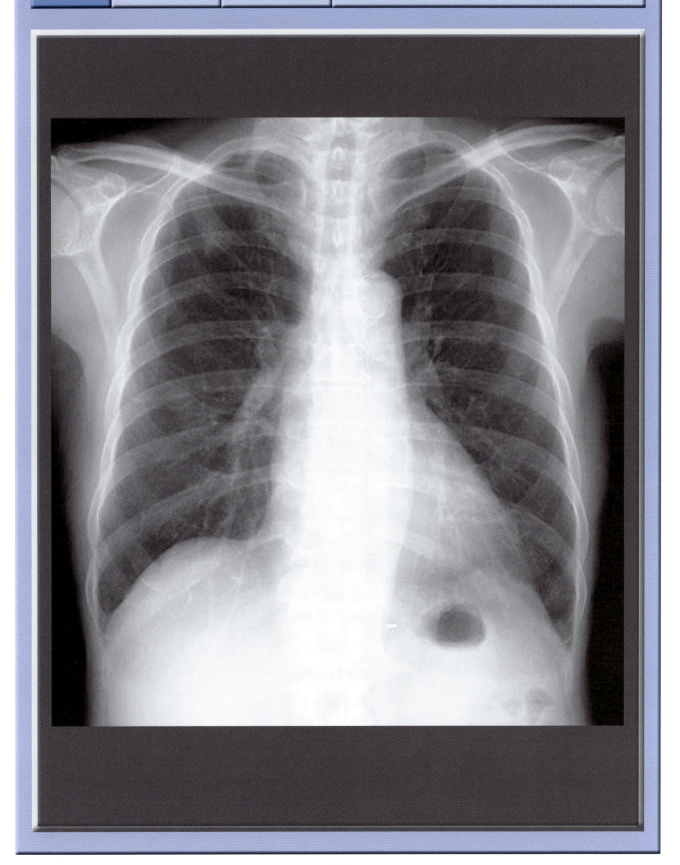

右上肺野結節影の指摘により発見された右中肺野結節影

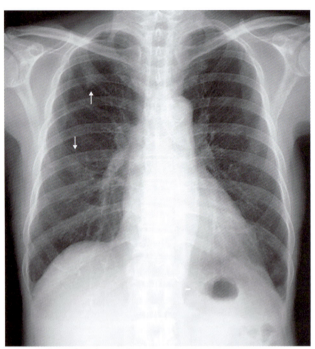

図1 胸部X線写真正面像

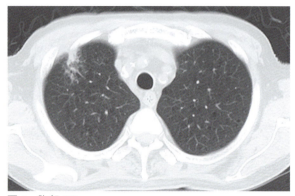

図2 胸部CT

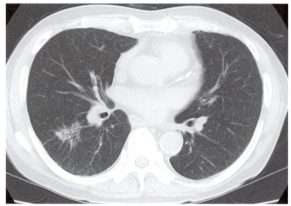

図3 胸部CT

読影のポイント

【胸部X線写真正面像：図1】

　右上肺野に第2前肋骨に重なって長径20mmの結節影を認める（↑）。結節影の辺縁は不鮮明であり、spiculationを伴っている。検診ではこの陰影を指摘された。よく見ると右中肺野に第5前肋骨と重なった結節様陰影を認める（↓）。

【胸部CT：図2・図3】

　右肺上葉S¹a亜区域前方胸壁側に充実性陰影を伴う長径20mmのすりガラス陰影を認める（図2）。右肺下葉S⁶b亜区域に長径28mmの胸膜陥入像、spiculation、内部に気管支透亮像を伴う結節影を認める（図3）。肺野には軽度の気腫性変化を認める。いずれも肺腺がんを疑う所見である。

経過・治療

　上葉・下葉の結節ともに気管支鏡検査にて肺腺がんと診断した。全身検索にて肺門・縦隔リンパ節および遠隔転移を認めなかった。胸部CT所見より、多発肺がんと考えて、それぞれ、cT1bN0M0 IA期の臨床病期診断にて右肺上葉部分切除術、右肺下葉切除術および肺門・縦隔リンパ節郭清を施行した。

病理所見

　腫瘍は肉眼では右肺上葉の結節は長径15mm、右肺下葉の結節は長径25mmであり、病理組織像はともに高分化腺がん（lepidic adenocarcinoma）であった（図

4）。病理組織学的にも肺門・縦隔リンパ節転移を認めず、術後病期はともにpT1bN0M0 IA期であった。

予後

　術後経過は良好であったが、翌年に他病死した。

まとめ

　検診で指摘された部位以外にたまたま肺がんが発見されることはあるので2次精密CTの詳細な検討が必要である。

（豊嶋幹生：浜松労災病院呼吸器内科）

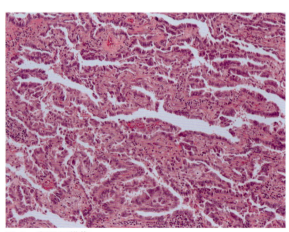

図4 病理組織像

検診が長期生存に貢献

KEY POINT

1. 限局性すりガラス陰影（ground-glass nodule: GGN）を呈する早期の肺腺がんが増えている。
2. IA 期で発見できれば 80% 以上の 5 年生存率が期待できる。

　胸部 X 線検診の目的は、肺がん死亡率の低下である。肺がん死亡率を低下させるためには肺がんの予防がまず重要であるが、それに加えて、胸部 X 線による肺がん検診により治癒可能な自覚症状のない早期に肺がんを発見し、根治手術を行うことが肺がん死亡率を低下させるカギとなるのである。本邦での IA 期肺がん手術症例の 5 年生存率は、画像診断のみの病期（臨床病期）で 82%、手術後の病理病期が IA 期であれば 86.8% と良好な成績が報告されている[1]。

　一方で早期に発見され長期生存した症例以外にも、ゆっくり発育するタイプの肺がんも存在する。高分解能 CT の普及により、X 線では発見できない早期の肺腺がんが増えており[2]、これらの多くはすりガラス陰影（ground-glass nodule: GGN）と言われる淡い陰影で予後も良好なことが知られている[3]。Pure GGN の場合は、外来で数年にわたって経過観察をしていくなかで少しずつ増大したり、part-solid nodule へゆっくり変化したりする症例が多い。

　検診が長期生存に貢献した本項の症例群は、肺がん検診の目的を達成した症例と言える。本項では、GGN を含む肺腺がんのみでなく中枢型の肺扁平上皮がんや充実性腺がん、珍しいタイプの腺がんなどバリエーションに富んだ症例群を選択した。

【文献】
1) Sawabata N, et al. Japanese lung cancer registry study of 11,663 surgical cases in 2004: demographic and prognosis changes over decade. J Thorac Oncol. 2011: 6: 1229-1235
2) William D, et al. World Health Organization classification of tumours. Travis WD (Ed), World Health Organization Classification of Tumours, World Health Organization (WHO). 2004
3) Suzuki K, et al. Early peripheral lung cancer: prognostic significance of ground glass opacity on thin-section computed tomographic scan. Ann Thorac Surg. 2002; 74: 1635-1639

（船井和仁：浜松医科大学医学部附属病院呼吸器外科）

⑧ 検診が長期生存に貢献

症例 1	79 歳 女性	1 次読影 d 2 次読影 E	Current smoker, BI: 195 5 本/日× 39 年間

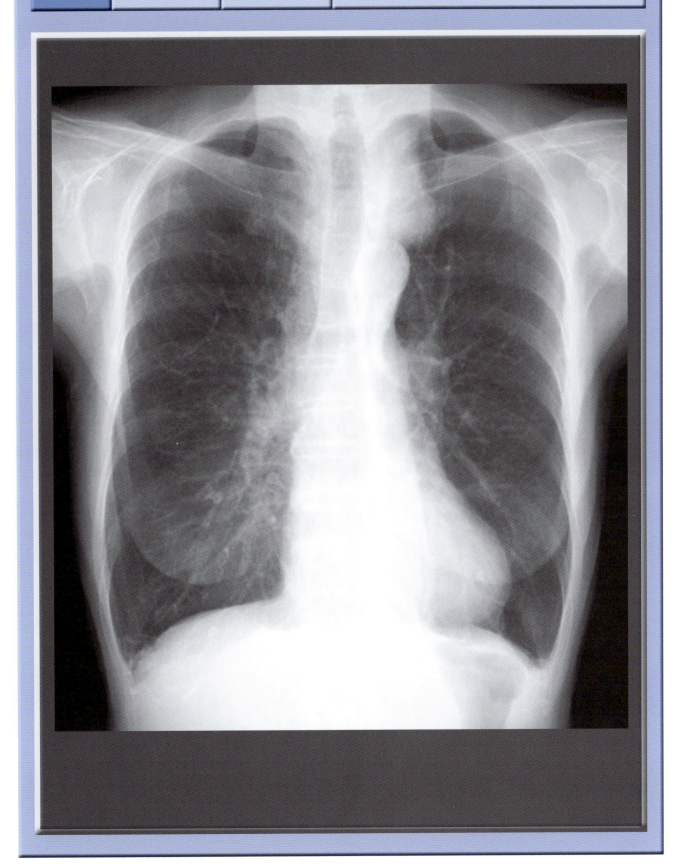

定位放射線照射後長期生存している高齢者の非小細胞肺がん

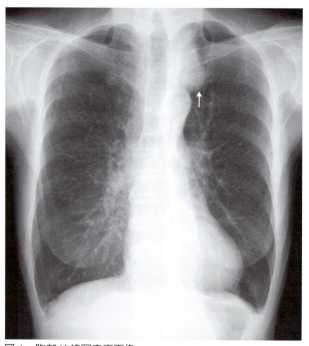

図1　胸部X線写真正面像

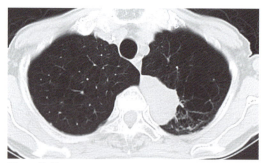

図2　胸部CT

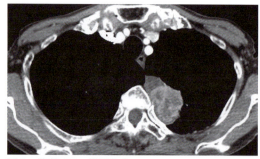

図3　胸部CT：縦隔条件

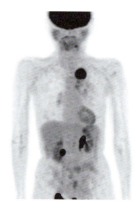

図4　PET検査

【胸部CT：図2・図3】

　肺野は全体に気腫性変化が目立つ。左肺上葉S^{1+2}区域の縦隔側に45×25mmの腫瘤影を認める。辺縁は不整であり、周囲の間質の引き込み像を伴っている。縦隔条件では内部濃度が不均一な充実性腫瘤影であり、悪性腫瘍を疑う。

【PET検査：図4】

　CTで確認された腫瘤影に一致して、SUV最大値12.1の強いFDGの集積を認める。

経過・治療

　気管支鏡検査で採取した組織には一部角化を伴う異型細胞を認めたが、組織型の確定には至らず非小細胞肺がんと診断した。PETや頭部MRIでリンパ節や遠隔臓器への転移の所見はなく、病期はcT2aN0M0 IB期と診断した。治療法を検討した結果、御本人が放射線治療を希望されたため、定位放射線照射60Gy/10回の照射を行った。

予後

　放射線治療の半年後に撮影したCTでは腫瘍が縮小しており（図5）、以降は外来で経過観察を行った。2年9ヵ月後も腫瘍径の増大や自覚症状がなく、経過観察を継続している。I期肺がんは治癒率が高く、検診での早期発見が予後改善に寄与したと考える。

（田島寛之：聖隷浜松病院呼吸器内科）

読影のポイント

【胸部X線写真正面像：図1】

　左上肺野縦隔側大動脈弓の頭側に鎖骨、第1前肋骨に重なる縦隔から突出する長径40mmの腫瘤影を認める（↑）。左傍気管線とのシルエットサインが陰性であるので、この腫瘤影は気管とは接していない背側に位置することが予測される。肺野にはその他の結節影や胸水貯留を認めない。

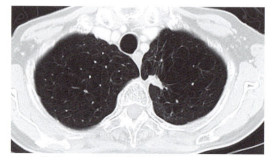

図5　胸部CT：放射線治療終了から半年後

⑧ 検診が長期生存に貢献

症例 2	74 歳 男性	1 次読影 d 2 次読影 E	Ex-smoker, BI: 260

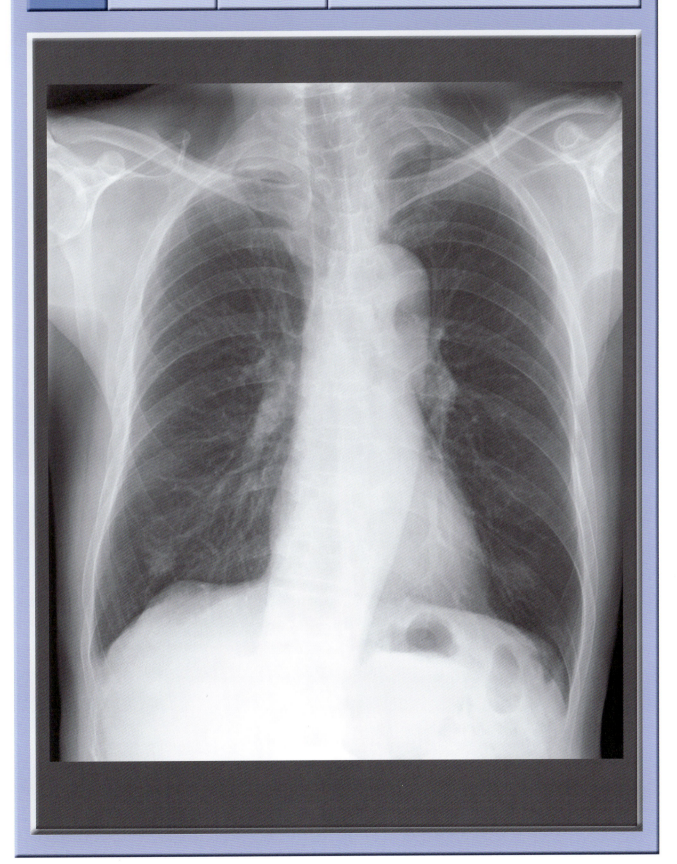

肋骨と重なる充実性結節影（Ⅰ期肺腺がん）

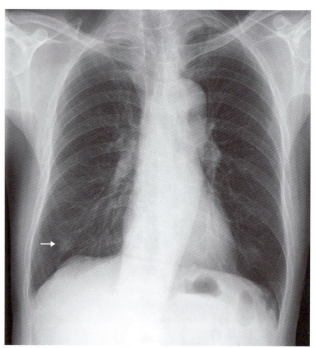

図1　胸部X線写真正面像

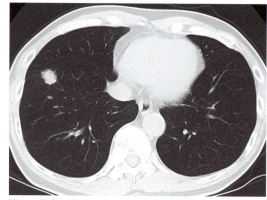

図2　胸部CT

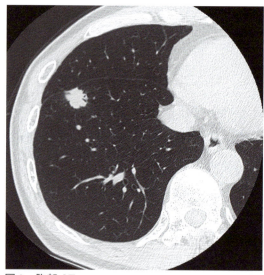

図3　胸部CT

読影のポイント

【胸部X線写真正面像：図1】

　右下肺野、第6前肋骨と第10後肋骨に重なる結節影を認める（→）。注意深く観察すると肋骨の縁や重なりからはずれて存在しており、血管陰影とも連続性は認めない。また、下肺野では乳頭陰影も鑑別に上がるが、対側の同位置に同様の結節影を認めないため、乳頭は除外され、肺がんを疑わなければならない。

【胸部CT：図2・図3】

　右肺下葉S⁸区域に、中下葉間に接して胸膜陥入像やspiculation、notchを伴う、長径23mmの充実性結節影を認める。

経過・治療

　気管支鏡検査では確定診断に至らなかったが、画像上はⅠ期の肺がんが疑われたため手術の方針とした。術中生検にて肺腺がんと診断し、完全胸腔鏡下に右肺下葉切除術、リンパ節郭清術を施行した。

病理所見

　腫瘍は23×21×18mmで肺腺がん（papillary adeno-carcinoma）、pT1bN0M0　ⅠA期であった（図4）。

予後

　肺癌診療ガイドラインに従い、術後補助化学療法としてテガフール・ウラシル配合剤療法を施行中である。術後約1年半が経過したが現在のところ再発を認めていない。

　検診X線撮影によって、早期肺がんとして発見されたため肺がんの根治術が施行できた。術後補助化学療法も有害事象なく投与できており、長期生存が期待できる。

（川瀬晃和・船井和仁：浜松医科大学医学部附属病院呼吸器外科）

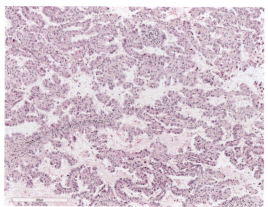

図4　病理組織像

⑧ 検診が長期生存に寄与した肺がん

症例 3	72 歳 男性	1 次読影 d 2 次読影 E	Ex-smoker, BI: 2,000

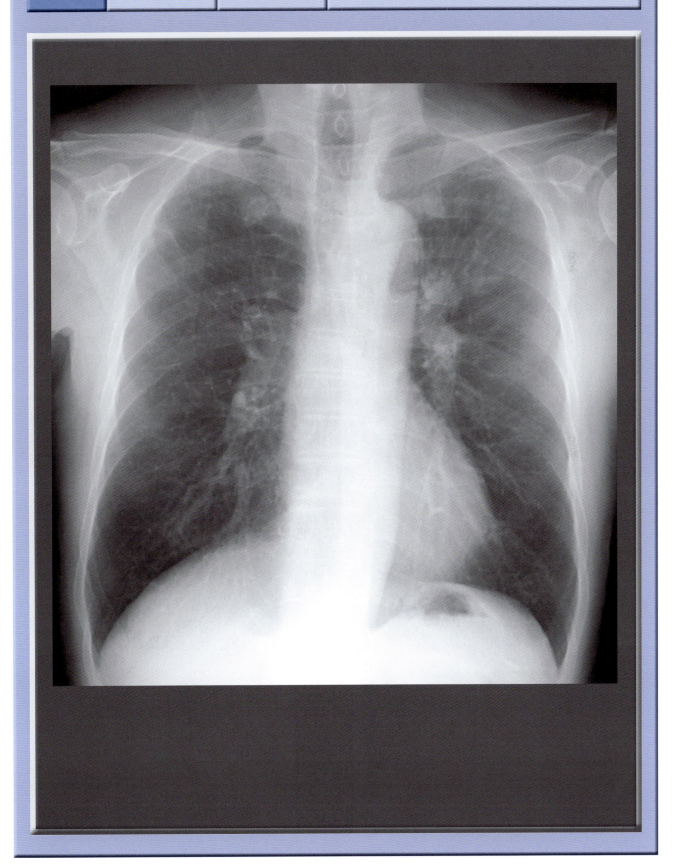

肺全摘術後長期生存したⅡB期肺扁平上皮がん

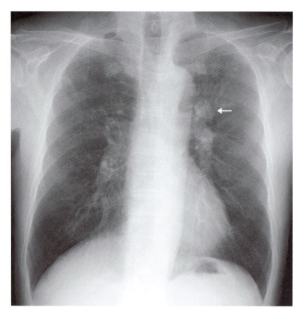

図1　胸部X線写真正面像

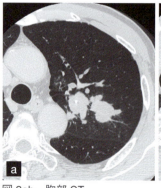

図2ab　胸部CT

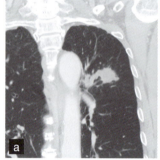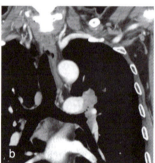

図3ab　胸部CT

読影のポイント

【胸部X線写真正面像：図1】

　左肺門の肺動脈陰影の頭側に境界明瞭な結節影を認める（←）。その末梢には結節影から連続するように索状影、集簇する粒状影を伴っている。

【胸部CT：図2・図3】

　横断像（図2）では左肺上葉 S^{1+2} 区域に長径27mmの結節影（a）を認め、その末梢肺野に小粒状影（b）を認める。$B^{1+2}b$ 亜区域気管支を介した経気道的な進展が疑われる。冠状断像（図3）では結節影（a）から肺門部へ連続するように長径24mmのリンパ節腫大（b）を認める。

経過・治療

　気管支鏡検査にて左肺上葉支はポリープ状の腫瘍にてほぼ閉塞している。上下葉支の分岐部の粘膜には発赤、浮腫を認め、がんの中枢側気管支への進展を伴っている（図4）。生検にて扁平上皮がんと診断した。遠隔転移を認めなかったことから cT2bN1M0 の診断にて手術療法の方針となった。左肺全摘術および ND2a リンパ節廓清を行い、シスプラチン＋ゲムシタビンによる術後補助化学療法を追加した。

病理所見

　病変は左 S^{1+2} 区域に存在し、61×28×46mm であった。＃10、13リンパ節に転移を認め、中分化扁平上皮がん pT2bN1M0 ⅡB期と診断した（図5）。

予後

　術後11ヵ月にて判明した＃6大動脈傍リンパ節再発に対して化学療法を追加した。以後、肺がんは再発なく経過したが、術後5年経過し膵頭部がんにて他病死した。

　　　　　　（小笠原 隆：浜松医療センター呼吸器内科）

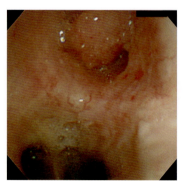

図4　気管支鏡所見

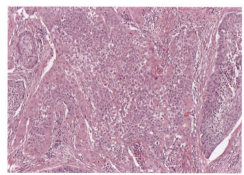

図5　病理組織像

⑧ 検診が長期生存に貢献

| 症例 4 | 65 歳 男性 | 1 次読影 d
2 次読影 E | Ex-smoker, BI: 400 |

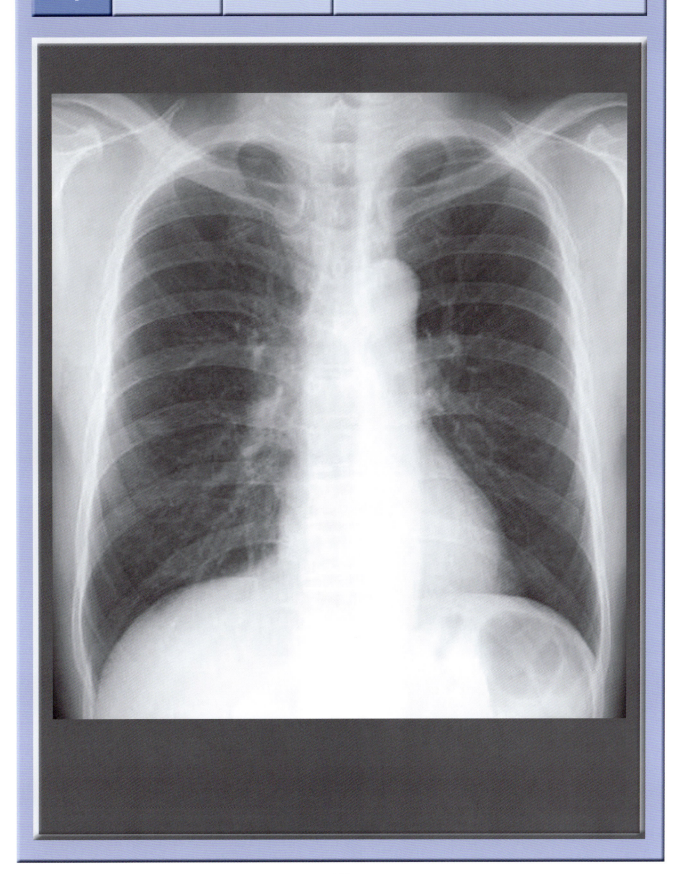

検診が長期生存に貢献

肋骨と重なる淡い結節影（Ⅰ期肺腺がん）

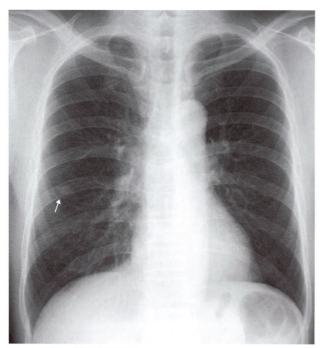

図1　胸部X線写真正面像

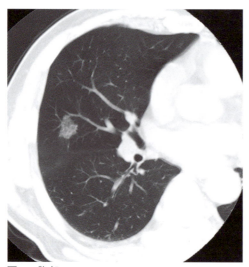

図2　胸部CT

読影のポイント

【胸部X線写真：図1】

　右下肺野に第8後肋骨と重なる透過性の低下を認める（↑）。前方と後方の肋骨の重なりが透過性の低下として認識されることは珍しくないが、本例では肋骨のラインを追ってみると重なりではないことに気づく。また他の肋骨の重なりと比較するとこの陰影は辺縁が不整であることからも結節影の存在を疑うことができる。

【胸部CT：図2】

　右肺中葉S^{4}区域にすりガラス陰影主体の結節影を認

める。内部に充実性成分は認めず、既存の血管構造を確認することができる。

経過・治療

　PET検査ではこの結節へのFDGの異常集積はなく、遠隔転移、肺門縦隔リンパ節転移を疑う所見も認めなかった。CT所見から原発性肺腺がんを疑った。cT1aN0M0 IA期の術前診断で右肺中葉切除術を施行した（図3）。

病理所見

　腫瘍は10×10×9mm、adenocarcinoma in situ（AIS）、pT1aN0M0 IA期であった（図4）。EGFR遺伝子変異（exon18, 21）を認めた。

予後

　術後5年経過し無再発である。

まとめ

　1次、2次読影医双方が異常陰影を的確に指摘した微小な早期肺がんである。手術により長期生存をえることができた。

　　　　（雪上晴弘：聖隷三方原病院呼吸器センター外科）

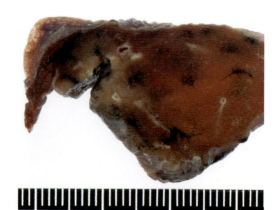

図3　摘出標本

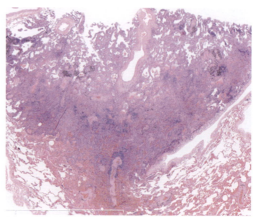

図4　病理組織像

⑧ 検診が長期生存に貢献

症例 5	60 歳 男性	1 次読影 d 2 次読影 E	Current smoker, BI: 1,680

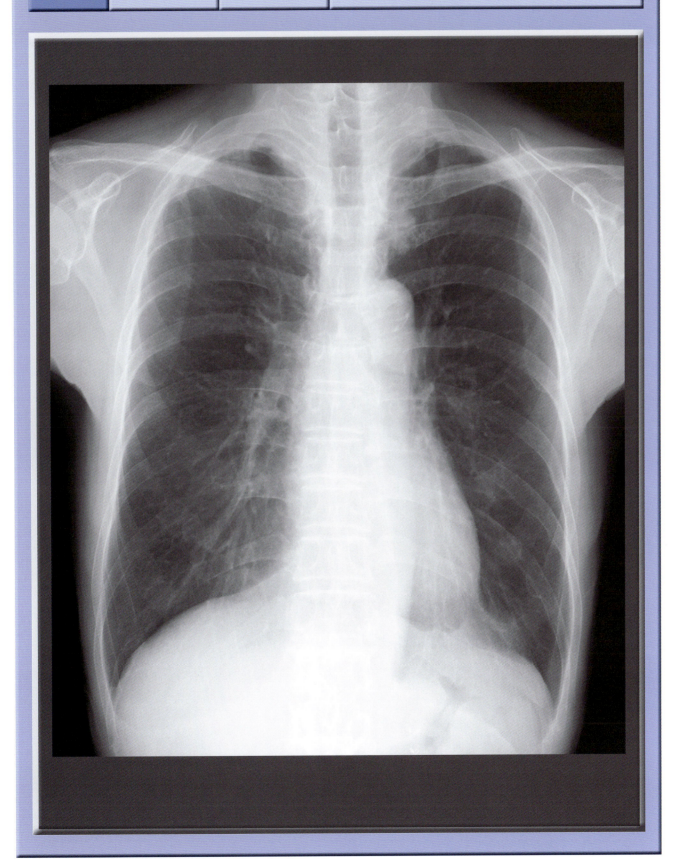

第1肋骨、縦隔と重なる結節影・稀有な組織型

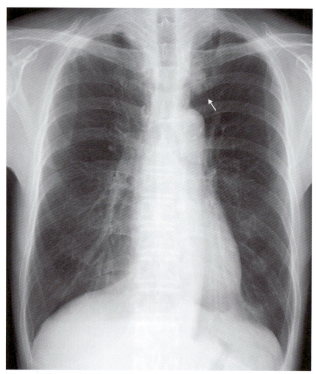

図1 胸部X線写真正面像

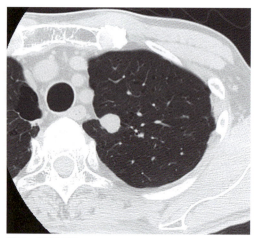

図2 胸部CT

経過・治療

胸部CTでは肺がんが強く疑われた。全身検索にて遠隔転移を認めず、cT1aN0M0 IA期の術前診断にて左肺上大区域切除術を施行した。

病理所見

腫瘍は24×25×12mm、fetal adenocarcinoma、high-grade、胸膜浸潤（pl1）を認め、pT2aN0M0 IB期であった（図3～4）。

予後

術後6年経過し再発の兆候はなく、検診での発見が長期生存に貢献できた症例である。

まとめ

Fetal adenocarcinomaは、胎児肺の気道上皮に類似したグリコーゲンに富む無線毛円柱上皮からなる腺管構造を示す、腺がんの特殊系の1つである。低悪性度、高悪性度に分けられ、前者は若～中年、女性に多く、比較的予後良好であり、約70%でβ-catenin遺伝子変異を認める。後者は高齢、男性に多く、5年生存率は50%程度と予後不良である。

（吉井直子：聖隷三方原病院呼吸器センター外科）

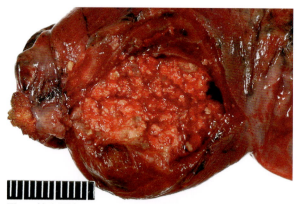

図3 摘出標本

読影のポイント

【胸部X線写真正面像：図1】

左上肺野で左第1肋骨に重なり縦隔に接する結節影（↖）を認める。肋軟骨接合部は骨化にて濃度上昇を認める場合があるが、左右の比較を行うことで結節影に気づくことができる。

【胸部CT：図2】

左肺上葉S^{1+2}区域の縦隔胸膜に接して胸膜陥入像を伴う辺縁平滑、境界明瞭な長径15mmの充実性結節影を認める。

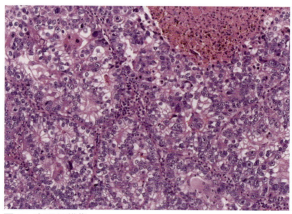

図4 病理組織像

⑧ 検診が長期生存に貢献

| 症例 6 | 77 歳 男性 | 1 次読影 d
2 次読影 E | Ex-smoker, BI: 900 |

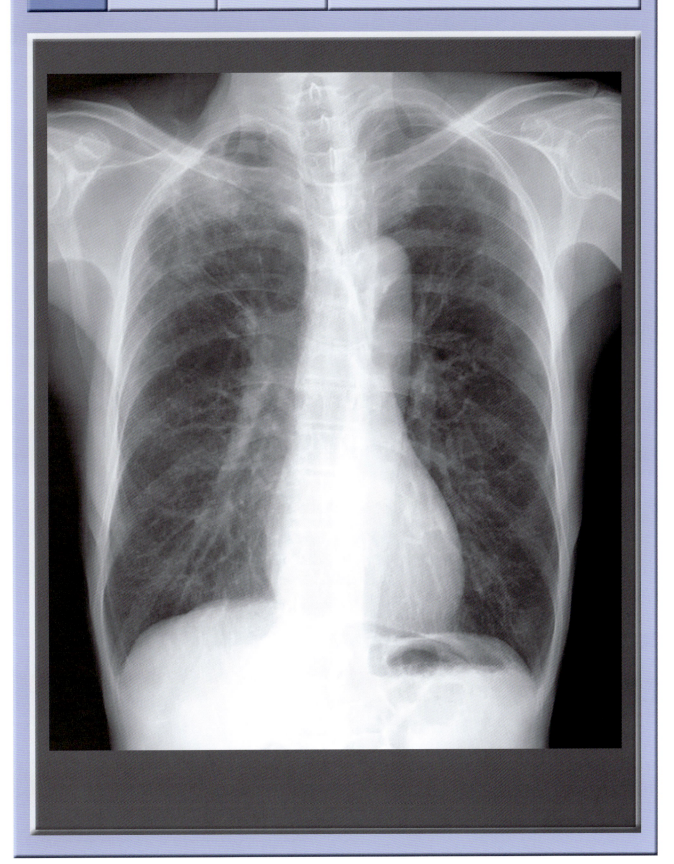

⑧ 検診が長期生存に貢献

陳旧性陰影と鑑別を要する充実性腫瘤影

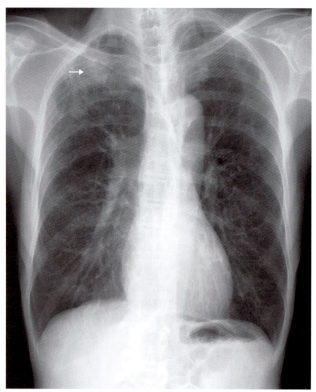

図1 胸部X線写真正面像

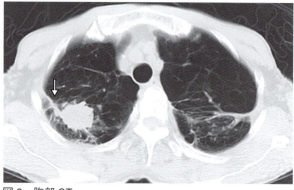

図2 胸部CT

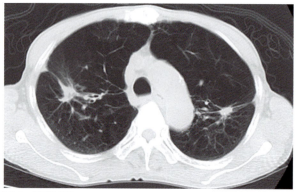

図3 胸部CT

読影のポイント

【胸部X線写真正面像：図1】

　右肺尖部に第1前肋骨および一部鎖骨と重なる長径30mmの濃厚な腫瘤影を認める（→）。その上下に索状影や胸膜肥厚および陳旧性の結節影が混在している。

【胸部CT：図2・図3】

　右肺上葉S¹a亜区域に長径28mmの辺縁不整な結節影を認める（図2）。原発性肺がんを疑う画像所見である。両側肺尖に陳旧性と考えられる索状影、胸膜肥厚があり、索状影は結節影に連なっているが、胸膜陥入像ではない（↓）。大動脈弓レベルのスライスでは、両側上葉に陳旧性瘢痕と考えられる結節影と索状影を認める（図3）。肺気腫の所見を認める。この索状影が頭側の腫瘍近傍の索状影に連続している。肺野全体に肺気腫の所見を認める。

経過・治療

　気管支鏡検査にて確定診断が得られなかったが、全身検索にて肺門・縦隔リンパ節および遠隔転移を認めず、cT1bN0M0 IA期の臨床病期診断にて右肺上葉切除術および肺門・縦隔リンパ節郭清を施行した。

病理所見

　腫瘍は32×25mmであり、病理組織像は腺がん（acinar adenocarcinoma）であった（図4）。肺門・縦隔リンパ節転移を認めず、術後病期はpT2aN0M0 IB期であった。EGFR遺伝子変異、ALK融合遺伝子は認めなかった。

予後

　テガフール・ウラシル配合剤内服による術後補助化学療法を2年間行った。6年間経過したが再発の兆候はない。検診が長期生存に貢献した症例である。

（神谷陽輔・豊嶋幹生：浜松労災病院呼吸器内科）

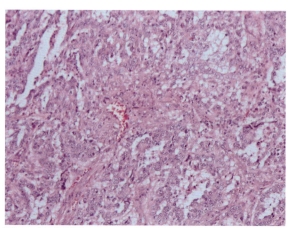

図4 病理組織像

検診時すでに進行肺がん

KEY POINT

1. 肺がん検診にて発見された肺がん症例のうち、15〜30％は進行がんである。
2. 喫煙歴が明らかな際には、扁平上皮がんを念頭に肺門部などをさらに注意深く読影することが必要である。
3. 胸部X線検診においては、過去の画像との比較など読影精度を向上させる努力が必要である。
4. 小細胞肺がんは進行が早いために、原発巣が小さくてもすでに転移をきたしていることが多い。

　肺がんは、発見されたときにすでに進行がんになっていることが多く、検診による早期発見・早期治療が最も必要ながんである。検診方法に関しては近年複数の報告があり議論されるところであるが、米国で行われた大規模なランダム化比較試験では、喫煙歴を有する高リスク患者に対する肺がんスクリーニングにおいて、低線量CTを用いることで胸部X線写真と比較して有意に肺がんによる死亡率が減少したと2001年に報告されている[1]。日本においても、飯沼らが検診データと罹患数モデルを用いて肺がん検診における肺がん死亡数減少効果を求め、CT検診とX線写真検診を定量的に比較した結果、CT検診の方がはるかに死亡率減少が大きい可能性を報告している[2]。現在日本における肺がん検診は胸部X線写真を用いることが中心であるが、肺がん罹患率と死亡率の年次推移を見た場合、両者が大きく乖離する傾向は確認されず、検診が肺がん死亡率減少に大きく貢献しているとは言い難いとの指摘もある[3]。しかしコストや被曝量、集団に対する簡便性を考慮すると、全例にCT検診を施行することは現在のところは現実的ではない。さらにはわが国で実施された複数の症例対照研究において、胸部X線写真による検診で肺がん死亡率減少傾向が認められたことからも、精度を向上させることも重要である。実際に肺がん検診ガイドラインにおいても、非高危険群に対する胸部X線検査、および高危険群に対する胸部X線検査と喀痰細胞診併用法は推奨グレードBとなっているが、ただし二重読影、比較読影が必要であると記載されている[4]。

　検診で発見された肺がん症例のがん進行度に関する解析は複数の報告がある。雑賀らは検診での肺がん診断時のがん進行度を解析し、約15％が遠隔転移を認める進行がんであったと報告している[5]。また原らは、胸部X線写真により検診を行った120,071例のうち、肺がんが発見された72例を対象に行った臨床病理学的検討を詳細に報告している[6]。病期についてはリンパ節転移を伴わないI期が44例であり、全体の61.1％を占めていた。一方では一般的に非手術適応と考えられるIII期・IV期は23例であり、特に遠隔転移を伴うIV期については6.9％の5例認めていた。進行期23例の詳細を見ると、腺がんが16例（70％）、非腺がんが7例（30％）であり、全症例の82％が腺がんであったことからは、進行期で非腺が

んの割合が多い傾向であった。これは進行が早い小細胞肺がんが非腺がん症例に含まれていたことに由来すると思われる。またこれらの症例の過去の検診受診歴を見ると、23例中16例が1年前にも検診を受けていたことは興味深い。一般的に経年的に検診を受けている受診者に早期のがんが見つかるといわれているが、この結果は肺がんの進行の早さや発見の困難さを表していると考えられる。喫煙歴についても重要であり、喫煙者に扁平上皮がん、小細胞肺がんが多いことがいわれている。扁平上皮がんは中枢部発生が多く、早期の発見が困難なことがある。小細胞肺がんは原発巣が小さくても、すでに遠隔転移をきたしている症例が多い。実際に原らの報告でも、喫煙者の男性にはこれらの組織型が30%近くに認められ、Ⅲ期・Ⅳ期の症例が多かったと報告されている。

　前述のように胸部X線での検診では、経年的に受診していても全例が早期で肺がんを発見できるわけではない。肺がんの進行の早さを考慮すると、読影の際には過去の画像との比較、肺門部や心陰影・横隔膜の裏側などの見逃しやすい部位に留意することが重要である。また喫煙歴が明らかな場合には、より詳細に注意深く読影することが肝要であろう。

【文献】
1) The National Lung Cancer Screening Trial Research Team. Reduced Lung-Cancer Mortality with Low-Dose Computed Tomographic Screening. N Engl J. Med. 2011; 365: 395-409
2) 飯沼武. 肺がん検診における肺癌死亡率減少：低線量CTと胸部X線の比較. 日本がん検診・診断学会誌. 2012; 20: 181-184
3) 祖父江友孝. 肺癌検診の有効性評価について. 癌と化学療法. 2011; 38: 1277-1280
4) 祖父江友孝, 平成18年度 厚生労働省がん研究助成金「がん検診の適切な方法とその評価法の確立に関する研究」版. 有効性評価に基づく肺がん検診ガイドライン. 三田村印刷所. 2006
5) 雑賀久美子. がん検診等由来や検診受診率と診断時のがん進行度との関係について. JACR Monograph. 2014; 20: 11-19
6) 原信らら. 検診発見肺癌の臨床病理学的特徴と肺がん検診における問題点. 日本がん検診・診断学会誌. 2011; 18: 360-366

（三木良浩：聖隷浜松病院呼吸器内科）

⑨ 検診時すでに進行肺がん

| 症例 1 | 73 歳 男性 | 1 次読影 d
2 次読影 E | Current smoker, BI: 540
10 本/日× 54 年間 |

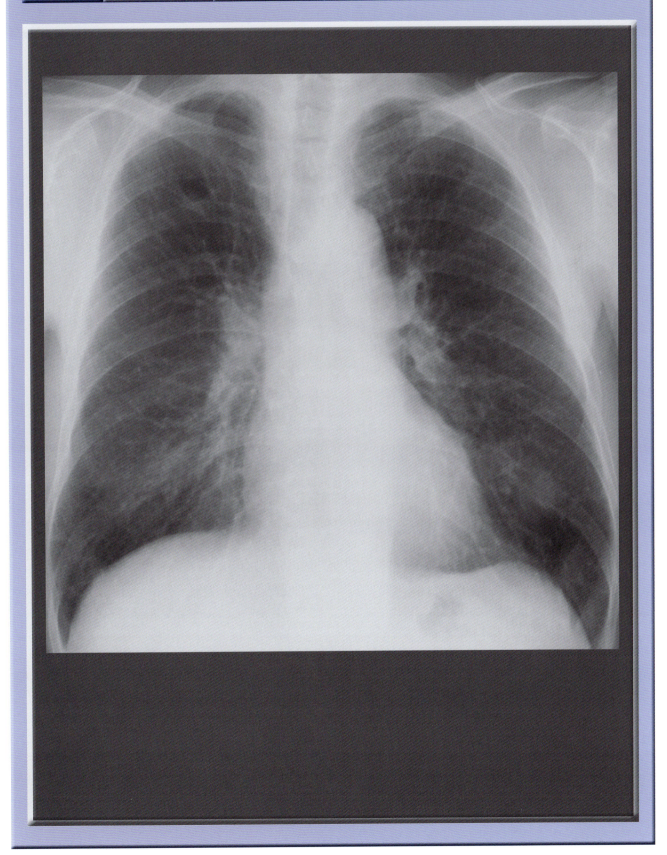

微細な索状影にもかかわらず、縦隔リンパ節に転移していた小細胞肺がん

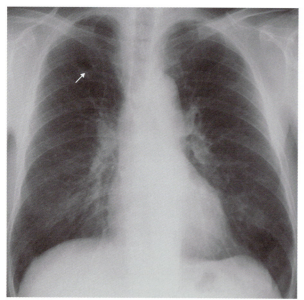

図1 胸部X線写真正面像

図2 胸部X線写真正面像：2年前

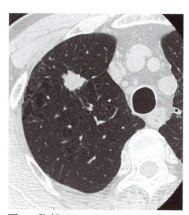

図3 胸部CT

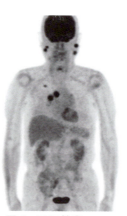

図4 PET検査

読影のポイント

【胸部X線写真正面像：図1・図2】

　右上肺野、第2前肋骨、第6後肋骨に重なり索状の陰影を認める（図1：↗）。微細な陰影であるために見逃されやすいが、左右差を比較することで指摘可能である。2年前の写真（図2）では、今回索状影を認めた部位には異常を指摘できない。肺門陰影の経時的増大は指摘できず、胸水貯留は認めない。

【胸部CT：図3】

　肺の気腫性変化を背景に、右肺上葉 S^1 区域に辺縁不整な長径15mmの充実性結節影を認める。

【PET検査：図4】

　結節影に一致して、SUV最大値3.5のFDGの集積を認める。右肺門や縦隔リンパ節に一致して、同様にFDGの集積を認めており、リンパ節転移と考える。CTでも同部位の縦隔リンパ節が長径25mmと腫大し

ており、転移として矛盾しない所見である。両側耳下腺に多発性にFDGの集積を認めるが左右対称であり、耳鼻科診察にてWarthin腫瘍を疑った。

経過・治療・予後

　右肺上葉の結節影に対して気管支鏡検査を施行した。EBUSガイドシース法を用いてアプローチしたが、病変の描出は困難で生検不能であった。そこで縦隔リンパ節に対してEBUS-TBNAにて組織を採取した。細胞診ではN/C比の大きな小型の悪性細胞を集塊状に認めており、小細胞肺がんと診断した。組織診でも同様の診断となった。

　原発巣は小さいが、肺門・縦隔リンパ節に転移を認めていた。全身検索にて他臓器への遠隔転移は認めず、限局型小細胞肺がんと診断した。本来であれば化学療法と同時胸部放射線療法が適応となるが、画像上間質性肺炎を合併しており胸部放射線照射は適応外と判断し、カルボプラチン＋エトポシドによる化学療法単独で治療した。6コース施行したが縦隔リンパ節の再増大にて再発し、以後も薬剤を変更して化学療法を継続したが、初診時から2年3ヵ月後に原病死した。

　本症例のように、小細胞肺がんは原発巣が小さくても、すでに縦隔リンパ節や他臓器に転移を認めることが少なくない。よって検診時にすでに進行がんであることは稀ではない。喫煙歴を有する症例には、より慎重な読影が求められるが、検診の限界であることも否めないであろう。

（三木良浩：聖隷浜松病院呼吸器内科）

⑨ 検診時すでに進行肺がん

症例 2	67歳 男性	1次読影 e 2次読影 E	Current smoker, BI: 660 15本×44年

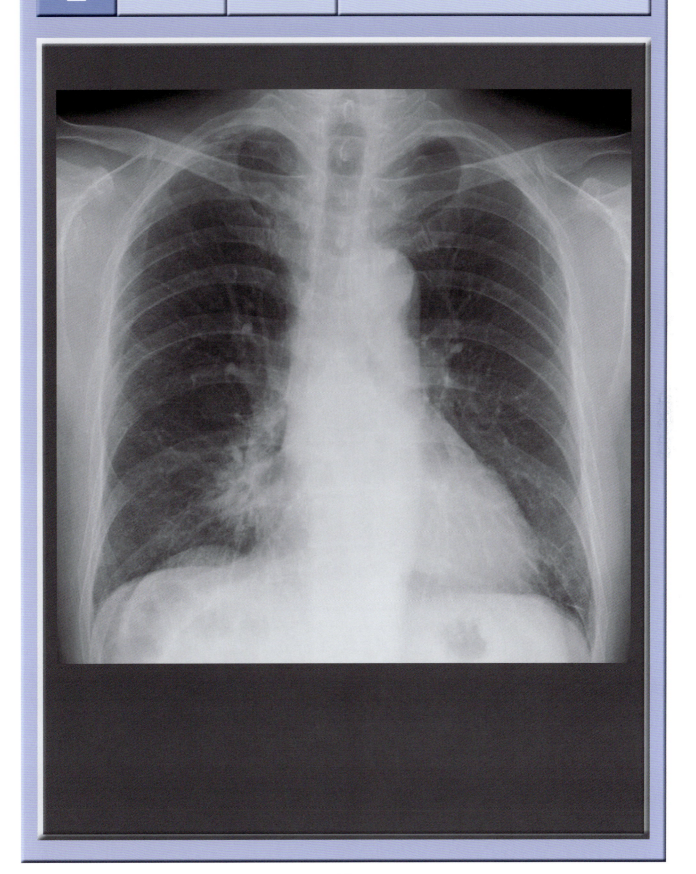

毎年検診を受けていればと悔やまれたⅣ期肺扁平上皮がん

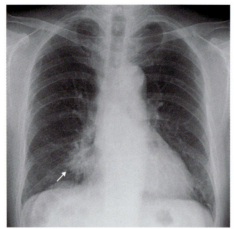

図1　胸部X線写真正面像

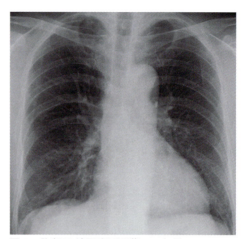

図2　胸部X線写真正面像：2年前

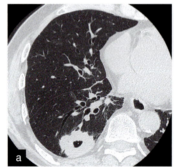

図3ab　胸部CT

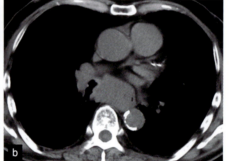

図4　PET検査

読影のポイント

【胸部X線写真正面像：図1・図2】

　右下肺野縦隔側心陰影右縁に辺縁不整な腫瘤影を認める（図1：↗）。陰影の内部には空洞を疑う所見もある。気管分岐角が開大し、左主気管支の狭窄を疑う所見を呈していることから、気管分岐下リンパ節腫大を疑う。2年前の写真（図2）との比較読影では、異常を指摘できない。なお前年には検診を受けていなかった。

【胸部CT：図3】

　肺野条件（a）では右肺下葉背側S^{10}区域の胸膜直下に長径43mmの充実性腫瘤影を認める。内部には空洞を伴っている。画像所見からは肺がんを第一に疑う。縦隔条件（b）では気管分岐下リンパ節が長径60mm程度に著明に腫大しており同部への転移を疑う所見である。

【PET検査：図4】

　右肺下葉の腫瘤影と気管分岐下リンパ節に、ともにSUV最大値12～13の強いFDGの集積を認める。他部位に転移を示唆する所見は認めない。

経過・治療・予後

　当院受診の3週間ほど前から、固形物を嚥下すると引っかかる感じがあり、受診前日に近医で食道胃内視鏡検査を受けたところ、門歯から30cmの中部食道に高度の狭窄と粘膜の不整を認め、生検組織診にて扁平上皮がんを検出した。食道病変は壁外性圧迫であるために、食道がんではなく、肺がんの気管分岐下リンパ節転移からの食道粘膜浸潤と考えた。

　食道通過障害があるために摂食が不可能となることが予想されたために、胃瘻を造設し経腸栄養を開始した。気管分岐下リンパ節への放射線照射を考慮したが、間質性肺炎も合併しているためにまずは化学療法を先行することとして、カルボプラチン＋パクリタキセルで治療を開始した。化学療法にて原発巣・リンパ節転移巣ともに縮小を認めたが、4コース目施行後に肺炎を併発した。抗菌療法を施行したが急速に呼吸不全が増悪し、初診から5ヵ月後に他病死した。病理解剖は施行しなかったが、死因はがん死ではなく、肺炎もしくは既存の間質性肺炎の急性増悪による呼吸不全と考えられた。

　本症例は原発巣・リンパ節転移巣ともに大きな病変ではあったが、2年前の検診画像では異常を指摘できない。発見1年前に検診を受けていれば、少なくとも初診時よりも腫瘍は小さい状態で発見できた可能性がある。

（三木良浩：聖隷浜松病院呼吸器内科）

⑨ 検診時すでに進行肺がん

| 症例 3 | 69 歳 男性 | 1 次読影 d 2 次読影 E | Ex-smoker, BI: 50 |

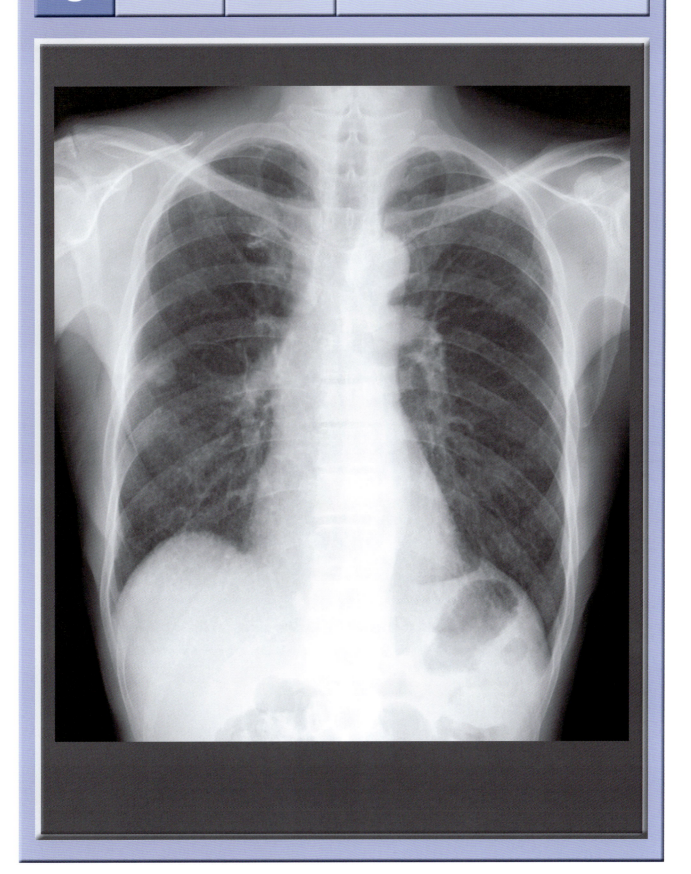

検診時すでに進行肺がん

👁 小さな結節影にもかかわらず全身転移していた進行肺がん

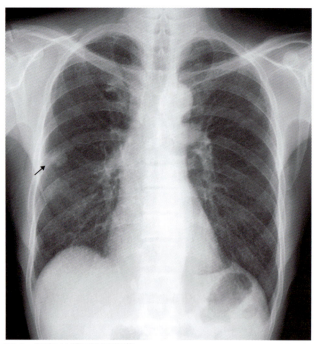

図1　胸部X線写真正面像

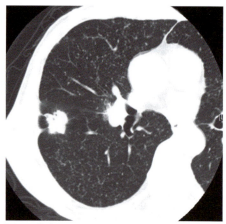

図2　胸部CT

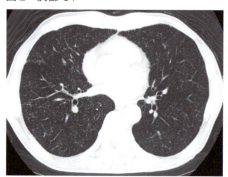

図3　胸部CT

読影のポイント

【胸部X線写真正面像：図1】

　右中肺野外側に長径20mm程度の辺縁明瞭な結節影を認める（↗）。また、両側肺野びまん性に微細な多発粒状影を認める。縦隔陰影の異常は明らかでない。

【胸部CT：図2・図3】

　右肺下葉 S^8 区域末梢側に長径22mmで比較的明瞭な胸膜陥入像とspiculationを伴い八つ頭状を示す不整な結節影を認める。また、長径が数mmの微細な粒状影を両側びまん性に多数認め、その分布はランダムパターンで粟粒様である。右側肺門の陰影がやや目立つが、縦隔リンパ節の腫大は明らかではない。

【PET検査：図4】

　右肺下葉 S^6 区域にSUV最大値6.0のFDGの高集積を認め、また、脊椎、両側肋骨、胸骨、骨盤骨に多発性硬化像とFDGの集積を認める。多発骨転移と考えられる。また、縦隔リンパ節（#7および#11L）および左副腎にも集積があり、リンパ節および副腎への転移が強く示唆された。肺野にびまん性に分布する小粒状影への集積はほとんど認めない。

経過・治療・予後

　右肺下葉 S^6 区域の結節影からの経気管支生検により肺腺がんと診断し、上記画像所見から臨床病期はcT1aN2M1b Ⅳ期と診断した。EGFR遺伝子変異、ALK融合遺伝子は認められず、カルボプラチン＋ペ

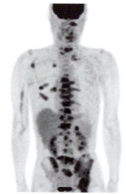

図4　PET検査

メトレキセド＋ベバシズマブ併用療法による化学療法を行った。4コース終了後ペメトレキセド単剤での維持療法を行い約1年間は安定していたが、その後増悪を認めた。2次、3次治療としてはドセタキセル、テガフール・ギメラシル・オテラシルカリウムをそれぞれ投与し一定の効果は得られたが、診断から約1年8ヵ月で原病死した。

まとめ

　肺がんでは、孤立小結節影であっても全身検索により多数の遠隔転移が見つかることは少なくない。このような症例は検診にとって今後の大きな課題である。

（小澤雄一：聖隷三方原病院呼吸器センター内科）

⑨ 検診時すでに進行肺がん

症例 4	63 歳 男性	1 次読影 d 2 次読影 E	Ex-smoker, BI: 1,200

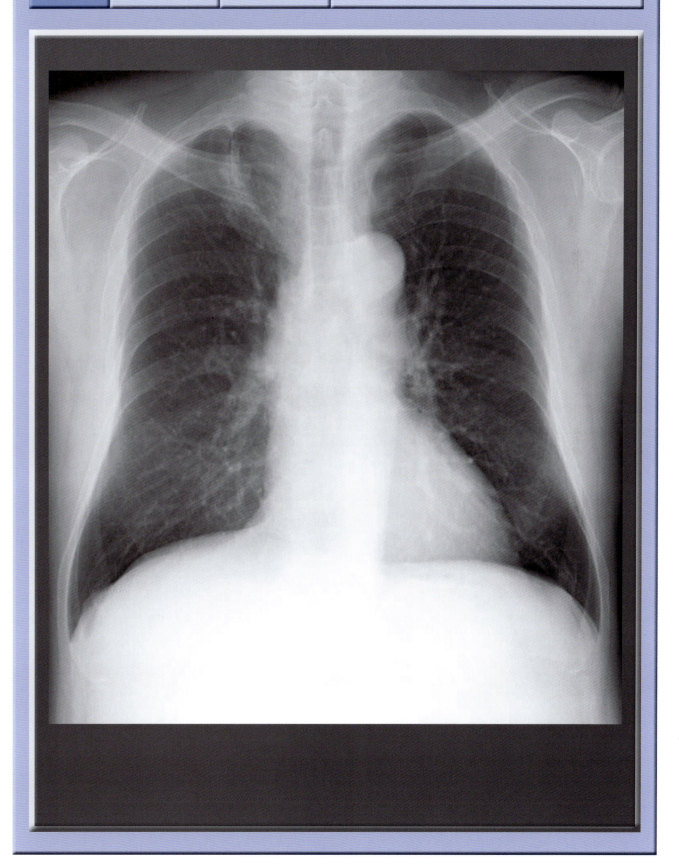

縦隔リンパ節に転移していた 25mm の肺腺がん

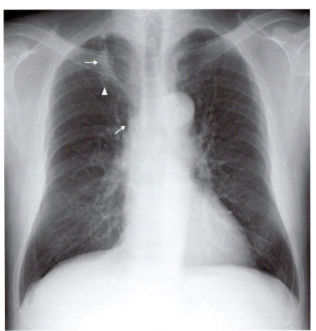

図1　胸部 X 線写真正面像

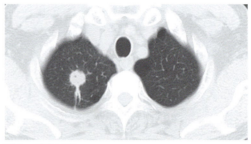

図2　胸部 CT

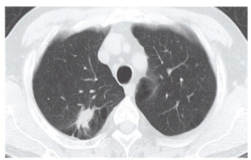

図3　胸部 CT

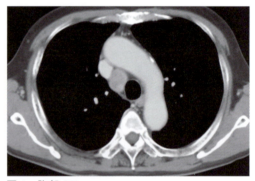

図4　胸部 CT

読影のポイント

【胸部 X 線写真 正面：図1】

　右肺尖部に鎖骨と重なって胸膜陥入像を伴う長径 18mm の結節影を認める（→）。その尾側に連続するように長径 25mm の結節影を認める（▲）。♯4R リンパ節の腫大も認める（↗）。

【CT：図2〜4】

　右肺上葉 S^1a 亜区域に長径 18mm の胸膜陥入像および spiculation を伴う結節影を認める（図2）。CT 上はこの結節影とは離れた尾側後方にも気腫性病変に接して長径 25mm の胸膜陥入像および spiculation を伴う結節影を認める（図3）。縦隔条件では♯4R リンパ節腫大を認める（図4）。

経過・治療

　気管支鏡検査にて肺腺がんと診断した。全身検索にて遠隔転移を認めず、胸部 CT 所見より同時多発肺がんと考えて、cT1bN2M0 ⅢA 期の臨床病期診断にて、若年であるため右肺上葉切除術および肺門・縦隔リンパ節郭清を施行した。

病理所見

　腫瘍は肉眼では 30×25mm で、病理組織学的には腺がん（papillary adenocarcinoma）であった（図5）。♯4R リンパ節転移を認めたため術後病期は pT1bN2M0 ⅢA 期であった。

予後

　カルボプラチン+パクリタキセルによる術後化学療法を行ったが、術後 6 ヵ月後に脳転移にて再発した。定位放射線照射を行って病勢コントロールが得られたが、4 年後に脳転移巣の再発をきたした。外科的摘出を行ったが、がん性髄膜炎にて再発を認め、4 年 4 ヵ月後に原病死した。

（鈴木清一郎：浜松医科大学医学部附属病院呼吸器内科、豊嶋幹生：浜松労災病院呼吸器内科）

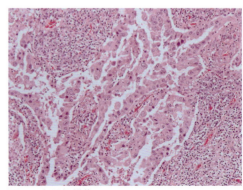

図5　病理組織像

自然経過を追えた肺がん

1. 胸部X線写真による検診ではダブリングタイムが長い症例の指摘が困難である。
2. 無治療I期肺がんの予後は中間生存期間9ヵ月、5年生存率6%とする報告がある。

発育が緩徐な肺がんでは検診写真を遡ると数年前まで経過を追える症例がある。また、患者さんが精密検査や治療を望まない場合、たとえ肺がんと診断されても高齢、低肺機能等で手術や薬物療法の対象とならない場合には発見後にも自然経過を追える場合がある。精密検査を希望しない患者さんでは病院での経過観察すら希望しなくなる症例もあり、そのような患者さんでは症状が出現して初めて病院を再診することとなる。このような症例では期せずして自然経過を追うことができる。

肺がんの成長速度は組織型によっても異なるし、同じ組織型でも個人個人によっても異なっている。小細胞肺がんのように1〜2ヵ月のまたたく間に成長するがんもあれば細気管支肺胞上皮がんのように5年前から大きさがほとんど変化しないがんもある。

がんの成長速度を示す指標としてダブリングタイムがある。このダブリングタイムについてMackintoshら[1]は46例の非小細胞肺がんのダブリングタイムは平均191日で腺がんが扁平上皮がんより長く、腺がんの9例は400日以上であったとした。また腺がんの成長速度（1/ダブリングタイム）は喫煙者が0.0052と非喫煙者の0.0014より有意に速く、低分化がんが高分化がんより有意に速かったとした。Kanashikiら[2]は209例の検診胸部X線写真発見の肺がんのダブリングタイムは平均158日、腺がん140例では177日、扁平上皮がん44例では133日であったとした。このうち400日より長い症例は2.3%のみで、CT検診発見例での平均20%より少ないので胸部X線写真による検診ではダブリングタイムが長い症例の指摘が困難であることを示した。

無治療肺がん症例の予後については記載が少ないが、Razら[3]は101,844例のカリフォルニアがんセンター登録の肺がん患者を検索した結果を報告している。I期肺がん19,702例のうち外科治療も抗がん剤投与も放射線治療も受けなかった1,432例を追跡し5年生存例は42例で5年生存率は6%、T1症例に限ると9%であったとした。中間生存期間は9ヵ月でT1症例のみでは13ヵ月であった。無治療例には治療拒否例のみでなく低肺機能例や他の疾患等で手術対象とならない症例も含まれているが、ほとんどの症例の死因は肺がんであり、早期手術の重要性を述べている。

今回提示する自然経過を追えた肺がんの中には経時的に増大する症例、成長が緩徐で数年経過しても大きさがあまり変化しない症例もある。いずれも時間経過と共に増大するのは確実であり、このような事例を参考に治療拒否例を説得できればと思う。

【文献】

1）Mackintosh JA, et al: A retrospective study of volume doubling time in surgically resected non-small cell lung cancer. Respirology. 2014; 19: 755-762

2）Kanashiki M, et al: Volume doubling time of lung cancers detected in a chest radiograph mass screening program: Comparison with CT screening. Oncol Lett. 2012; 4:513-516

3）Raz DJ, et al: Natural history of stage I non-small cell lung cancer: implications for early detection. Chest. 2007; 132: 193-199

（丹羽 宏：聖隷三方原病院呼吸器センター外科）

⑩ 自然経過を追えた肺がん

| 症例 1 | 64歳 女性 | 1次読影 d 2次読影 D | Never smoker |

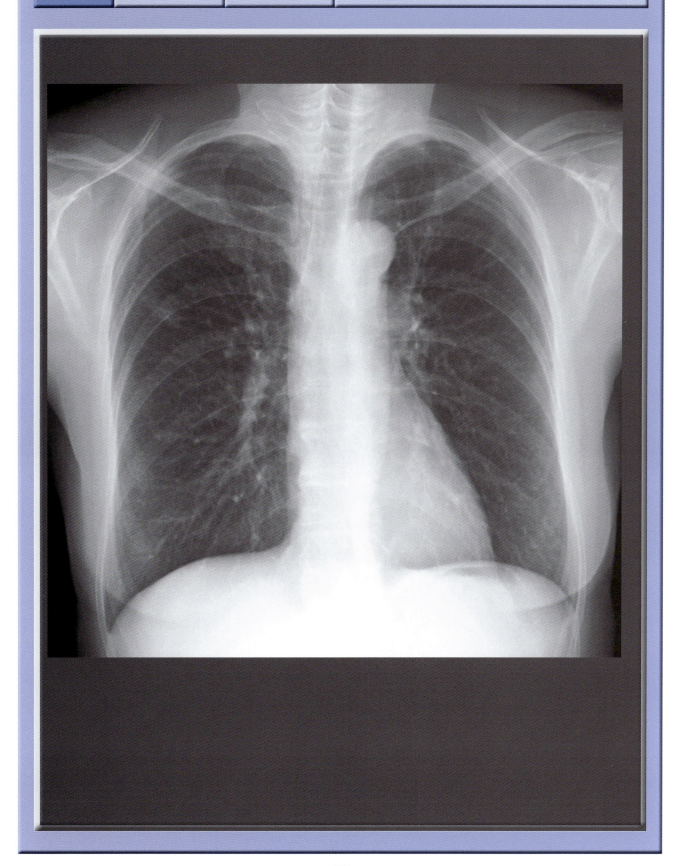

７年間の経過を追えた緩徐に発育するⅠ期肺腺がん

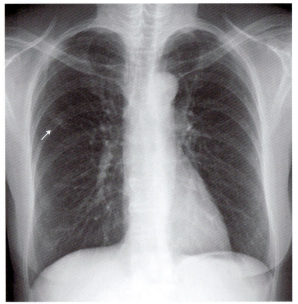

図1　胸部Ｘ線写真正面像

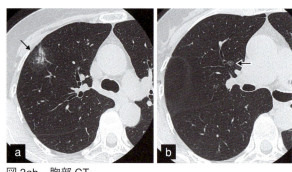

図3ab　胸部CT

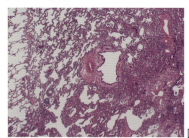

図4　病理組織像

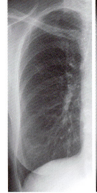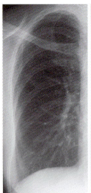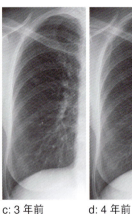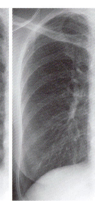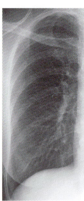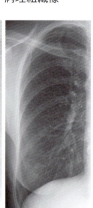

a: 前年　　　b: 2年前　　　c: 3年前　　　d: 4年前　　　e: 5年前　　　f: 6年前　　　g: 7年前

図2a～g　胸部Ｘ線写真正面像：経過

読影のポイント

【胸部Ｘ線写真正面像：図1・図2】

　右中肺野に第3前肋骨、第7後肋骨に重なる長径約30mmの淡い索状の浸潤影を認める（図1：↗）。左右肺野を比較することにより明らかとなる。過去の検診フィルム（図2）との比較読影にて、7年前から緩徐に発育していることがわかる。

【胸部CT：図3】

　右肺上葉S³区域の前胸壁胸膜面に32mmの内部に気管支透亮像を認めすりガラス陰影（GGN）を伴う腫瘤影を認める（a：↘）（＃1）。同じS³区域中枢側に5mmの淡いすりガラス陰影のみの結節影（pure GGN）（＃2）を認める（b：←）。

経過・治療・病理所見

　気管支鏡検査にて＃1腫瘍の生検を施行し腺がんと診断した。遠隔転移を認めず、cT2aN0M0 ⅠB期の術前診断にて手術を施行した。術式は右肺上葉S³区域の2個の病巣を切除する目的で右肺上葉切除術とした。

　S³区域末梢の＃1腫瘍は20×13mmの高分化腺がん、乳頭型、野口type Bであった（図4）。中枢側の＃2結節は5×2mmの高分化腺がん、野口type Bであった。

予後

　術後3年経過し再発の徴候はない。

まとめ

　検診で異常を指摘されたのは今回が初めてであったが、以前の検診フィルムと比較すると、7年前から緩徐に増大していた。高分化腺がんでは発育が緩徐な場合があり、このように後方視的に自然経過を追うことができる場合がある。1年前に限らず数年前の画像とも比較読影することが大切である。

（橋本 大：聖隷浜松病院呼吸器内科）

⑩ 自然経過を追えた肺がん

症例 2	87 歳 男性	1 次読影 d 2 次読影 E	Never smoker

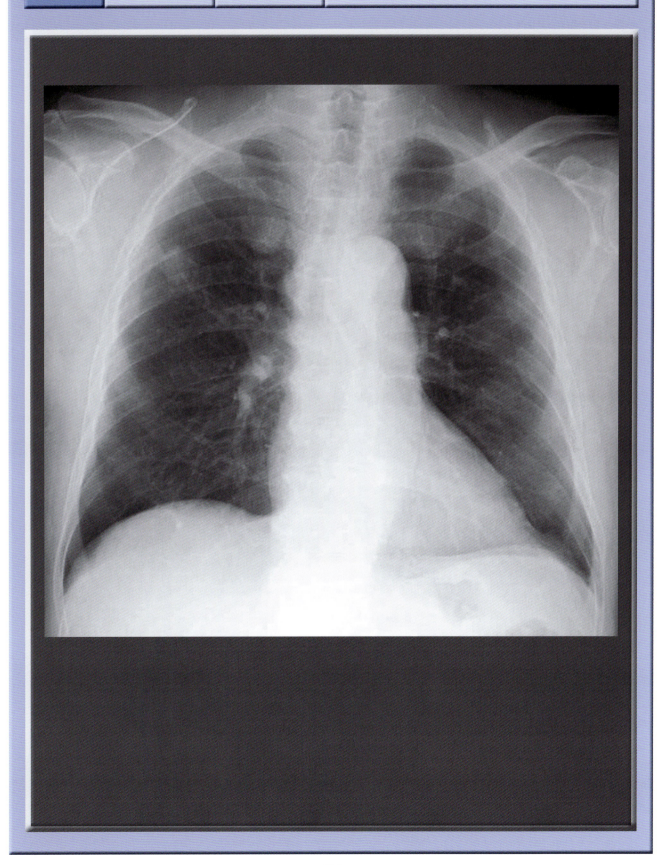

高齢のため無治療にて４年間経過観察した肺腺がん

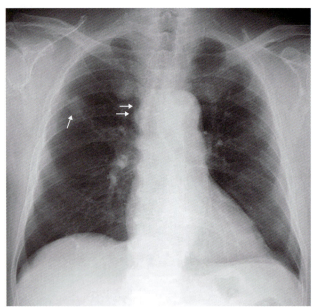

図1　胸部X線写真正面像

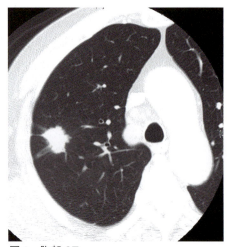

図2　胸部CT

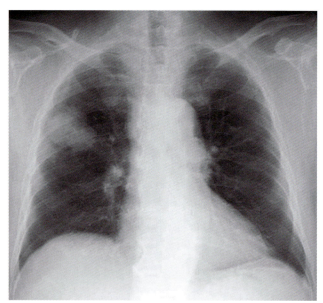

図3　胸部X線写真正面像：2年後

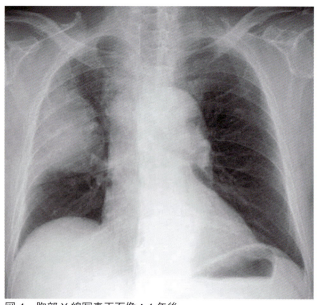

図4　胸部X線写真正面像：4年後

読影のポイント

【胸部X線写真正面像：図1】

　右中肺野第3前肋骨と重なり、淡く比較的境界鮮明な結節影を認める（↑）。肋骨の辺縁あるいは重なりとは明らかにずれており肺野の結節影の指摘は比較的容易である。さらに注意すべき所見は右傍気管線の拡大（⇨）で、上縦隔リンパ節腫大の存在を疑う。

【胸部CT：図2】

　右肺上葉S²区域に pleural indentation、spiculation を伴う長径22mmの充実性の結節影を認める。原発性肺腺がんを強く疑う所見である。

経過・治療・予後

　右肺上葉の原発巣のほか右肺門、縦隔（#4R）リンパ節に腫大を認める。PET検査では原発巣、#4Rリンパ節ともにSUV最大値6.1の集積を認めた。cT1b-N2M0 ⅢA期の右肺上葉腺がんと診断したが、87歳と高齢の進行がんであり手術適応なしと判断しBSCの方針とした。病変は徐々に増大したが、特に自覚症状はなく経過観察を継続した（図3）。約4年後には原発巣、肺門、縦隔リンパ節ともにさらに増大し、咳嗽、呼吸苦、喘鳴も出現した（図4）。右主気管支を閉塞する病変に対するレーザー焼灼、ステント留置をはじめ緩和治療を継続したが、初診より約4年9ヵ月後に原病死した。

　　　　　（雪上晴弘：聖隷三方原病院呼吸器センター外科）

⑩ 自然経過を追えた肺がん

症例 3	61歳 男性	1次読影 d 2次読影 E	Current smoker, BI: 820 20本/日×41年間

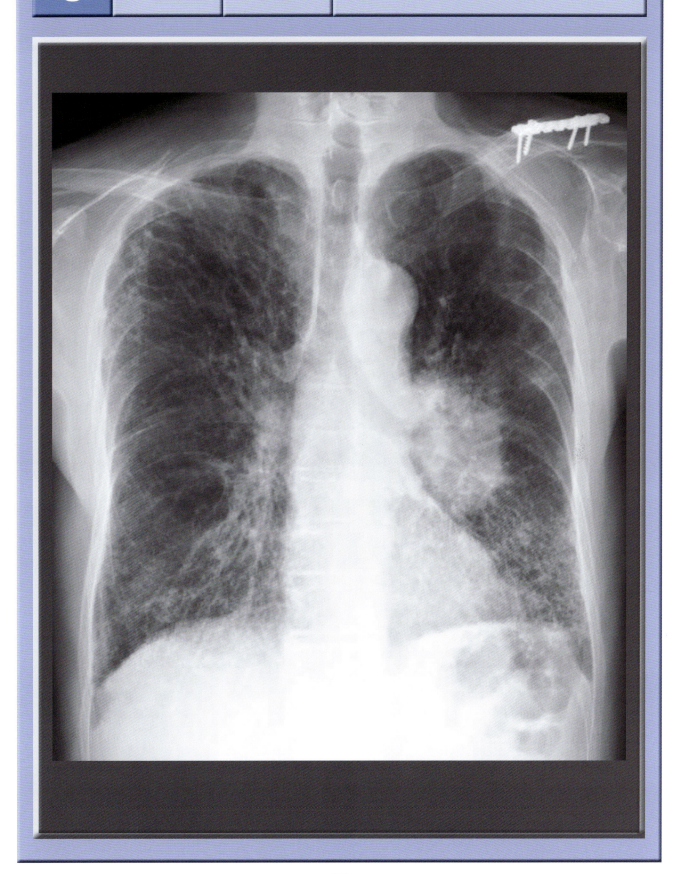

2年前に胸部異常陰影を指摘されたが放置し進行した肺扁平上皮がん

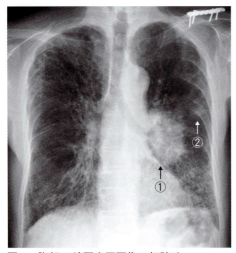

図1　胸部X線写真正面像：初診時

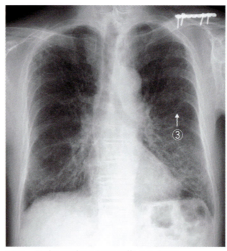

図2　胸部X線写真正面像：2年前

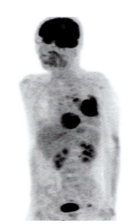

図5　PET検査：初診時

【胸部X線写真正面像：図1・図2】

左肺門部に長径50mmの塊状影を認める（図1：①↑）。その末梢の中肺野胸壁側に小結節影も認める（同：②↑）。肺野全体に線状網状影を伴い両側下肺野優位である。2年前（図2）には左肺門部に異常陰影を認めないが、この時指摘された中肺野の小結節影（③↑）は増大している。

【胸部CT：図3・図4】

左肺上葉S^{1+2}区域前方に胸壁に接し spiculation を伴う充実性結節影を認め、さらに左肺下葉S^6区域には充実性の塊状影を認める。B^6気管支は途絶している（図3）。ともに肺がんを疑う所見である。上葉の結節影は2年前（図4）にも存在し、比較的ゆっくりと増大している。下葉の塊状影は2年前には存在しないことから新たに発生し急速に増大したものである。この経過から、2つの腫瘍の関係は肺内転移ではなく、多発がんと考える。全体に気腫が著明で間質性肺炎を合併しており、特に下葉背側は蜂巣肺を伴う気腫合併肺線維症（CPFE）である。

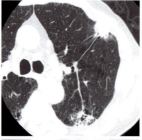
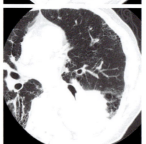
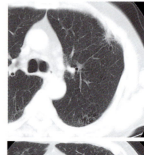
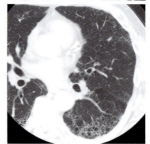

図3　胸部CT：初診時　　図4　胸部CT：2年前

経過・治療・予後

腫瘍マーカーは CEA が5.1と軽度上昇（正常 <5.0）、SCC は6.6（正常 <1.5）、CYFRA は12.7（正常 <3.5）と上昇していた。

肺機能検査は肺活量 3.14L（81.6%）、1秒量 2.81L（89.2%）、%DLco 76.0% であった。

左下葉の塊状影からの気管支鏡検査にて扁平上皮がんと診断した。PET 検査（図5）にて2つの腫瘍性病変にはともに強い FDG の集積を認めた（上葉の結節影：SUV 最大値6.5、下葉の塊状影：SUV 最大値20.1）。他部位には異常集積を認めなかった。以上より下葉の肺がんは cT2bN0M0 IB 期と診断した。上葉の結節影の確定診断は得られなかったが、経過、画像所見からも多発がん cT2bN0M0 IB 期と診断した。CPFE による拡散能（%DLco）の低下を認め、耐術能なしと判断し、カルボプラチン＋パクリタキセルによる化学療法を開始したが約1年で原病死した。

まとめ

本例では2年前に精査を希望しなかったことから自然経過を追うことができた。上葉の肺がんの組織診断が得られていないが、組織型の相違が発育速度の異なる原因かもしれない。下葉の肺がんは2年前に蜂巣肺しかなかったところに出現し急速増大していた。CPFE には肺がんを合併しやすいので注意深く経過を観察する必要がある。

（鈴木恵理子：聖隷三方原病院呼吸器センター外科）

⑩ 自然経過を追えた肺がん

症例 4	78 歳 男性	1 次読影 d 2 次読影 E	Ex-smoker, BI: 900

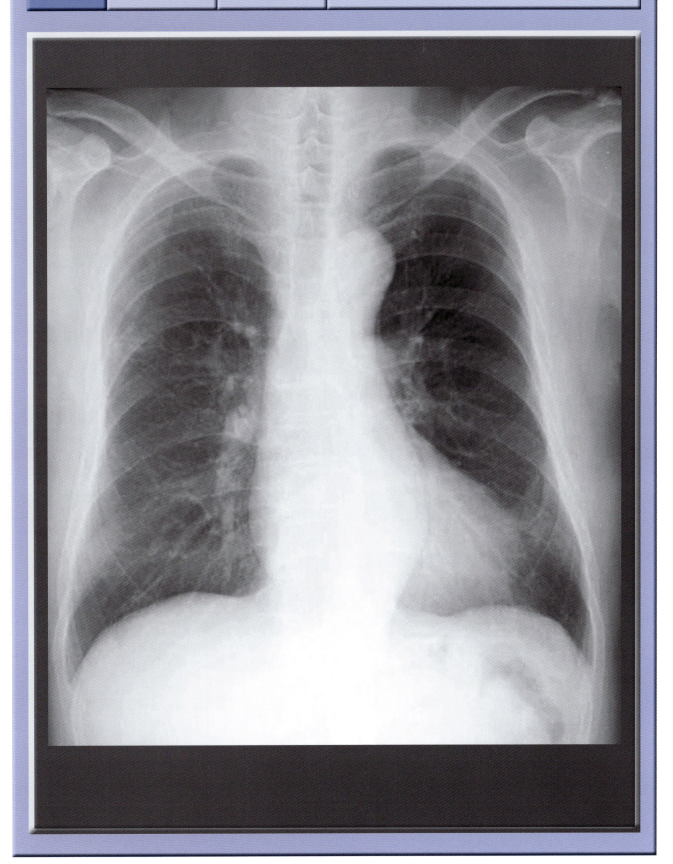

2年前から指摘されたが、治療を希望せず経過観察した発育の遅い肺腺がん

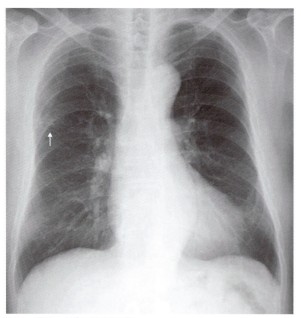

図1　胸部X線写真正面像

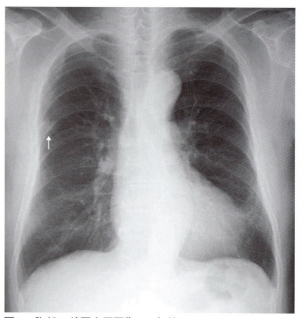

図2　胸部X線写真正面像：2年前

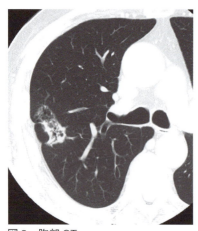

図3　胸部CT

読影のポイント

【胸部X線写真正面像：図1・図2】

　右中肺野胸壁側末梢に第6後肋骨と重なる境界不明瞭で不整形な淡い腫瘤影を認める（図1）。2年前の胸部X線写真（図2）と比較するとわずかに増大傾向があり悪性腫瘍の可能性を考えられる。

【胸部CT：図3】

　右肺上葉S²区域に長径35mmのspiculation、2ヵ所の胸膜陥入、含気、気管支透亮像を伴う腫瘤影を認める。

経過・治療

　2年前の検診にて同一の異常陰影を指摘されたが、精査、治療を希望せず経過観察となっていた。今回の検診にて陰影が増大傾向を示し、肺がんが強く疑われたため精査を希望した。術中迅速病理で腺がんの診断を得たため、右肺上葉切除術を施行した。

病理所見

　腫瘍は18×18×16mm（図4）、高分化腺がんでpT2aN0M0 IB期であった（図5）。

予後

術後4年半経過し、再発の徴候はない。

まとめ

　治療を希望しないことから偶然に自然経過を観察可能となった。幸いに進行が遅かったので2年後の治療時にもI期で治癒切除を実施可能であった。

（設楽将之：聖隷三方原病院呼吸器センター外科）

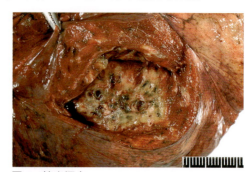

図4　摘出標本

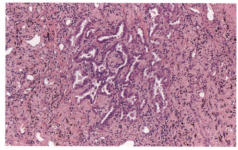

図5　病理組織像

組織型の特徴を備えた肺がん

KEY POINT

1. 各組織型に特徴的な胸部 X 線写真所見を理解すれば組織型を推定可能である。
2. 各組織型における腫瘍増殖形式の理解が重要である。
3. 胸部 X 線写真での組織型の特徴は、腫瘍陰影そのものの場合と、腫瘍の進展に伴う二次陰影の場合がある。

　原発性肺がんの中には組織型の特徴を備えた胸部 X 線写真所見を呈するものがある。すなわち、胸部 X 線写真所見から肺がんという診断だけでなく、その組織型まで推定できるものも存在する。組織型推定のためには、各組織型における腫瘍増殖形式の理解が重要である。肺がんの 4 大組織型すなわち、腺がん、扁平上皮がん、大細胞がん、神経内分泌腫瘍（小細胞肺がん、大細胞神経内分泌がん等）についてその増殖形式、およびその特徴的な胸部 X 線所見について述べる。

■ 1. 腺がん

　肺腺がんの発生部位は主に肺野末梢で気管支、肺血管を周囲から取り囲み進展し、結節影あるいは腫瘤影を呈するのが一般的である。肺腺がんは多彩な組織型を有し、胸部 X 線像にも組織型が反映されるため肺腺がんの組織分類を理解しておくことは重要である。

　2015 年春に改訂された WHO 分類第 4 版では肺腺がんは、上皮内腺がん（非浸潤がん：30mm 以内の細気管支肺胞上皮がん）、微小浸潤性腺がん（30mm 以内の細気管支肺胞上皮がんで浸潤部が 5mm 以内）、浸潤性腺がん、浸潤性粘液腺がん（旧名：粘液産生性細気管支肺胞上皮がん）、その他に分類している。浸潤性腺がんの腫瘍増殖パターンは、置換性増殖、腺房状増殖、乳頭状増殖、微小乳頭状増殖、充実型増殖（低分化な増殖）の 5 つに分類されている。置換性増殖は肺胞上皮を置換するように非浸潤性に増殖し、微小乳頭状増殖以外の 3 パターンは肺胞構造を破壊しつつ浸潤性に増殖する。浸潤性腺がんは小型（20mm 以下）の場合には単一の増殖パターンを呈するが、20mm 以上になると複数の増殖パターンが混在していることが多い。以下、胸部 X 線写真における上記組織型を反映する所見を述べる。

　上皮内腺がんと微小浸潤性腺がんの非浸潤部は肺胞上皮を置換するように増殖し肺胞腔に含気が残存することから、非常に淡い濃度の結節影あるいは腫瘤影として認識できる。しかし、心陰影や横隔膜陰影等と重なる場合や、CT でかろうじてすりガラス陰影として確認できる程度の淡い濃度のときには胸部 X 線写真での指摘は困難である。

　浸潤型腺がんの中でも高分化腺がんは中心部に間質の線維化、次いで瘢痕化を来し、辺縁部に肺胞置換型増殖を認めることが特徴である。胸部 X 線写真では、その線維・瘢痕化に伴う収縮機転により腫瘍に巻き込まれている気管支、肺血管の収束像や胸膜陥入像を認め、辺縁は淡い濃度となる。また腫瘍中心部では線維・瘢痕化による牽引性気管支拡張のため気管支透亮像を呈することもある。

　一方、低分化腺がんは充実性に、また周囲の正常肺を圧排するように進展するため胸部 X 線写真では辺縁明瞭で濃度の高い結節影または腫瘤影を呈する。しかし、他の末梢充実性結節影（扁平上皮がん、小細胞肺がん、大細胞がん）との鑑別は難しい。

　浸潤性粘液腺がんは細胞質内に粘液を含む腫瘍細胞が肺胞上皮置換性に増殖することによ

り肺胞内は粘液で充たされている。他の腺がんとは異なり、経気道的に肺内転移することが特徴で、典型例の胸部X線写真では多発結節影や、すりガラス状の肺炎様陰影を呈する。

　他の組織型に比べ肺腺がんに頻度が高いものとして、胸膜播種による悪性胸水貯留とがん性リンパ管症が挙げられる。胸部X線写真では所見が胸水貯留のみということもあるが、葉間や胸膜に結節影や腫瘤影を認めることもある。がん性リンパ管症ではリンパ管が存在する広義の間質の肥厚を反映して、肺門側から末梢肺野に広がる線状・索状影、肺野のびまん性粒状影や線状影（Kerley の B 線）、肺門部血管影の不鮮明化などが特徴的である。胸水貯留や肺門縦隔リンパ節腫大を伴うこともある。

■ 2. 扁平上皮がん

　扁平上皮がんは中心型（肺門型）と末梢型（肺野型）に大別される。

　中心型の大半は区域気管支または亜区域気管支から発生する。その早期には病変が気管支壁内に限局するが、進行に伴い長軸および垂直方向に進展し肺実質内に結節や腫瘤を形成する。胸部X線写真では、早期には病変の指摘は困難であるが、気管支内病変の進展により気管支の狭窄あるいは閉塞を生じると特徴的な二次変化像（含気減少、無気肺、閉塞性肺炎、粘液貯留）を呈する。無気肺や閉塞性肺炎と同時に認められる胸水は炎症性の可能性もある。

　末梢型の扁平上皮がんは充実性、圧排性に増殖する。腫瘍の増大に伴いその中心は壊死に陥り、時に空洞を形成する。末梢型扁平上皮がんの末梢肺にはリポイド肺炎等の閉塞性肺炎を伴うことも多い。胸部X線写真では境界明瞭な充実性結節影・腫瘤影の場合には他の充実性腫瘍（低分化腺がん、小細胞肺がん、大細胞がん）との鑑別は難しいが、内部に空洞を認めれば扁平上皮がんの可能性が高くなる。末梢肺に閉塞性肺炎を伴った場合には、腫瘍自体の陰影に変化が加わることもある。

■ 3. 大細胞がん

　大細胞がんは肺末梢に発生する充実性腫瘍で圧排性に増殖し、その発育速度は速く、大きな腫瘤影で発見されることが多い。病変の内部に壊死を伴いやすいが、扁平上皮がんと異なり空洞形成は稀である。胸部X線写真上は大細胞がんによる結節影・腫瘤影は境界明瞭な充実性陰影であり、同様な所見を呈する低分化な扁平上皮がんや腺がんとの鑑別は困難である。

■ 4. 神経内分泌腫瘍（小細胞肺がん、大細胞神経内分泌がん）

　WHO 分類第 4 版では、小細胞肺がんと大細胞神経内分泌がんは神経内分泌腫瘍として一括する分類となった。小細胞肺がんは中枢側の比較的太い気管支や末梢肺内に発生する。

　中枢側発生の場合、気管支粘膜上皮下を長軸方向に浸潤性に進展する。結節や腫瘤を形成するものとしないものがある。小細胞肺がんは非常に増殖が速く、早期から肺門縦隔リンパ節転移を伴い、それらの著明な腫大を認めることも多い。中枢側気管支の狭窄を伴うが、気管支粘膜上皮は保たれることが多く、肺門型扁平上皮がんと比べ末梢肺の二次性変化は軽度であることが多い。胸部X線所見は、気管支の長軸方向進展が主体の場合には、羽毛状、火炎状陰影を呈する。長軸進展に垂直進展が加わると結節あるいは腫瘤を形成し、転移した肺門・縦隔リンパ節と一塊となり大きな肺門部腫瘤影あるいは塊状影を呈することも多い。原発巣と対側の縦隔リンパ節腫大を伴うこともある。

　末梢側発生（亜区域より末梢）の場合にはその破壊性増殖を反映し、境界明瞭な充実性結節・腫瘤を形成することが多いが、その内部に空洞を伴うことは少ない。

　大細胞神経内分泌がんは肺末梢から発生することが多く、胸部X線写真では末梢型小細胞肺がんと同様に境界明瞭な充実性結節・腫瘤影を呈する。

【参考文献】
1）下里幸雄ら（編）．腫瘍病理鑑別疾患アトラス 肺 第 2 版．文光堂．2004
2）深山正久ら（編）．腫瘍病理鑑別疾患アトラス 肺癌．文光堂．2014
3）新野 稔．胸部 X 線診断の基礎知識．医学書院．1992
4）日本肺癌学会編．臨床・病理　肺癌取り扱い規約 第 7 版．金原出版．2010
5）W.D.Travis, et al. WHO Classification of Tumours of the Lung, Pleura, Thymus and Heart. 2015

（朝井克之：浜松医療センター呼吸器外科）

⑪　組織型の特徴を備えた肺がん

症例 1	76 歳 男性	1 次読影 b 2 次読影 E	Ex-smoker, BI: 900

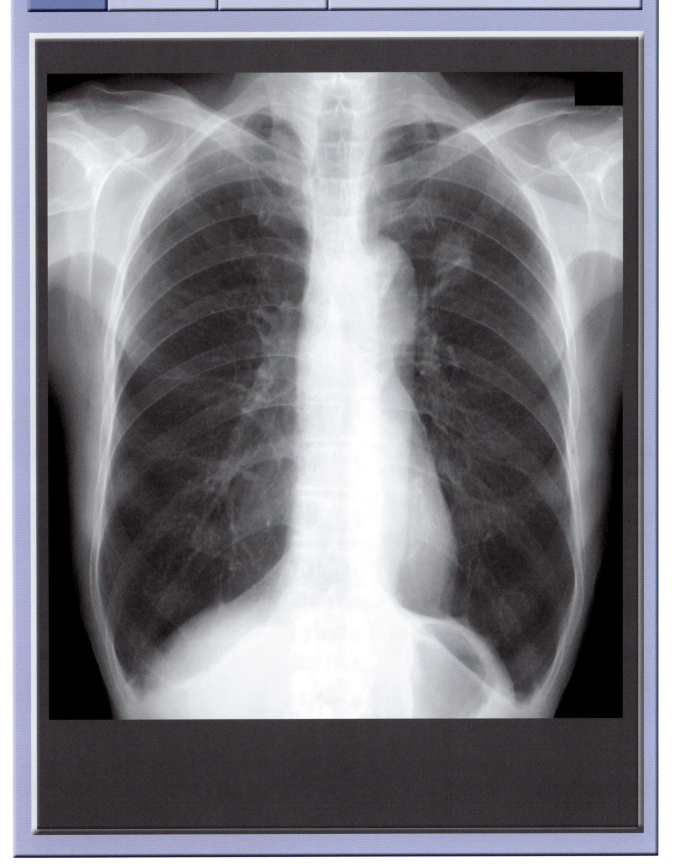

腺がん（充実性陰影）

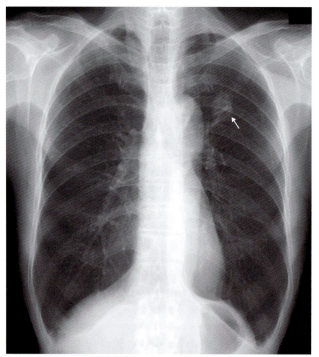

図1　胸部X線写真正面像

読影のポイント

【胸部X線写真正面像：図1】

　左上肺野に第2前肋骨と一部重なる長径33mmの境界明瞭で辺縁不整な充実性の腫瘤影を認める（↖）。第2前肋骨と一部重なっているが腫瘤影の尾側は第2前肋間に突出しており、明らかな左右差があることから1次読影から指摘すべき陰影である。

【胸部CT：図2】

　左肺上葉S³区域に長径33mmの境界明瞭、辺縁不整で周囲にspiculationと胸膜陥入像を伴う充実性腫瘤影を認める。原発性肺がんを疑う所見である。

経過・治療

　本症例は気管支鏡検査で肺腺がんと診断した。縦隔条件のCTではリンパ節腫大はなく、頭部MRI、PET検査で遠隔転移を認めなかったため、術前病期cT2aN0M0 IB期と診断した。肺活量2.20L（65.2%）と拘束性換気障害があり、パフォーマンスステイタスも1と低下していたため、消極的縮小手術として左肺上大区域切除術を施行した。

病理所見

　病理診断は乳頭状増殖優位型浸潤性肺腺がん（Invasive adenocarcinoma, papillary predominant）で（図3）、papillary pattern以外にもlepidic patternやmicropapillary patternも認めた（図4）。術後病理病期はpT2aN0M0 IB期であった。

予後

　本症例は病理病期がIB期だったため、ガイドラインに基づいてテガフール・ウラシル配合剤内服による術後補助化学療法を施行した。術後補助化学療法施行中の術後6ヵ月目に皮下結節が出現し、切除したところ皮下転移再発であった。その後、対症療法を行っていたが、術後10ヵ月で急性脳梗塞にて他病死した。

まとめ

　Micropapillary patternを伴う症例では早期からリンパ管浸潤や血管浸潤、リンパ節転移、遠隔転移をきたす症例が多く、I期肺腺がんでもmicropapillary patternがあると有意に予後が悪いことが報告されている[1]。本症例でも術後早期に再発をきたした。

　本症例の画像所見では充実性陰影を示し、不整な辺縁やspiculation、胸膜陥入像を伴っていたが、これらは一般的な肺がんの画像所見である。Micropapillary patternを伴う腺がんに特異的な画像所見があるわけではない。

　　　　　1) Nagano T et al. Lung Cancer. 2010 Mar; 67: 282-9

（清水　恵・船井和仁：浜松医科大学医学部附属病院呼吸器外科）

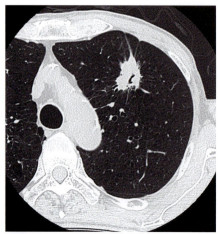

図2　胸部CT

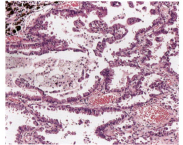

図3　病理組織像

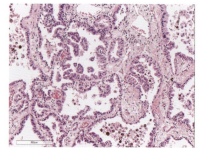

図4　病理組織像

⑪ 組織型の特徴を備えた肺がん

症例 2	84 歳 男性	1 次読影 c 2 次読影 E	Current smoker, BI: 1,300

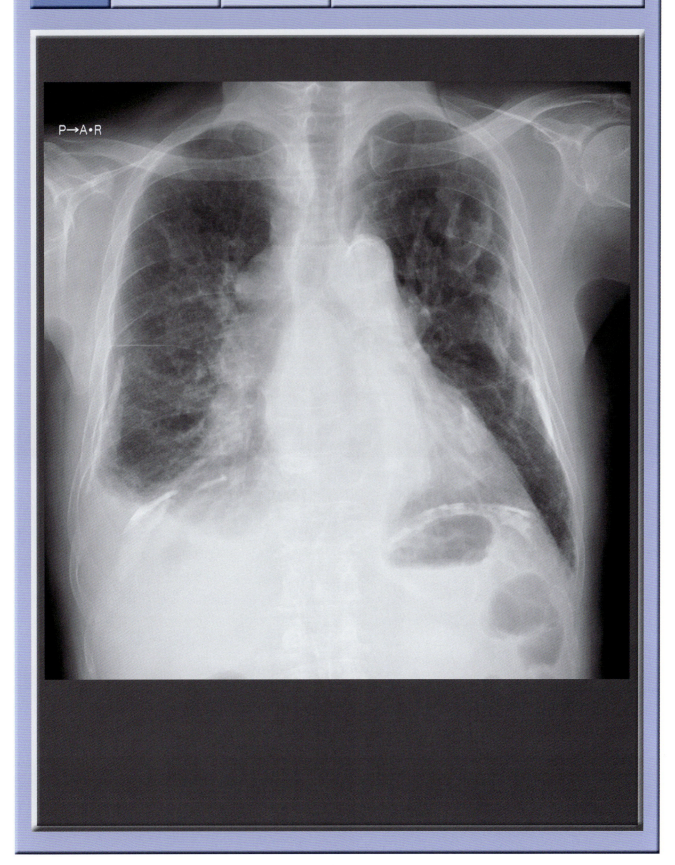

縦隔陰影が急速進展した大細胞神経内分泌がん

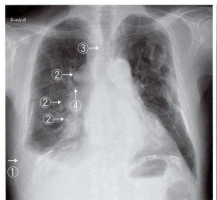
図1　胸部X線写真正面像

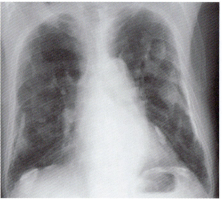
図2　胸部X線写真正面像：前年

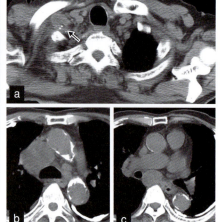
図3a〜c　胸部CT

読影のポイント

【胸部X線写真正面像：図1・図2】

両肺野胸壁側、横隔膜面に多発する線状の石灰化を認める。いずれも陳旧性の陰影と思われる。右肋骨横隔膜角の鈍化を認める（図1①：→）ので胸水貯留を疑うが、陳旧性胸膜肥厚の可能性もあるので以前の検診写真との比較を要する。右上縦隔から肺門、心右縁に至る縦隔の拡大を認める（図1②：→）。右傍気管線の肥厚（図1③：→）、上葉気管支の尾側への偏位（図1④：↑）を認めるので縦隔から肺門リンパ節の腫大があることが予想される。前年の胸部X線写真（図2）との比較読影では胸膜の散在性の石灰化を認めるものの右肋骨横隔膜角の鈍化はなく胸水が貯留していると判断できる。縦隔の拡大もなく、肺がん、縦隔腫瘍を疑わなければならない。

【胸部CT：図3】

右鎖骨上窩リンパ節は長径18mmに腫大している（a：↘）。胸腔内では気管前リンパ節（#4R）が長径50mmと著明に腫大し（b）、他の縦隔リンパ節（#4L、#7）も多数腫大している（c）。肺内には結節影、腫瘤影を認めず、明らかな肺がんの原発巣を認めない。胸膜プラークが散在し、右胸水が少量貯留している。

病理所見

右鎖骨上窩リンパ節生検にて低分化神経内分泌がんの所見であり、cT1aN3M0 ⅢB期の診断となった。N/C比の大きな異型細胞が充実、索状に増殖している（図4）。肺原発であれば大細胞神経内分泌がん（Large cell neuroendocrine carcinoma: 以下LCNEC）も鑑別に挙がる所見であった。

予後

積極的治療の希望がなく、best supportive careと

なった。診断から1ヵ月後にがん性胸膜炎を発症したため、OK-432による胸膜癒着術を施行した。以降、呼吸困難感に対しオピオイド投与による緩和医療を施行したが、4ヵ月後に原病死した。

まとめ

LCNECは類器官構造、索状、ロゼット様、柵状配列など神経内分泌分化を示唆する組織学的特徴をもつ大細胞がんであり、切除肺がんの約3％を占める稀な腫瘍である。9割以上が喫煙者での発症である。LCNECの画像所見の特徴は末梢性の境界明瞭で分葉状の充実性腫瘍とされているが、本例のように末梢肺野の病変を指摘できない症例もある。進行速度が速く非小細胞肺がんでありながら同じ神経内分泌腫瘍に分類される小細胞肺がんに似た特徴をそなえ、早期に縦隔リンパ節転移をきたす。小細胞肺がんとは細胞質が豊富、核クロマチンが粗造、核小体が目立つといった点で鑑別をする。予後は不良であり、5年生存率は35.3％であり、化学療法としては小細胞肺がんに準じてシスプラチン＋エトポシドを選択することが多い。

（小笠原 隆：浜松医療センター呼吸器内科）

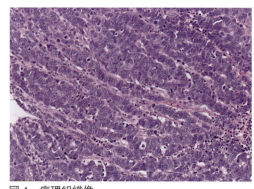
図4　病理組織像

⑪ 組織型の特徴を備えた肺がん

症例 3	82 歳 男性	1 次読影 e 2 次読影 E	Ex-smoker, BI: 900

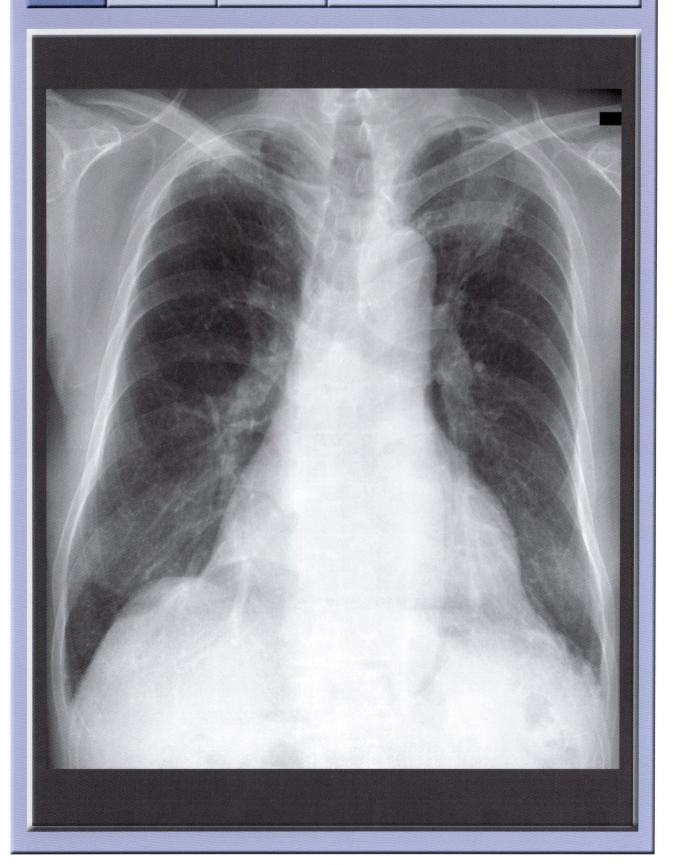

急速増大した低分化扁平上皮がん

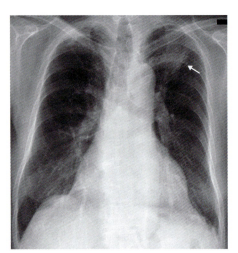

図1　胸部X線写真正面像

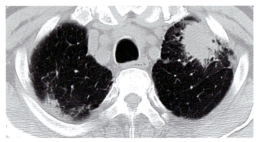

図3　胸部CT

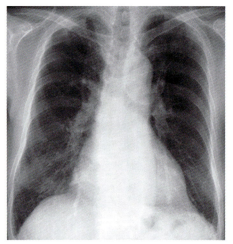

図2　胸部X線写真正面像：11ヵ月前

読影のポイント

【胸部X線写真正面像：図1・図2】

　左上肺野鎖骨の尾側に第1、2前肋骨に重なって辺縁不整、境界不明瞭な腫瘤影を認める（図1：↖）。後方視的には11ヵ月前の検診写真（図2）で第2前肋骨に重なる淡い小さな結節影を認める。11ヵ月の経過で急速な増大を呈している。

【胸部CT：図3】

　軽度の気腫化を背景に、左肺上葉S^{1+2}区域腹側胸膜面に接して長径40mm、辺縁不整な腫瘤影を認める。比較的大きな腫瘤影であるがspiculationやnotchの形成ははっきりせず、境界は明瞭である。

経過・治療・予後

　診断のため気管支鏡検査を行い、左肺上葉B^{1+2}aiiの気管支擦過から扁平上皮系の悪性細胞を検出した。PET検査では同部位にSUV最大値21.15の強いFDGの集積を認めたが、他部位には集積を認めず、頭部MRIでも明らかな転移巣は指摘できなかった。術前診断は肺扁平上皮がん（cT2aN0M0 IB期）となり、胸腔鏡補助下左肺上葉切除切除術、リンパ節廓清を施行した。約5年の経過で再発を認めていない。

病理所見

　原発巣（図4a）の大きさ：35×40×45mm、組織型：扁平上皮がん、低分化型。組織所見：シート状増殖をする腫瘍組織を認める。N/Cの高い異型細胞が目立つが、ごく一部に角化傾向を認め扁平上皮がんの所見である（図4b）。V1、Ly0、pl1、pm0、d0、Br (-)、PLC (-)、pT2aN0M0 IB期。

まとめ

　扁平上皮がんは高齢の男性に多く、重喫煙者がほとんどを占める。約65%は太い中枢気管支に発生するが、亜区域枝より末梢に発生するものは結節影や腫瘤影を呈する。末梢扁平上皮がんはブラ（bulla）や肺気腫、線維化、瘢痕などの既存病変がある肺実質に発生することが多く、その場合、腫瘍の進展が修飾される。このため、ブラの壁や瘢痕巣に接した不整形の限局性陰影は、炎症との鑑別のため慎重な対応を要する。

　腺がんでは周囲にすりガラス陰影や棘状突起（spiculation）、ノッチ（notch）、胸膜陥入像（pleural indentation）、血管・気管支の収束像（convergence）を伴うことが多いが、扁平上皮がんではこの傾向が弱い。末梢発生の低分化扁平上皮がんでは急速増大することがあることを知っておく必要がある。

参考：村田他．胸部のCT 第3版．メディカル・サイエンス・インターナショナル

（矢野利章：浜松医療センター呼吸器内科）

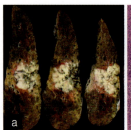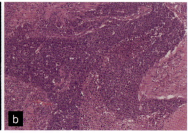

図4　a：摘出標本、b：病理組織像

⑪ 組織型の特徴を備えた肺がん

| 症例4 | 66 歳 女性 | 1 次読影 b
2 次読影 E | Never smoker |

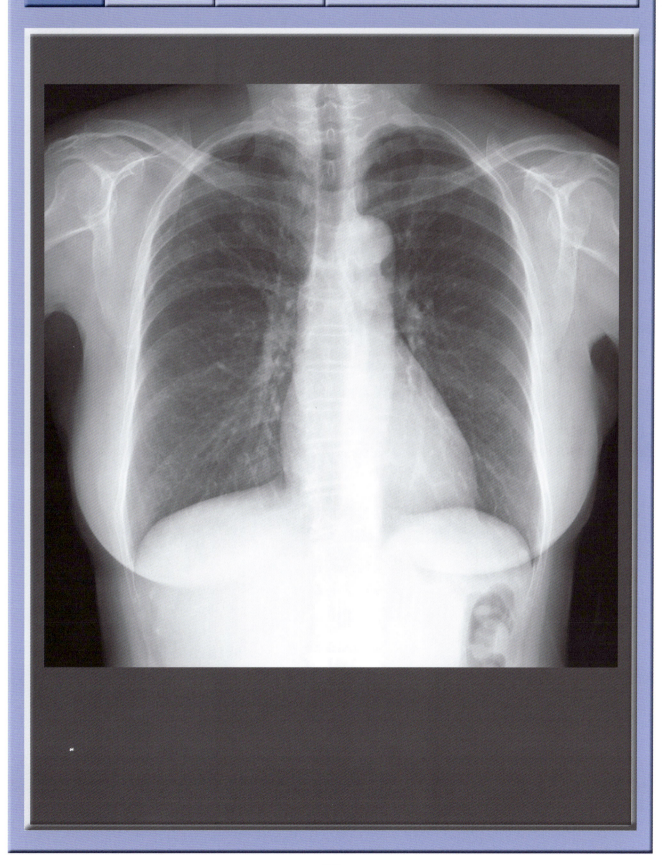

細気管支肺胞上皮がん（pure GGN pattern）

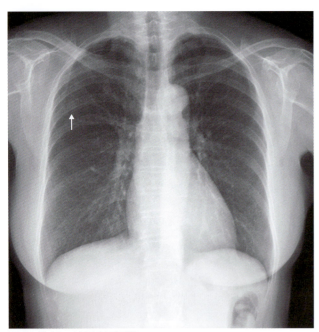

図1 胸部X線写真正面像

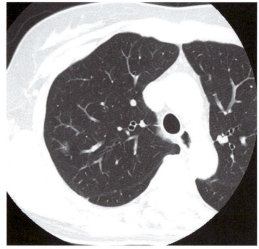

図2 胸部CT

読影のポイント

【胸部X線写真正面像：図1】

　右上肺野胸壁側の第6後肋骨に重なり、境界不明瞭な淡い結節影を認める（↑）。1次読影医は指摘できなかった。左右肺野の比較により異常が明らかとなる。肋骨の変形はないので肋骨骨折は否定的である。

【胸部CT：図2】

　右肺上葉 S^2 区域に長径10mm のすりガラス陰影（ground glass nodule：GGN）を認める。この結節影は全体に肺胞内の気腔構造を保持していて内部には A^2b の走行を確認できる。このように内部に濃度上昇域を伴わない結節影を pure GGN という。

経過・治療

　PET検査では結節への有意なFDGの集積を認めなかった。CT所見と合わせ早期の右肺がんを疑い、cT1aN0M0 IA期と診断した。積極的縮小手術の方針とし、右肺 S^2 区域切除術を施行した。

病理所見

　腫瘍は bronchioloalveolar carcinoma で $12 \times 10 \times 7$ mm であった。野口 type B、pT1aN0M0、v0、ly0 IA期であった（図3、図4）。

予後

術後5年間経過したが再発兆候を認めていない。

まとめ

　淡い pure GGN は極めて早期の細気管支肺胞上皮がんの典型像である。WHOの新分類ではこのような

野口 type A, B の肺腺がんは adenocarcinoma in situ に分類される。pure GGN を胸部X線写真で指摘することは困難なことが多い。本例では肺野に位置したため左右肺野の比較にて2次読影医が指摘できたが、CT検査にてはじめて発見されることも多い。

（鈴木恵理子：聖隷三方原病院呼吸器センター外科）

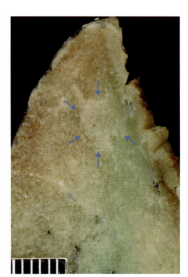

図3 摘出標本

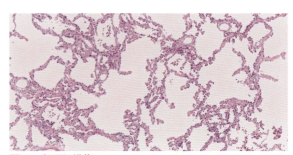

図4 病理組織像

⑪ 組織型の特徴を備えた肺がん

症例 5	75 歳 男性	1 次読影 d 2 次読影 D	Current smoker, BI: 1,590 30 本/日×53 年間

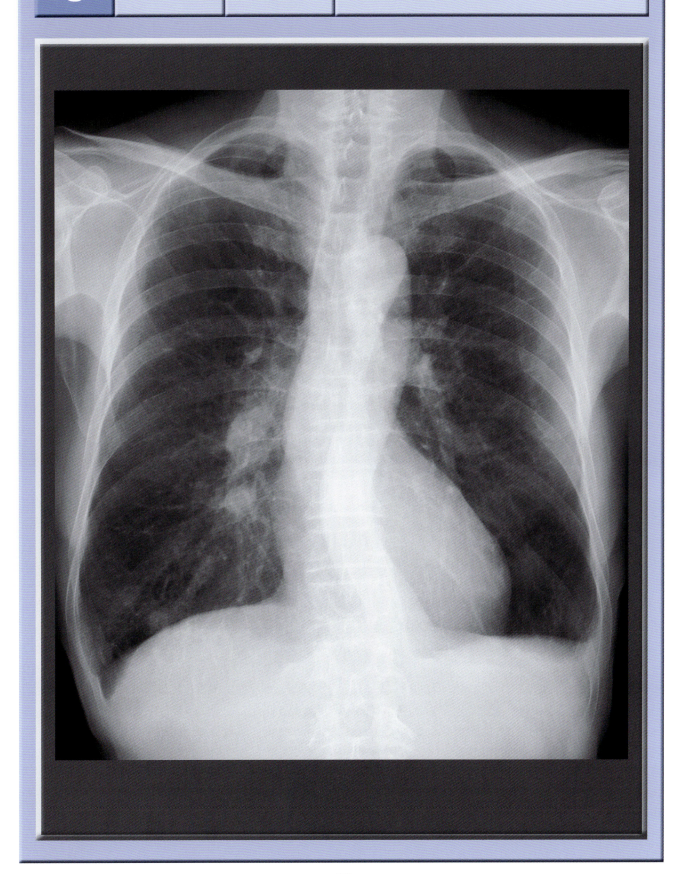

下葉原発で肺門リンパ節に転移した小細胞肺がん

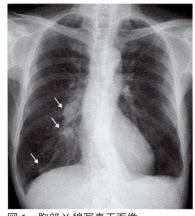
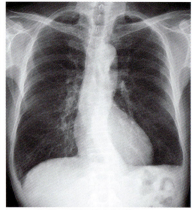
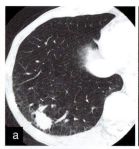
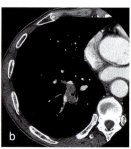
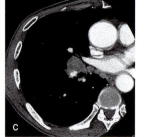
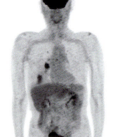

図1　胸部X線写真正面像　　図2　胸部X線写真正面像：7ヵ月前

図3a～c　胸部CT　　　　図4　PET検査

読影のポイント

【胸部X線写真正面像：図1・図2】

　右下肺野横隔膜直上に長径20mm程度の不整形結節影を認める（図1：↘）。結節影の一部は横隔膜上縁と重なりその尾側まで結節影の辺縁を追いかけることができるので背側に位置する病変であることが予想できる（シルエットサイン陰性）。右下肺動脈陰影に重なるようにして長径15mm程度の比較的辺縁明瞭な結節影を、さらにその頭側中間肺動脈付近にも約30×20mmの比較的辺縁明瞭な結節影を認める（図1）。いずれもリンパ節腫大と思われる。7ヵ月前の胸部X線写真（図2）では明らかな異常を認めない。

【胸部CT：図3】

　右肺下葉S^{10}b亜区域末梢の領域に原発巣と考えられる27×18mmの辺縁不整で不均一な造影効果を伴う結節影を認める（a）。同部位から広義の気管支血管束に沿って、リンパ行性に右B^{10}領域の#13区域および#14亜区域の気管支リンパ節（b）、右#11i中下葉の葉気管支間リンパ節、右#12葉気管支周囲リンパ節がそれぞれ腫大し（c）、さらに右#7縦隔リンパ節も軽度腫大している。リンパ節はいずれも内部に低吸収領域を伴った不均一な造影効果を認める。

経過・治療

　腫瘍マーカーはProGRPが386pg/ml（正常＜81）と上昇し、CEAも11.0ng/ml（正常＜5）と上昇していた。診断目的で気管支鏡を行った。右肺下葉S^{10}b亜区域の原発巣で気管支ブラシを、右B^{10}b亜区域入口部で粘膜生検を、右#11iでEBUS-TBNAを施行し、いずれの擦過・吸引細胞診ならびに組織所見からも小細胞肺がんの診断を得た。病期評価を行い、PET検査では右肺下葉原発巣でSUV最大値3.5、右肺門リンパ節ではSUV最大値6.2のFDGの集積を認め（図4）、そ

の他明らかな遠隔転移は認めず、cT1bN1M0 ⅡA期、限局型小細胞肺がんと診断した。

　治療としては同時放射線治療（54Gy/27fr）を併用する形でシスプラチン＋エトポシドによる4クールの化学放射線療法を実施し、good PRとなった。

予後

　初回治療終了13ヵ月後に局所再発をきたした。Sensitive relapseとしてカルボプラチン＋エトポシドを4クール実施し再度PRとなったが、再治療終了2ヵ月後に再び局所で腫瘍増大傾向となった。その後ノギテカン＋パクリタキセルの投与を行ったが最終的にPDとなり、初診時から27ヵ月後に原病死した。

まとめ

　小細胞肺がんは、典型的には肺門部付近の太い気管支に発生し区域または亜区域の気管支壁と周囲を長軸方向に伸展し、高率にリンパ管浸潤をきたし早期から肺門縦隔リンパ節に転移する。一方で本症例のように肺野末梢より発生することも稀ではない。末梢発生では境界明瞭な結節影、不整な樹枝状の結節影、多房様の結節影などを呈することが多い。造影では内部不均一な結節影として造影されるが周辺のすりガラス陰影は伴わない。気管支血管束の肥厚を伴うことも多く、引き続いて高頻度に肺門や縦隔リンパ節転移を形成してくる[1]。

　文献1）　Kobayashi T, et al. HRCT findings of small cell lung cancer measuring 30 mm or less located in the peripheral lung. Jpn J Radiol 2015；33：67-75

（長谷川浩嗣・横村光司：聖隷三方原病院呼吸器センター内科）

他の呼吸器疾患にマスクされた肺がん

KEY POINT

1. 特発性肺線維症、気腫合併肺線維症（CPFE）や石綿肺では肺がんを高率に合併するが、線維化病巣にマスクされて胸部X線では検出が困難である。
2. 肺結核、肺アスペルギルス症等の炎症性疾患に肺がんが合併することも稀にあることを認識しておかなければならない。
3. 既存の呼吸器疾患がある場合、肺がんが既存陰影にマスクされるので慎重な比較読影により新たな陰影の有無を見極める必要がある。

　特発性肺線維症（IPF: idiopathic pulmonary fibrosis）や石綿肺などの慢性線維化性間質性肺疾患では高率に肺がんを合併するが、胸部X線写真では線維化病変にマスクされて小さな異常陰影の指摘が困難なことが多い。また、肺結核、肺真菌症等の医学的に肺がんとの関連性が証明されていない疾患でも肺がんを併発した場合に、既存の炎症性病変にマスクされて指摘が困難なことがある。

　IPFにおける肺がんの合併率は、5～30％と高率であり、IPFの死亡原因の約10％が肺がんであるとの報告がある。IPFにおける肺がんの発生に喫煙の影響もあるものの、IPFであること自体が、肺がんの独立した危険因子であるとされている。IPFに合併する肺がんは、高齢男性、喫煙者に多く、組織型では扁平上皮がんが多いとの報告もあるが、組織型に一定の傾向を認めないという報告もある。発生部位は、末梢肺野、下葉に多いとされており、IPFの線維化病変との関連性が示唆されている（図1）。近年、注目されている気腫

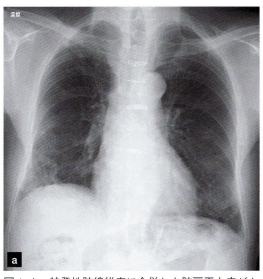
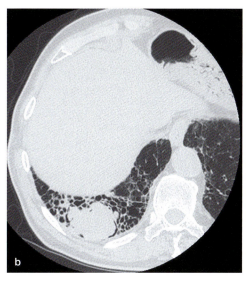

図1 ab　特発性肺線維症に合併した肺扁平上皮がん
a：胸部X線写真正面像＝両側下肺野に網状影を認める。右横隔膜が軽度に拳上しているが、腫瘤影の指摘は困難である。
b：胸部CT＝右肺下葉の蜂巣肺の内部に長径45mmの腫瘤影を認める。

合併肺線維症（CPFE: combined pulmonary fibrosis and emphysema）は、COPDとIPF が合併した病態であり、肺がんの合併頻度は、IPFよりもさらに高率であるとされている。これらの肺がんは線維化病巣の中に発生することが多く、胸部X線写真ではマスクされて早期発見が困難なことが多い。幸いに早期に発見されたとしても呼吸機能障害によって手術適応とならない場合や手術を契機としたIPFの急性増悪、抗がん剤による薬剤性肺障害や放射線肺障害などの問題から治療の選択肢が限られているのが現状である。

　COPDで肺がんを合併する頻度は約 20% 程度という報告があり、逆に肺がんで COPD を合併する頻度は約 40% 程度であるという報告がある。両者ともに喫煙という共通の原因によって発生する疾患であることによる。IPFと同様に早期肺がんであっても呼吸機能障害によって手術適応とならない場合や、手術適応となっても通常より高い術後合併症発生率が問題となる。さらに化学療法や放射線療法の適応が限られる場合も多い。

　胸部X線写真や胸部CTにて明らかな石綿肺がない場合でも石綿曝露歴がある場合には、肺がんで死亡するリスクは曝露歴がない場合と比較して 5.2 倍であるとされている。喫煙による肺がん死亡リスクは非喫煙者の 10.8 倍とされているため、石綿曝露歴のある者が喫煙した場合には、肺がんによる死亡リスクは 53.2 倍になるとされている。問診による石綿曝露歴の確認や胸部X線写真や胸部CTにて石綿曝露の医学的指標である胸膜プラークの有無に注意する必要があり、それらの所見がある場合には、厳重な経過観察が必要である。石綿肺に合併した肺がんではIPFの場合と同様に治療選択肢が限られることが多い。

　結晶シリカはヒトに対して発がん性のあることが証明されており、珪肺症がある場合には、ない場合よりも肺がんの合併頻度が有意に高いと報告されている。

　肺結核、肺非結核性抗酸菌症、肺アスペルギルス症等の炎症性疾患にも肺がんが合併することがある。肺結核と肺がんが合併する確率は、医学的因果関係が明らかにされていないものの、偶然に両者が合併する確率よりも高いとされている。きわめて稀ではあるが、結核病巣から生じる真の瘢痕がん（scar carcinoma）の報告もある。

　IPF、CPFE、石綿肺など慢性線維化性間質性肺疾患は肺がんを高率に合併する病態であるものの胸部X線写真では既存の線維化病巣にマスクされて検出が困難なことが多い。陳旧性肺結核を含めた炎症性肺疾患では多彩な既存の陰影に紛れて肺がんが発生するため、胸部X線では発見が困難な場合がある。このような既存の肺疾患がある症例では慎重な比較読影により初めて新たな病巣を指摘可能となるので、既存陰影にとらわれず新たな陰影の有無を見極める必要がある。

【文献】
1) Ozawa Y, et al. Cumulative incidence of and predictive factors for lung cancer in IPF. Respirology. 2009 Jul; 14: 723-728
2) Sugino K, et al. Comparison of clinical characteristics and prognostic factors of combined pulmonary fibrosis and emphysema versus idiopathic pulmonary fibrosis alone. Respirology. 2014; 19: 239-245

（豊嶋幹生：浜松労災病院呼吸器内科）

⑫ 他の呼吸器疾患にマスクされた肺がん

症例 1	82 歳 女性	1 次読影 c 2 次読影 E	Never smoker

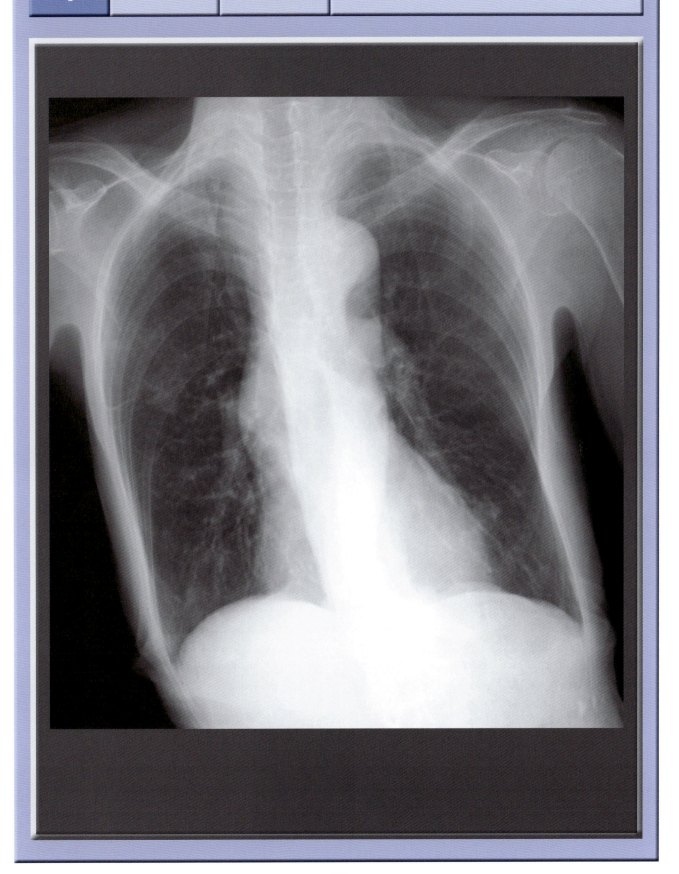

肺非結核性抗酸菌症を合併し、診断困難であった陰影

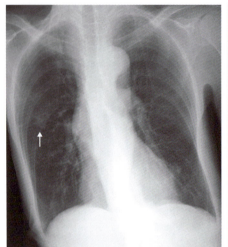

図1　胸部X線写真正面像

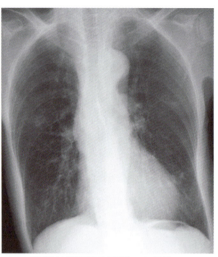

図2　胸部X線写真正面像：2年前

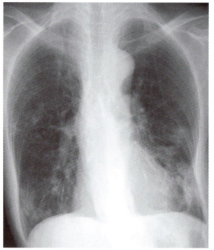

図3　胸部X線写真正面像：3年前

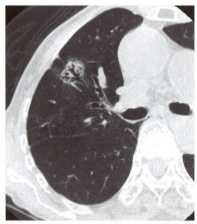

図4　胸部CT：spiculation を伴う像を認める

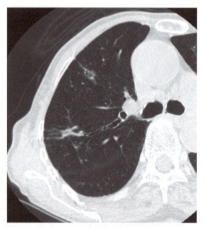

図5　胸部CT：気管支拡張変化を伴い肺非結核性抗酸菌症と考えられる

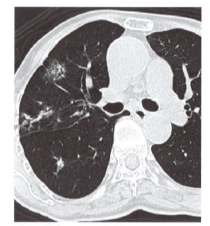

図6　胸部CT：3年前

読影のポイント

【胸部X線写真正面像：図1〜3】

　右中肺野に第8後肋骨と重なって不整形な結節影を認める。胸膜陥入像を疑う索状陰影が右胸膜側に連続している（図1：↑）。元来肺非結核性抗酸菌症と診断し、経過観察されていた陰影である。2年前（図2）、3年前の胸部X線写真（図3）との比較読影では同部位に結節様陰影を認めるが、増大傾向である。慢性気道炎症には少量マクロライド療法が奏功し他の肺野病変は改善しているので肺がんの可能性も念頭に置かなければならない。

【胸部CT：図4〜6】

　右肺中葉 S^4 区域に胸膜陥入像、spiculation を伴う不整形な結節影を認め、内部に拡張した気管支透亮像と周囲に淡いすりガラス陰影を伴っている（図4）。別部位のスライスでは同一肺葉内に散在する小葉中心性の小結節影と気管支拡張性変化を伴い、肺非結核性抗酸菌症の典型的な所見を呈している（図5）。この結節影は内部に気管支拡張の所見を認めることから肺がんと肺非結核性抗酸菌症との鑑別が重要となる。結節周囲の spiculation や充実成分が以前の画像（図6）と比べて増大傾向があることから肺がんを疑わなければならない。

経過・治療

　気管支鏡による経気管支的生検にて肺腺がんと病理診断した。PET検査にて右肺中葉 S^4 区域の結節影に強いFDGの集積を認めたが、他臓器への遠隔転移の所見はなかった。臨床病期はcT1aN0M0 IA期であり、手術療法が検討された。しかし高齢であり、本人・家族の希望により定位放射線治療を施行した。

予後

　治療終了後2年が経過したが、再発を認めていない。EGFR遺伝子変異（Exon 19 deletion）が陽性であり、再発の際にはEGFR-TKI治療の適応も考慮される。

　　　　　（下村 巖・中村秀範：聖隷浜松病院呼吸器内科）

⑫ 他の呼吸器疾患にマスクされた肺がん

症例 2	82 歳 男性	1 次読影 d 2 次読影 D	Ex-smoker, BI: 1,600

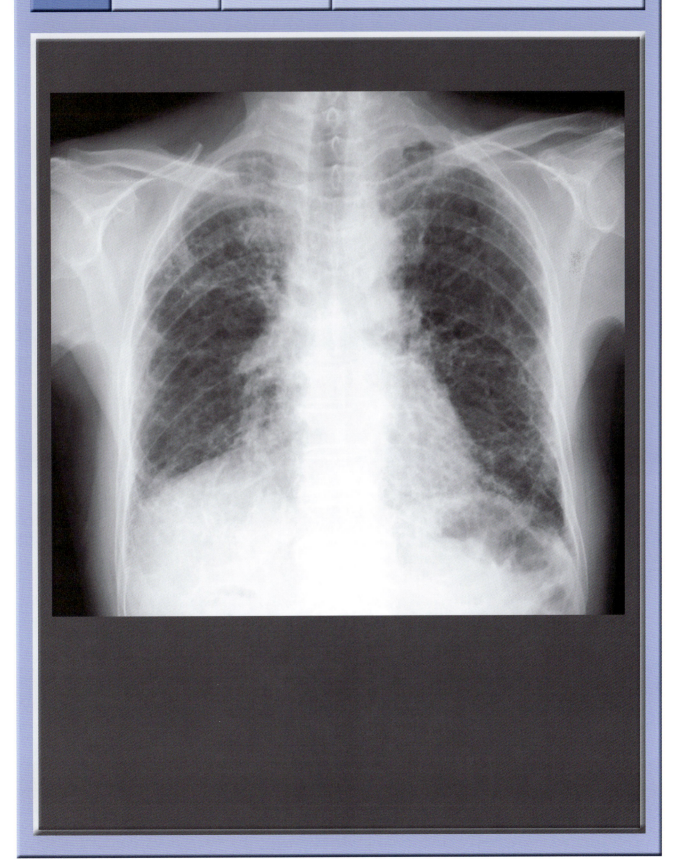

間質性肺炎合併例の右横隔膜下に見られた結節影

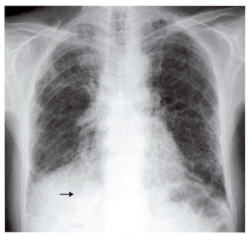

図1　胸部X線写真正面像

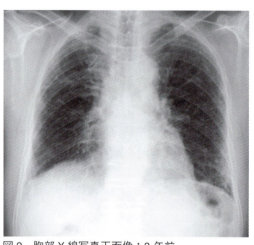

図2　胸部X線写真正面像：3年前

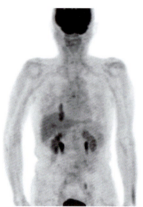

図5　PET検査：検診時

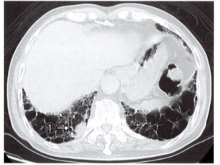

図3　胸部CT：検診時

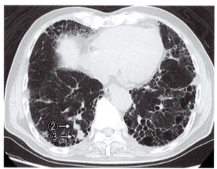

図4　胸部CT：検診時

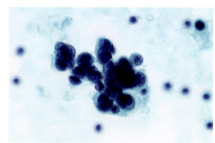

図6　胸水細胞診

読影のポイント

【胸部X線写真正面像：図1・図2】

　両側肺に胸膜直下優位にすりガラス陰影や網状陰影を認める。網状陰影の分布は下肺野に優位であり、両側肺野の縮小も認めることから間質性肺炎の所見である。3年前の胸部X線写真（図2）と比較読影すると、経時的に網状陰影の増加、肺野の縮小の悪化が明らかであり、間質性肺炎は緩徐に進行増悪していることがわかる。検診では間質性肺炎の増悪を指摘されたが、精査のためのCT検査にて右肺下葉の結節影を指摘された。胸部X線写真を振り返ってみると挙上した右横隔膜下に結節影を認める（図1：→）。後方視的に見ても線維化肺にマスクされ指摘が非常に困難である。

【胸部CT：図3・図4】

　両側背側下葉優位に蜂巣肺と牽引性気管支拡張も認め、臨床所見と合わせて特発性肺線維症（IPF/UIP）と考えられる。右肺下葉S¹⁰区域に長径約20mmの結節影を認め（図3①：→）、その頭側にも背腹方向に連なる2個の小結節影を認める（図4②③：→）。いずれの結節影も肺がんを疑う所見である。

【PET検査：図5】

　右肺下葉S^{10}区域の結節影①にはSUV最大値5.0、および結節影②③にはSUV最大値4.0の高集積を認める。胸部CTの所見やFDGの集積の程度から結節影①が原発で、頭側の結節影②③は肺内転移である可能性が高いと考える。

経過・治療・予後

　非侵襲的な検査（胸部CTおよびPET検査など）の所見から肺がんを強く疑ったが、高齢およびPS不良であり組織学的確定診断もなく、無治療経過観察の方針となった。4ヵ月後に再検した胸部CTにて結節影の著明な増大と胸水貯留を認めた。胸水細胞診より小細胞肺がんと診断した（図6）。全身状態不良で入院5日後に原病死した。

まとめ

　間質性肺炎は高頻度に肺がんを合併するが、蜂巣肺、網状影、すりガラス陰影が混在し、肺がんの早期発見が困難となる場合がある。従って定期的なCTによる全肺野の精密なチェックが必要である。

（下村　巖・中村秀範：聖隷浜松病院呼吸器内科）

⑫ 他の呼吸器疾患にマスクされた肺がん

症例3	75 歳 男性	1 次読影 c 2 次読影 D	Ex-smoker, BI: 1,060

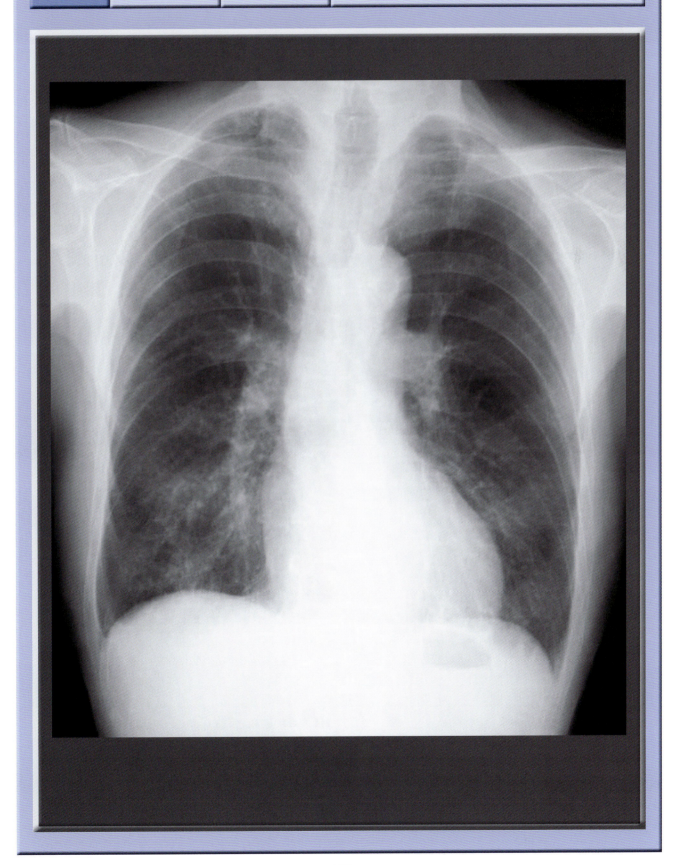

前年との比較読影が有用であった肺気腫合併肺がん

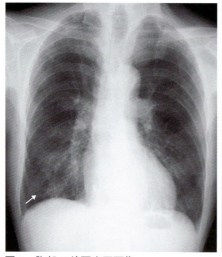

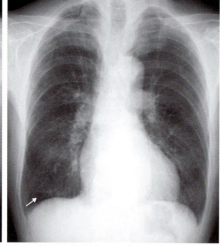

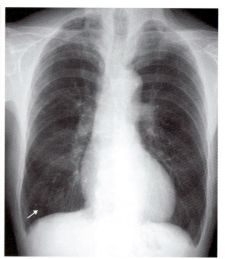

図1 胸部X線写真正面像　　図2 胸部X線写真正面像：1年4ヵ月前　図3 胸部X線写真正面像：3年前

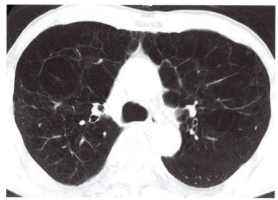

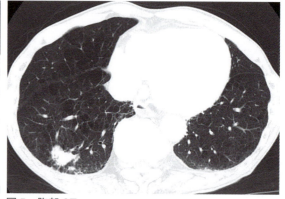

図4 胸部CT　　　　　　　図5 胸部CT

読影のポイント

【胸部X線写真正面像：図1〜3】

右下肺野、横隔膜と接する領域にシルエットサイン陰性、長径約30mmの不整な結節影を認める（↗）。肺野は重喫煙によると思われる気腫性変化および慢性炎症性変化に伴う陰影が、特に肺門部から下肺野縦隔側にかけて目立ち、1枚の胸部写真だけでは同結節影を指摘することに少し躊躇するかもしれない。しかし、これらの慢性所見が3年前からほとんど変化していないのに対して、右下肺野結節影は時間と共に明らかに増強／増大している。過去の画像との比較が異常所見の指摘に重要であることがよくわかる。

【胸部CT：図4・図5】

右肺下葉S^{9}区域の末梢側に長径23mm程度の胸膜陥入像およびspiculationを伴う不整な結節影を認める。また、肺野全体に著明な気腫性変化を認め、下葉背側では一部に淡い肺野の濃度上昇や壁の厚い輪状影も認める。

経過・治療

経気管支生検により、肺腺がんと診断した。EGFR遺伝子変異およびALK融合遺伝子は認めなかった。PET検査では右肺下葉結節影にSUV最大値9.9のFDGの高集積を認めた。縦隔リンパ節／遠隔臓器への明らかな集積はなかった。臨床病期はcT2aN0M0 IB期であったが、FEV$_{1.0}$ 1.68L（66.4%）、FEV$_{1.0}$/FVC 60.0%、%DL$_{CO}$ 71.5%と低肺機能であり、年齢も考慮して定位放射線照射（50Gy/5fr）を行った。

予後

定位照射施行後は定期的に外来で経過を追ったが、肺がんの再発は認められなかった。定位照射から3年4ヵ月後に、COPDおよび誤嚥性肺炎により他病死した。

まとめ

COPD等により背景に網状影や索状影がある方では、1枚の胸部X線では変化に気付きにくい。可能な限り過去の写真との比較を習慣づけることが重要である。

（小澤雄一：聖隷三方原病院呼吸器センター内科）

⑫ 他の呼吸器疾患にマスクされた肺がん

症例 4	79 歳 男性	1 次読影 c 2 次読影 D	Ex-smoker, BI: 250 10 本／日×25 年間

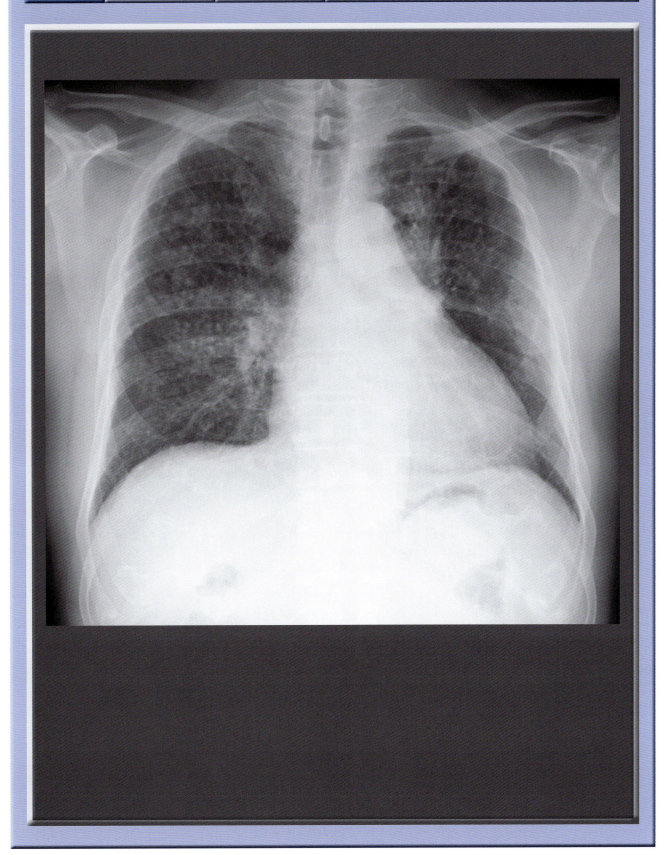

塵肺と肺がん

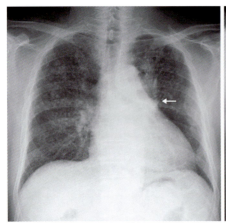

図1　胸部X線写真正面像

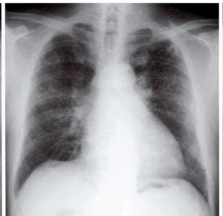

図2　胸部X線写真正面像：前年

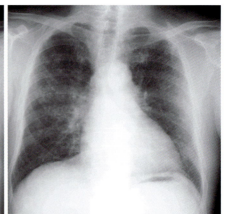

図3　胸部X線写真正面像：3年前

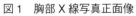

読影のポイント

【胸部X線写真正面像：図1～3】

　全肺野にわたり粒状陰影があり、両側の肺門が腫大している。左上肺野縦隔側に下行大動脈とのシルエットサインが陽性の腫瘤影を認める（図1：←）。前年（図2）もすでに同部位の陰影が疑われ、1年の経過で増大している。3年前の検診写真（図3）では同様の肺門腫大や粒状陰影を認めるが腫瘤影はない。粉塵吸入歴があることから塵肺を有していると考えられ、これによる肺野陰影のため数年の胸部X線写真を比較しないと新たな腫瘤影の出現を早期に指摘することが困難である。

【胸部CT：図4】

　肺野には数ミリ大の境界明瞭でランダムに分布する粒状影を認め、塵肺と考えられる。左肺上葉S^{2}区域からS^{6}区域にかけて広がる長径50mmの腫瘤影を認め、塵肺に合併した肺がんと考えられる。石灰化した縦隔肺門リンパ節腫大を認め、3年前の胸部CTと比較してこれらのリンパ節は増大していた。

【PET検査：図5】

　腫瘤にSUV最大値12.3と強いFDGの集積があり、また縦隔リンパ節（#4および#7）にも異常集積を認める。

経過・治療

　気管支鏡検査にて腺がんが検出された。縦隔肺門リンパ節は3年前と比較し増大しており、PET検査でFDGの異常集積があることから転移病変と判断した。肺野の粒状陰影は以前と変化がなく、PET検査でFDGの高集積がないことから肺がんの転移性病変ではないとし、臨床病期はcT3N2M0　ⅢA期と診断した。治療としてはまずは原発巣およびリンパ節転移に対して放射線療法を行い、引き続きカルボプラチン＋

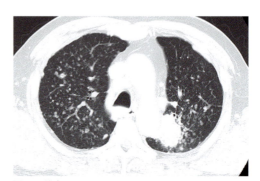

図4　胸部CT

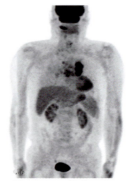

図5　PET検査

ペメトレキセドによる化学療法を行った。

予後

　治療により腫瘍は一時縮小したものの、その後に再発した。再発時には全身状態が悪化しており、積極的な治療は希望されなかったことから、緩和医療のみの方針として経過観察したが、発症から1年7ヵ月で原病死した。

まとめ

　塵肺等の他疾患により肺がんの陰影がマスクされた症例で、このような症例では肺がんを合併しやすいことを念頭に胸部X線写真を丹念に読影する必要がある。

（松井　隆：聖隷三方原病院呼吸器センター内科）

⑫ 他の呼吸器疾患にマスクされた肺がん

症例 5	64 歳 男性	1 次読影 c 2 次読影 D	Ex-smoker, BI: 1,760

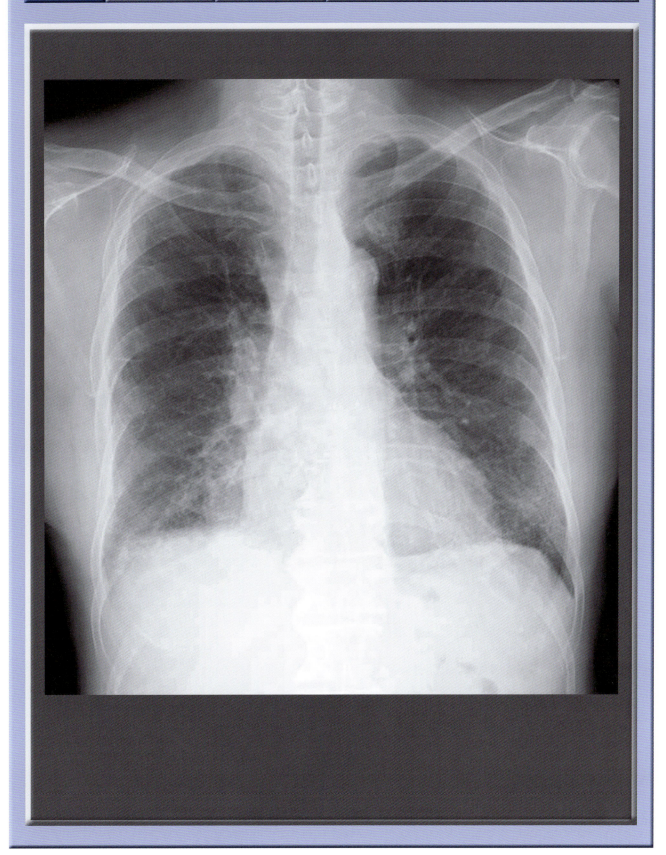

気腫合併肺線維症と肺がん

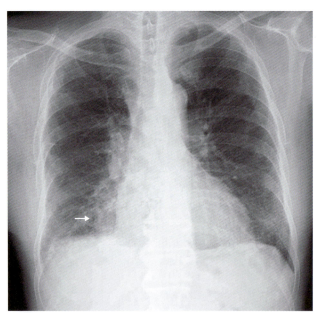

図1　胸部X線写真正面像

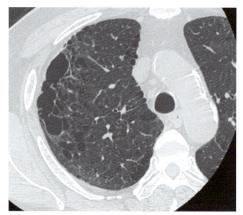

図2　胸部CT

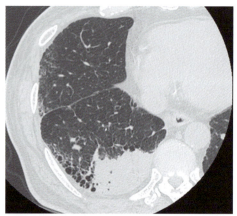

図3　胸部CT

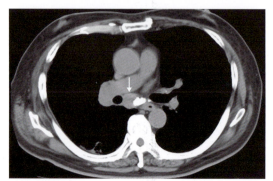

図4　胸部CT

読影のポイント

【胸部X線写真正面像：図1】

　両側上肺野の透過性は亢進しており、肺気腫の存在を疑う。両側下肺野に網状影を認め、左肺と比較すると右下肺野の透過性は低下しており、容積も減少している。気腫合併肺線維症の所見である。右心縁外側に腫瘤様の濃度上昇域を認める（→）。

【胸部CT：図2～4】

　上葉には肺気腫の所見を認め（図2）、下葉には蜂巣肺（線維化肺）を伴い気腫合併肺線維症の所見である。右肺下葉 S^{10} 区域に蜂巣肺に接して長径60mmの塊状影を認める（図3）。縦隔条件では右肺門および縦隔リンパ節腫大を認める（図4）。

病理所見

　右肺下葉の塊状影からの経気管支生検病理組織像では肺扁平上皮がんの所見を認めた（図5）。

経過・治療

　全身検索にて遠隔転移は認めず、cT2bN2M0 ⅢA期の臨床病期診断にてカルボプラチン＋パクリタキセルによる化学療法を行った。

予後

　外来化学療法を継続し、一時腫瘍縮小効果を認めたが、約2年の経過で原病死した。

まとめ

　線維化肺は網状影、すりガラス陰影などの濃度上昇があるため肺がんの陰影がマスクされやすい。

（豊嶋幹生：浜松労災病院呼吸器内科）

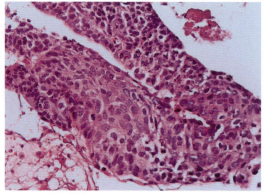

図5　病理組織像

非典型的な所見を呈した肺がん

　胸部X線写真の陰影は、胸部にある隣接する臓器を通過する際のX線の吸収性の違いによるコントラストで形成される。画像における肺野は大部分を占める肺胞が主として空気で構成されることで形成される。肺の陰影は成書ではその肺胞腔の含気が水や病変などの高い濃度物質で置換されて作られる「肺胞性パターン」[1]と、肺の間質を構成するいくつかの成分が病変で改変されて作られる「間質性パターン」に分けられる。臨床では疾患別にどちらかの基本パターンをとりやすいかで鑑別する[2]が、両者の合併や分類不能もあり得る。

　肺がんの陰影に関して典型的なものを肺野に形成される結節影・腫瘤影とすると、結節影・腫瘤影というよりも浸潤影や線状影・索状影が主体となるものがある。それはがんの組織型による発生部位・進展形式の違いや、前述した肺胞性パターン、間質を主体として拡がるパターン、またはその混合などが加わって典型像とは異なる形を作るからである。

　また腫瘍自体が形成する腫瘤影よりも腫瘍の気管支内進展による末梢の無気肺が主体であったり、周囲の胸水や既存の肺疾患による陰影の修飾で腫瘍自体が明らかでない症例も非典型的と扱われるであろう。

　本項目での肺がんとしての非典型的な所見として、①肺炎様所見（浸潤影、線状・索状影や気管支透亮像）が主たる症例、②無気肺が主体の症例、③多量の胸水の存在により腫瘍自体が隠された場合、④既往の肺疾患の異常陰影によって腫瘍自体が隠された場合を概説する。

① 肺炎様陰影

　境界明瞭な結節影・腫瘤影をとらずに細葉性ないし小葉性病変などの小病変が不規則に融合したり、肺胞の中の含気をある程度残しながら不規則に周囲に拡がったり、周囲のリンパ管浸潤などの間質性変化が目立った場合は浸潤影としての形態をとりやすい。組織学的には細気管支肺胞上皮型の腺がん（invasive mucinous adenocarcinoma）、がん性リンパ管症が日常臨床で比較的よく経験される。

② 無気肺

　中枢型肺がん（扁平上皮がん、小細胞肺がん）の場合、発生する部位がX線画像上肺門領

域の肺動脈／静脈や縦隔などと近接することが多く、腫瘍自体が進展するまで胸部Ｘ線写真では腫瘍の存在が不明なことを経験する。その際太い気管支内への進展が優位であるとその末梢の閉塞性無気肺が主たる所見のことがある。胸部Ｘ線での無気肺の所見のパターンが成書で知られており、読影には注意が必要である。

③ 胸水

　末梢性肺がん自体が比較的小型でも、合併したがん性胸膜炎により出現した中〜多量の胸水が主たる所見となり、胸部Ｘ線写真では原因の肺がんの腫瘤影が指摘困難の場合がある。胸水所見のみに気をとられずに他の所見の情報収集を胸部ＣＴなどで行う。

④ 肺の基礎疾患

　気管支拡張症、肺の石灰化結節影、胸郭成形後などの陳旧性肺結核、肺嚢胞や間質性肺炎における蜂巣肺などの既存疾患があると発生した肺がんの結節影・腫瘤影が典型的でない場合があり得る。以前のフィルムとの比較読影で変化を検討し胸部ＣＴを躊躇せず行うことが勧められる。

【文献】

1 ）Frazer RG, et al. Diagnosis of disease of the chest. WB Saunders, Philadelphia, 1970
2 ）Heitzman ER. The Lung; Radiologic-pathologic correlations 2nd ed. Mosby, St. Louis, 1984

（笠松紀雄：浜松医療センター呼吸器内科）

⑬ 非典型的な所見を呈した肺がん

症例1	85歳 女性	1次読影 b 2次読影 E	Never smoker

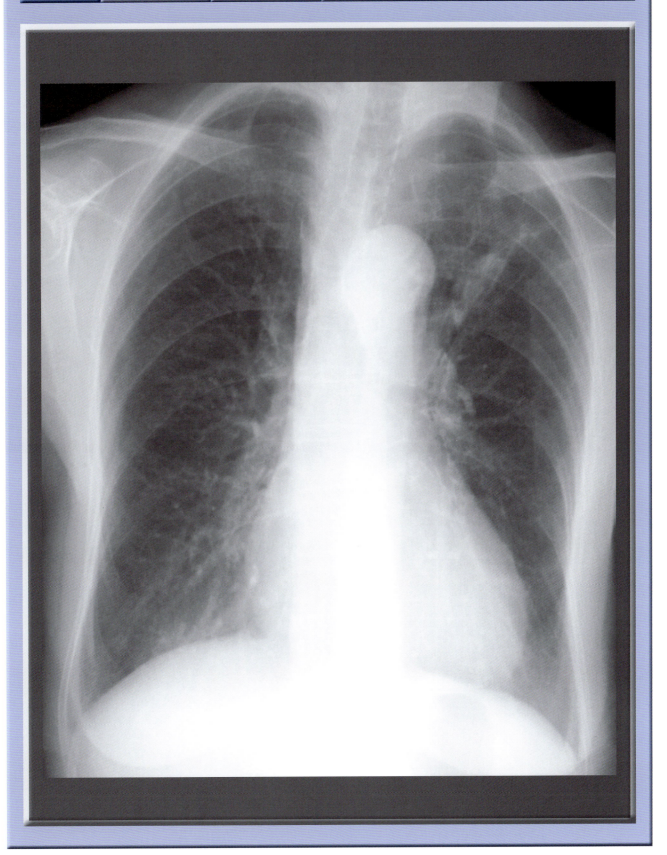

● 帯状影を呈し炎症性瘢痕陰影との鑑別を要した肺腺がん

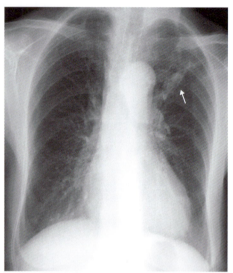

図1　胸部X線写真正面像

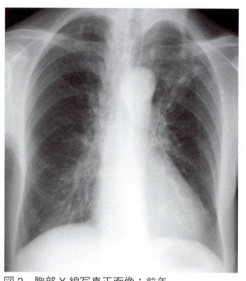

図2　胸部X線写真正面像：前年

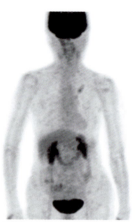

図4　PET検査：検診時

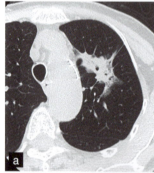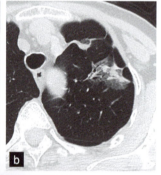
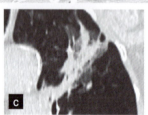

図3a～c　胸部CT：検診時

読影のポイント

【胸部X線写真正面像：図1・図2】

　左上肺野に肺門から胸壁に向かう帯状の陰影を認める（図1：↖）。前年の胸部X線写真（図2）との比較読影では帯状影の部分は索状構造を呈し、本年は充実部分が肥厚し索状から帯状に変化している。前年は炎症性瘢痕と考えられていた（図2）。

【胸部CT：図3】

　左肺上葉に大動脈近縁より胸壁にかけて腫瘤影を認める。陰影中心部腹側にやや円形の濃度上昇域があり、その周囲にはすりガラス状の濃度上昇域を認める。この腫瘤影は胸膜陥入像を伴い、原発性肺がんとして矛盾しない所見である。帯状の形態を呈し、肺がんの陰影としては非典型的であるが、内部に壊死や空洞を伴わないこと、腫瘤影の周囲にすりガラス陰影を伴うことから、無気肺や炎症の瘢痕ではなく、帯状陰影全体が肺腺がんと考えられる。

【PET検査：図4】

　左肺上葉の帯状影に一致してSUV最大値2.9のFDGの集積を認める。

経過・治療・病理所見

　気管支鏡検査を施行し乳頭型高分化腺がん（EGFR遺伝子変異陽性：L858R）と診断した（図5）。臨床病期cT2aN0M0 ⅠB期と診断し、胸腔鏡下左肺上葉切除術、上縦隔リンパ節郭清術を施行した。

病理所見

　術後の病理所見としては、乳頭型の高分化腺がんであり，リンパ節転移を認め，病理病期 pT2aN2M0 ⅢA期の診断となった。

予後

術後1年を経過し再発を認めていない。

（下村　巌・中村秀範：聖隷浜松病院呼吸器内科）

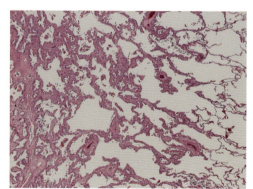

図5　病理組織像（気管支鏡検体）

⑬ 非典型的な所見を呈した肺がん

症例 2	71 歳 女性	1 次読影 d 2 次読影 D	Current smoker, BI: 620 20 本/日×31 年間

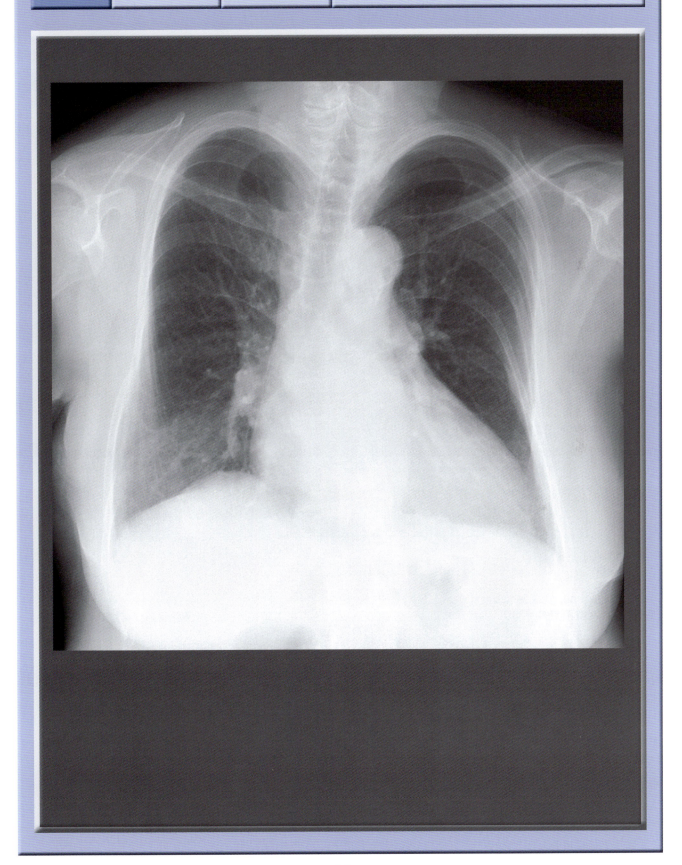

広範な淡い浸潤影を呈した粘液産生型肺腺がん

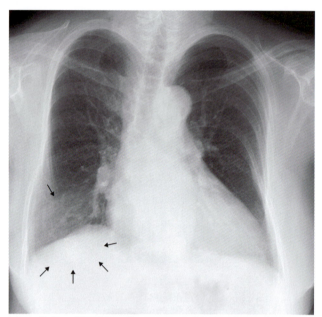

図1 胸部X線写真正面像

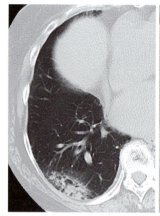

図2 胸部CT

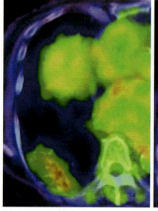

図3 胸部CT

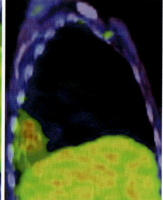

図4 PET検査　　　図5 PET検査

読影のポイント

【胸部X線写真正面像：図1】

　右下肺野に長径約40mmの淡く境界不鮮明な浸潤影を認める（矢印）。この浸潤影と横隔膜とのシルエットサインは陰性であり、病変は右肺下葉背側に存在すると推定される。

【胸部CT：図2・図3】

　右肺下葉S⁹区域からS¹⁰区域にかけて長径50mm、短径35mm、内部に気管支透亮像を含むすりガラス陰影を認める。横断像（図2）では背腹方向に扁平で、矢状断像（図3）では頭尾方向に長い薄い円盤状の陰影である。2つの区域にまたがって拡大し非区域性の分布を示している。

【PET検査：図4・図5】

　右肺下葉にFDGの集積（SUV最大値4.3）を認める。

病理所見

　気管支鏡検査を行い細胞診陽性（腺がん推定）で右下葉肺がん（cT2bN0M0 ⅡA期）と診断した。胸腔鏡補助下右肺下葉切除術およびリンパ節郭清を施行した。

経過・治療

　腫瘍は40×18×40mm、肺腺がん（粘液産生性細気管支肺胞上皮型＋腺房型）pT2aN0M0 IB期であった（図6）。

予後

　術後1年6ヵ月経過し再発の徴候はない。

まとめ

　粘液産生性細気管支肺胞上皮がんは細胞質内に粘液を含む腫瘍細胞が肺胞上皮置換性に増殖することにより肺胞内は粘液で充たされている。経気道的に転移しやすいため、典型例の胸部X線写真では多発結節影や、すりガラス状の肺炎様陰影を呈する。画像上、細菌性肺炎が疑われた病変でも、本症例のように非区域性分布を呈する場合にはこのタイプの肺がんを鑑別診断に挙げることは重要である。尚、WHO分類第4版では浸潤性粘液腺がんと改名されている。

（朝井克之：浜松医療センター呼吸器外科）

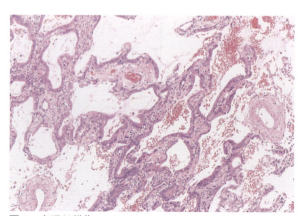

図6 病理組織像

⑬ 非典型的な所見を呈した肺がん

症例 3	83歳 女性	1次読影 b 2次読影 D	Never smoker

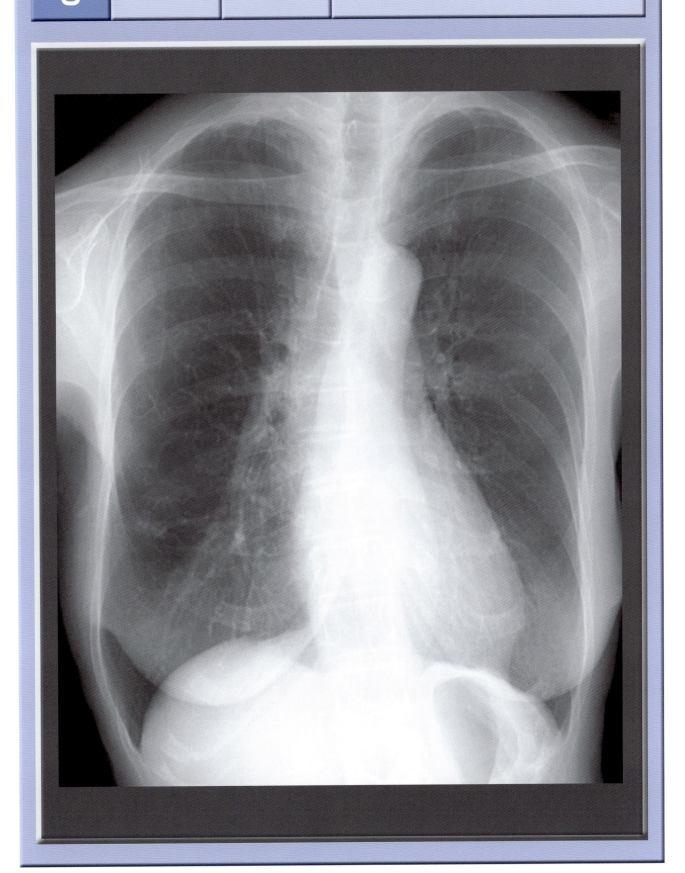

⑬ 非典型的な所見を呈した肺がん

棍棒状結節影を呈した肺腺がん

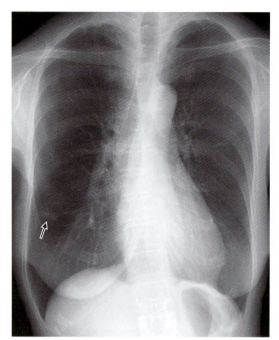

図1 胸部X線写真正面像

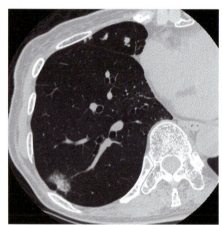

図2 胸部CT 右下肺野の棍棒状結節影

読影のポイント

【胸部X線写真正面像：図1】

　右下肺野胸壁側第9後肋骨に重なり棍棒状の結節影を認める（↑）。肋軟骨の石灰化と紛らわしい陰影で1次読影医は異常を指摘できなかった。上下の前方肋骨の辺縁を追いかけると石灰化とは異なることが認識できる。2次読影医は異常陰影を指摘したが、丸い結節の形状ではなかったので肺炎等の疾患を疑いD判定、要精検と判定した。

【胸部CT：図2】

　右肺下葉S^{10}区域末梢胸膜側に、長径17mmの境界明瞭なすりガラス陰影を認め、内部には一部充実性の部分を伴い気管支透亮像も見られる。胸膜陥入像を伴っている。背腹方向には長いが上下のスライスを見ると頭尾方向には短いため胸部X線写真では棍棒状を呈したと思われる。

経過・治療

　遠隔転移は認めず、cT1bN0M0 IA期の高分化腺がん疑いにて手術療法の方針となった。術中右肺下葉部分切除にて腺がんと診断され、右肺下葉切除術およびリンパ節郭清（ND2a）を施行された。

病理所見

　病変は11×14×5mmであり、混合型腺がん（腺房型＋細気管支肺胞上皮がん）、pT1N0M0と診断された（図3、図4）。

予後

術後4年経過し、再発はない。

まとめ

　肺がんは通常は円型に近い形状を示すが、本例のように棍棒状のような非典型的な形状を呈することもあるので何らかの異常陰影を認めた場合にはその形状にかかわらずCTによる精検が重要である。

（小笠原 隆：浜松医療センター呼吸器内科）

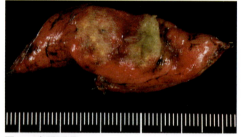

図3 肉眼所見

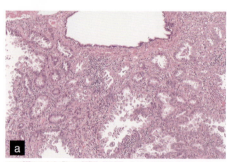

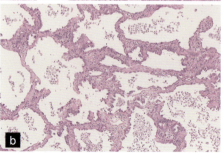

図4ab 病理組織像
a：腺房型、b：細気管支肺胞上皮がん

⑬ 非典型的な所見を呈した肺がん

| 症例 4 | 71 歳 女性 | 1 次読影 e
2 次読影 E | Never smoker |

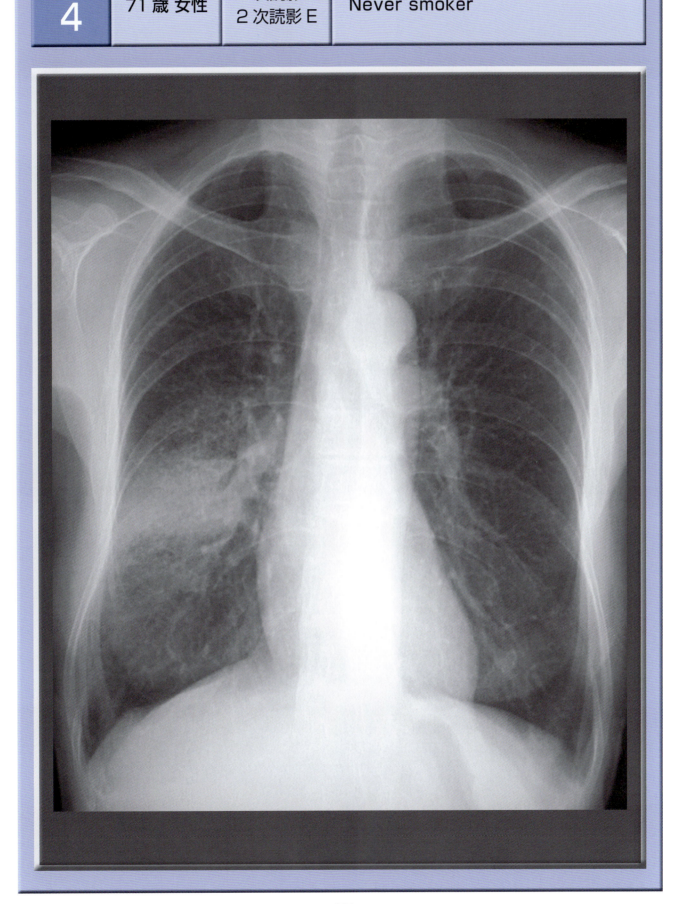

リポイド肺炎を合併した肺大細胞がん

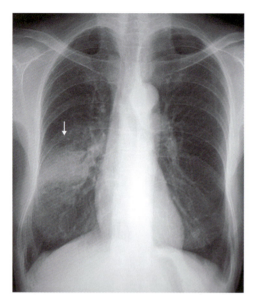

図1　胸部 X 線写真正面像

【胸部 X 線写真正面像：図 1】

　右中下肺野に広範な浸潤影を認める（↓）。中心部の濃度が高く、頭側、尾側には淡いすりガラス陰影が拡大している。肺炎を疑う浸潤影が主体であるが、中心部の濃度が高い部分は腫瘤影の可能性もある。

【胸部CT：図 2】

　右肺下葉 S^8 区域に均一な充実性の腫瘤様陰影を認める。充実部分の境界は明瞭であるが、周囲には連続して浸潤影が拡大している。

経過・治療

　肺炎を疑う所見であるが、臨床症状に乏しく肺がんの可能性を考慮し、気管支鏡検査を施行したところ非

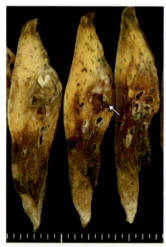

図3　切除肺肉眼所見：中心部が腫瘍（↖）、B⁸、B⁹ は完全閉塞し、周辺部の黄色い部分がリポイド肺炎に相当

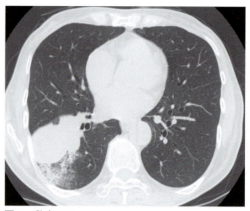

図2　胸部 CT

小細胞肺がんとの診断を得た。術前診断（cT2bN0M0 ⅡA 期）にて右肺下葉切除術を実施した。

病理所見

　中心部の充実部分が腫瘍性病変で 52×34mm、大細胞がん、pT2bN0M0 ⅡA 期であった。腫瘍の周囲は広範囲に無気肺とリポイド肺炎（肺胞内に脂質の蓄積、コレステロール結晶、脂質を貪食したマクロファージの集簇、炎症細胞浸潤）の所見であった（図3、図4）。

予後

術後 9 年再発なく経過している。

まとめ

　リポイド肺炎は脂溶性薬剤、牛乳、植物油などの誤嚥が直接の原因となる外因性肺炎の場合と、腫瘍などで閉塞された気道（気管支、細気管支）の末梢に 2 次的に発生し、非感染性、コレステロール代謝異常に起因する内因性肺炎の場合に分類される。胸部画像の読影の際には、肺がん自体の陰影に加えて、無気肺や今回のリポイド肺炎／閉塞性肺炎などの周囲の所見が修飾することを考慮する。

（笠松紀雄：浜松医療センター呼吸器内科）

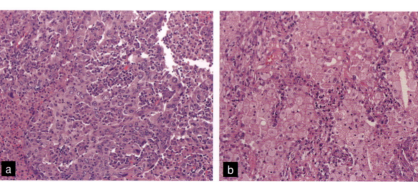

図4ab　病理組織像　a：腫瘍組織像、b：腫瘍周囲組織像

⑬ 非典型的な所見を呈した肺がん

症例 5	70歳 女性	1次読影 d 2次読影 D	Never smoker

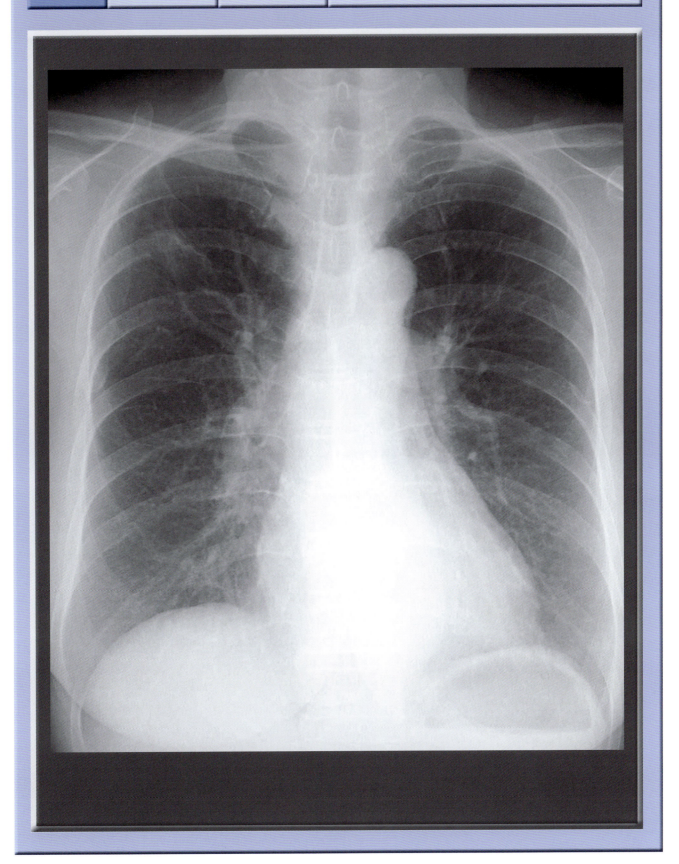

索状影を呈した肺腺がん

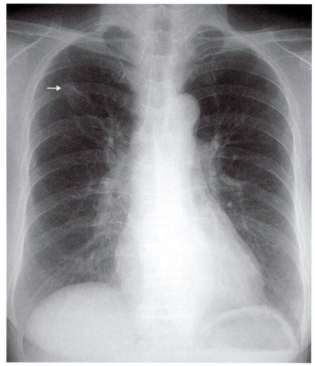

図1 胸部X線写真正面像

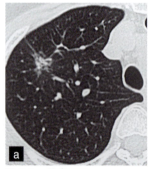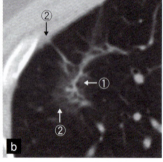

図2ab 胸部CT

読影のポイント

【胸部X線写真正面像：図1】

　右上肺野の第2前肋間、第5後肋骨に重なり索状影（→）とその周囲に淡い浸潤影を認める。肺炎が疑われD判定となり精密検査のために受診した。

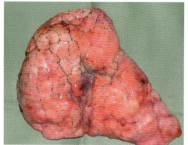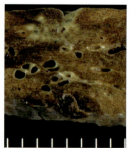

図3　摘出標本と割面像：表面には胸膜陥入と肥厚が見られる

【胸部CT：図2】

　右肺上葉 S^1b 亜区域に不整形な棘状の濃度上昇像を認める（a）。気管支の拡張像（b①：←）や、すりガラス陰影（b②:↑）も見られる。胸膜陥入像（b③:↓）も伴っているが胸膜の肥厚はない。炎症後の瘢痕と腫瘍性疾患との鑑別は困難である。

経過・治療・病理所見・予後

　PET検査ではSUV最大値1.11のFDGの集積であったが、気管支鏡検査で右肺 B^1a 気管支からの生検で肺腺がんと診断し右上葉切除術を施行した。摘出された標本の表面には胸膜陥入が見られた（図3）。

　肺胞上皮置換性の増殖をしている部位（図4b）と乳頭状増殖部位（図4c）、肥厚した胸膜、中心の線維化（図4a）も認め、乳頭型腺がん、pT1bN0M0 IA期と診断した。術後12年経過して再発を認めない。

まとめ

　胸部X線写真で索状影が主体で陳旧性炎症としてしばらく経過観察を行い、胸部CTの経過で陰影の軽度の変化から、精査し確定診断を得た症例である。振り返れば索状陰影だけではなく、周囲の血管、気管支の引き込みや、CTでの周囲のすりガラス陰影など、比較的腺がんに特徴的な所見を認めており、安易に陳旧性病変と結論してはいけない症例である。

（籾木 茂：浜松医療センター呼吸器外科）

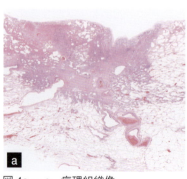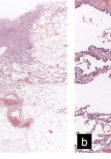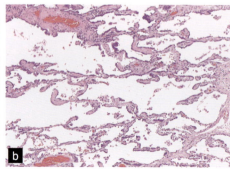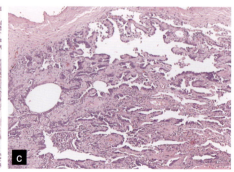

図4a〜c　病理組織像

特徴的なサインを呈した肺がん

> 🔑 **KEY POINT**
>
> 1. 胸部X線写真上の異常陰影はシルエットサインに基づいて発生部位を推測するが、Golden's S sign（reverse Sサイン、逆S字サイン）等特徴的な画像所見を知ることにより読影能力が向上する。

　シルエットサインは胸部X線写真読影の基本である。肺がんは発生部位により特徴的なシルエットサインを呈することがあり、中でも Golden's S sign（reverse Sサイン、逆S字サイン）は有名である。また肺尖部に発生するパンコースト肺がんは発生部位に加え特徴的な症状を呈することでよく知られている。本項ではこれらの肺がんを解説すると共にシルエットサインについて解説する。

　シルエットサインとは、水濃度と水濃度の陰影が隣接して存在すると、その境界のコントラストが失われて不鮮明になることをいう。正常ではX線束と平行に配列した辺縁をもつ心臓、胸部大動脈、横隔膜の辺縁は鮮明に描出されている。何らかの病態で、(1) 肺胞ガスが漏出液、浸出液、血液、細胞成分などX線的に水濃度を示す物質で置換される、(2) 肺胞が虚脱して肺胞内の空気が失われる、(3) 胸水や腫瘍などがあって肺内ガスが心臓、胸部大動脈や横隔膜などに接することができないと、それらの臓器の鮮明な辺縁の一部や全部がコントラストを失って不鮮明となる。すなわち、水濃度を示す臓器と、水濃度を示す病変部が隣接すると、接した部分の境界、辺縁が不鮮明となる。このように不鮮明になったときシルエットサイン陽性という。シルエットサインの有無に注意すべき部位および陽性であった場合の病変の存在部位（肺区域）を図1に示す。

　Golden's S sign とは、右肺門部肺がんによって右肺上葉気管支が閉塞し上葉の無気肺を

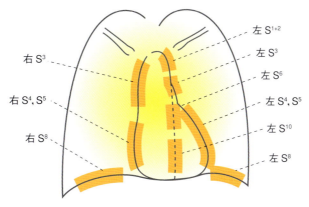

図1　シルエットサインの有無に注意すべき部位および陽性であった場合の病変の存在部位（肺区域）

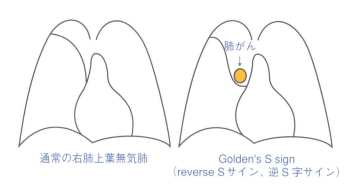

図2　通常の右肺上葉無気肺と Golden's S sign（reverse Sサイン、逆S字サイン）

合併すると、肺門部の腫瘍影と無気肺に陥った上葉の下縁（上中葉間線）が連続して逆S字型となる所見である（図2）。主に肺門部扁平上皮がんによることが多い。

　パンコースト肺がんとは、肺尖部に発生した肺がんが頭側に進展し、腕神経叢に浸潤して患側の肩～上肢に激烈な疼痛を呈する病態である。胸部X線写真では、鎖骨、第1肋骨と重なって陰影の確認が困難である場合もあるが、左右の肺尖の含気の状態を比較することによって異常を認識し、胸部CT所見で肺尖から頸部の腫瘍影が確認される。呼吸器症状を伴わずに肩や上肢のしびれや疼痛、筋委縮などを訴えるために整形外科を受診している場合がある。

　提示した以外にも頸胸サイン、胸腹サイン、hilum overlay sign、gloved finger sign、extra pleural sign 等特徴的な胸部X線写真上のサインがある[1]。各種サインを見極めることにより読影能力が向上するので覚えておくとよい。

【文献】
1）千田金吾編．これで納得 胸部X線写真読影．南江堂，東京．2001

（豊嶋幹生：浜松労災病院呼吸器内科）

⑭ 特徴的なサインを呈した肺がん

症例 1	78歳 男性	1次読影 d 2次読影 E	Ex-smoker, BI: 530 10本/日×53年間（25-78歳）

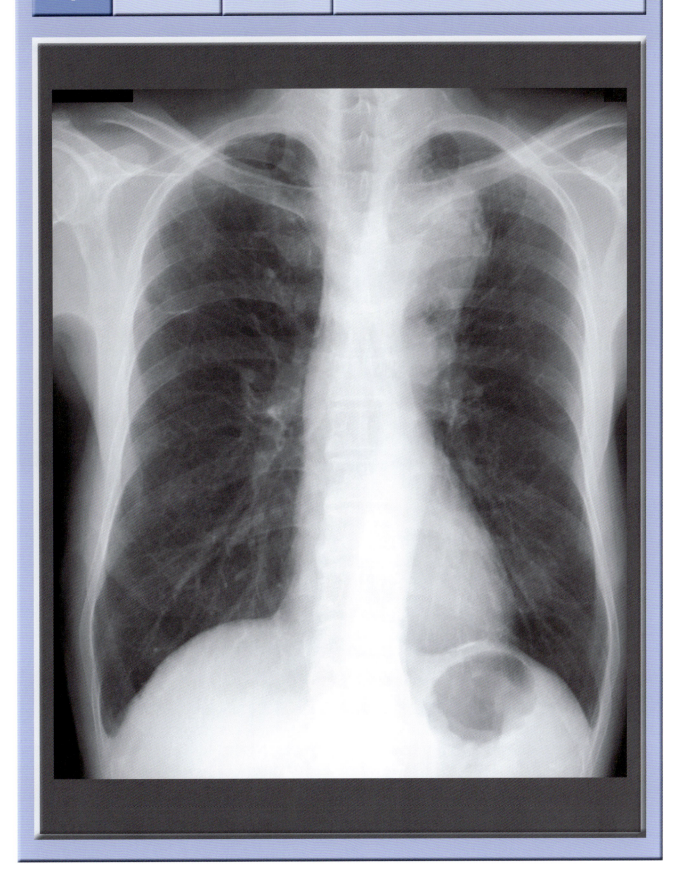

大動脈弓とのシルエットサイン陽性の塊状影

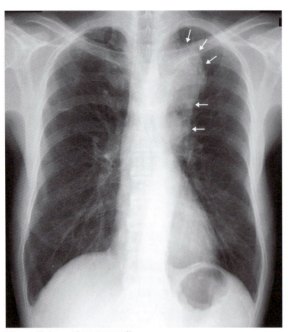

図1　胸部X線写真正面像
左第Ⅰ弓（大動脈）とのシルエットサインが陽性である

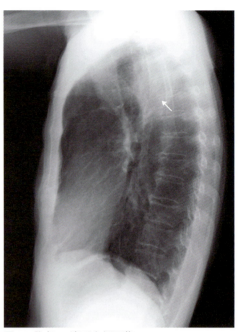

図2　胸部X線写真側面像

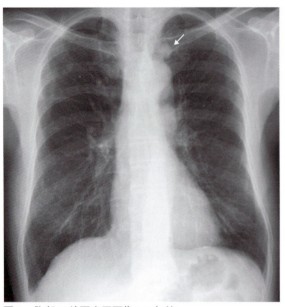

図3　胸部X線写真正面像：3年前

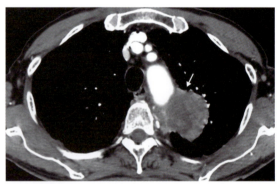

図4　胸部CT

【胸部CT：図4】

　大動脈弓背側に接し、不規則に造影される塊状影を認める（↙）。大動脈壁と境界は不明瞭となっており、同部位への浸潤を示唆している。

経過・治療・予後

　気管支鏡検査にて肺腺がんと診断した。精査の結果、臨床病期はcT4N0M0 ⅢA期であった。大動脈への浸潤があり手術適応とならず、根治的放射線療法を行った。病変は著明に縮小したが、大動脈浸潤の残存腫瘍が経時的に増大し、ペメトレキセド、ビノレルビン、ドセタキセルによる単剤化学療法を3次治療まで行なった。以降BSCとなり診断確定後2年8ヵ月経過観察中である。

　　　　　（鈴木英子・中村秀範：聖隷浜松病院呼吸器内科）

読影のポイント

【胸部X線写真正面像：図1・3、側面像：図2】

　正面像では左上肺野縦隔側に辺縁明瞭な塊状影を認める（図1：矢印）。心陰影の左第Ⅰ弓とのシルエットサインが陽性で大動脈弓に接した病変であることが予想できる。側面像（図2）では大動脈弓部から下行大動脈にかけて塊状影を認める（↖）。3年前の正面像（図3）では左第Ⅰ弓の頭側に小さい結節影を認める（↙）。

⑭ 特徴的なサインを呈した肺がん

症例 2	53歳 男性	1次読影 e 2次読影 E	Current smoker, BI: 700 20本/日×35年（18-53歳）

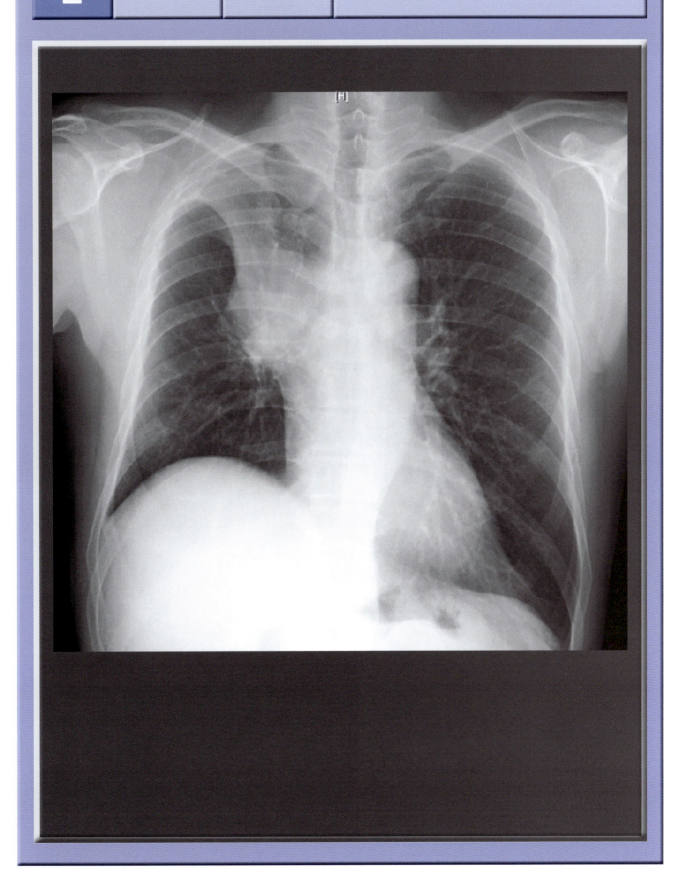

Golden's S sign（reverse S サイン）を呈した右上葉肺扁平上皮がん

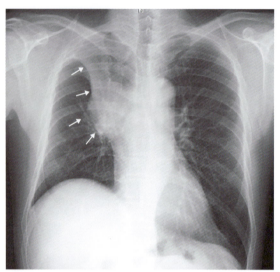

図1　胸部X線写真正面像

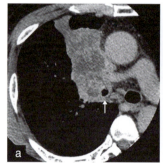

図2ab　胸部CT

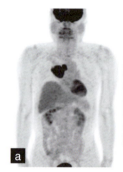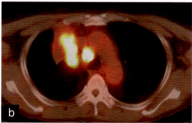

図3ab　PET検査

読影のポイント

【胸部X線写真正面像：図1】

右上肺野に胸壁側では頭側へ凸型に広がり、肺門部付近では尾側へ凸型の形状を示す均一な濃度上昇域を認める（矢印）。この境界線は"S"の字を裏返したような形状を示すので Golden's S sign（reverse S サイン）と呼ばれている。肺門部に大きな腫瘤病変があり、その腫瘤によって上葉の無気肺が生じている場合にこのような陰影を呈する。無気肺による容量減少に伴い、中下葉間の葉間裂は挙上してやや内側に偏位し、横隔膜は挙上している。また、縦隔もやや右側に偏位している。右上葉の無気肺を代償するように右中下葉が拡張したため下肺野の気管支血管束は散開している。

【胸部CT：図2】

右上葉気管支根部に不均一に造影される塊状影を認め（a）、末梢肺は無気肺となっている。狭窄した右上葉支（a：↑）との境界は不明瞭で、気管支壁への浸潤の可能性がある。縦隔リンパ節（＃4R）の腫大も認める（b：↑）。

【PET検査：図3】

右上葉の塊状影と右気管気管支リンパ節（＃4R）にそれぞれ SUV 値 13.9、11.1 の FDG の集積を認める。他の部位には FDG の集積は認めない。

【気管支鏡検査：図4】

気管分岐部（a）から右上葉支入口部（b）にかけ連続性に粘膜の不整、発赤を認め、狭窄を伴っている。生検にて扁平上皮がんと診断した。

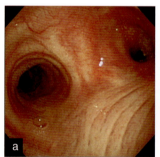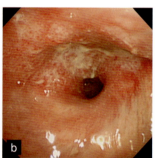

図4ab　気管支鏡検査

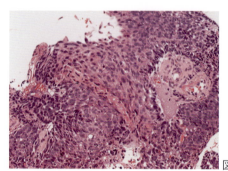

図5　病理組織像

経過・治療・予後

以上より cT4N2M0 ⅢB 期と診断した。局所進行例であり、年齢を考慮してシスプラチン＋ドセタキセル2コース投与と 40Gy の放射線同時併用による術前導入化学放射線療法を施行した。PR が得られ、右肺楔状全摘術、上大静脈合併切除術、人工血管による血行再建術を行った。術後病期は ypT4N0M0 yⅢA 期扁平上皮がんで術前治療の効果は Ef2 であった（図5）。術後1年経過して再発を認めていない。

（鈴木英子・中村秀範：聖隷浜松病院呼吸器内科）

⑭ 特徴的なサインを呈した肺がん

症例 3	64 歳 男性	1 次読影 d 2 次読影 E	Ex-smoker, BI: 440

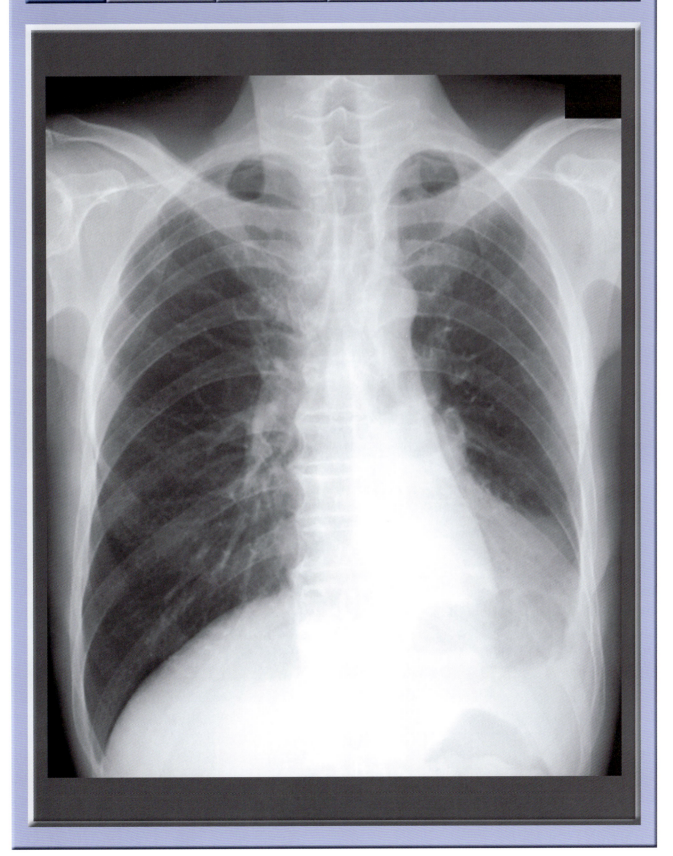

下行大動脈とのシルエットサイン陽性の左下葉無気肺

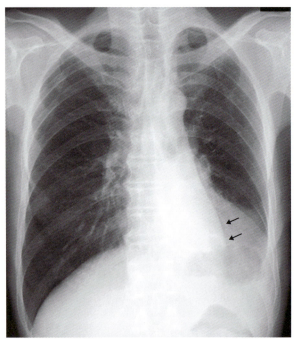

図1　胸部X線写真正面像
矢印：下行大動脈とシルエットサイン陽性の肺病変。左肺動脈の位置が低位となり、両側肺門部の高さがほぼ同じとなっている

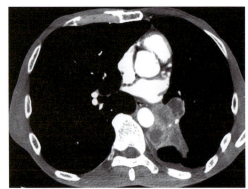

図2　胸部CT

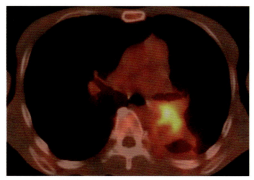

図3　PET検査

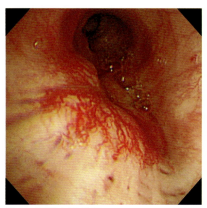

図4　気管支鏡検査

読影のポイント

【胸部X線写真正面像：図1】

　左肋骨横隔膜角が鈍角を呈し胸水貯留を疑う。心陰影に重なり一見下行大動脈の外側縁と思われるラインがあるが、よく見ると内側縁のラインが消失しているので下行大動脈とのシルエットサインが陽性の異常陰影の存在が予想される（↙）。左肺動脈の位置が低位で右肺門とほぼ同じ高さとなり、また、左下葉気管支の透亮像が途切れていて下葉の無気肺を疑う所見である。

【胸部CT：図2】

　下行大動脈に接し、左下葉気管支の入口部を閉塞する塊状影を認める。不規則に造影され、大動脈壁との境界は不明瞭で壁への浸潤が示唆される。このように下行大動脈に接した左下葉の無気肺ではシルエットサインが陽性となり胸部X線写真では下行大動脈のラインが消失する。

【PET検査：図3】

　左肺下葉の腫瘤性病変に一致してFDGの高集積を認める（SUV最大値4.9）。大動脈弓下のリンパ節（#5、#6）への集積もありN2と診断した。他臓器への集積は認めなかった。

【気管支鏡検査：図4】

　左主気管支内腔所見を図4に示す。左主気管支膜様部には凹凸不整と血管増生を認める。図上部奥は開存する上葉支入口部、下部の下葉支入口部は、腫瘍により完全閉塞している。

経過・治療・予後

　気管支鏡による直視下生検の結果、非小細胞肺がんと診断した。全身検査の結果cT2N2M0 ⅢB期であり、放射線化学療法の治療方針とした。カルボプラチン＋パクリタキセル療法に加え、縦隔および左肺門部に同時放射線療法（66Gy/30Fr/6週間）を施行した。化学療法は6コースまで継続しPRであった。1年後再発、5th lineまで化学療法を施行したが初診から22ヵ月後に原病死した。

　　　（鈴木英子・中村秀範：聖隷浜松病院呼吸器内科）

⑭ 特徴的なサインを呈した肺がん

症例 4	75 歳 男性	1 次読影 e 2 次読影 B	Current smoker, BI: 1,000 20 本 /日× 50 年間

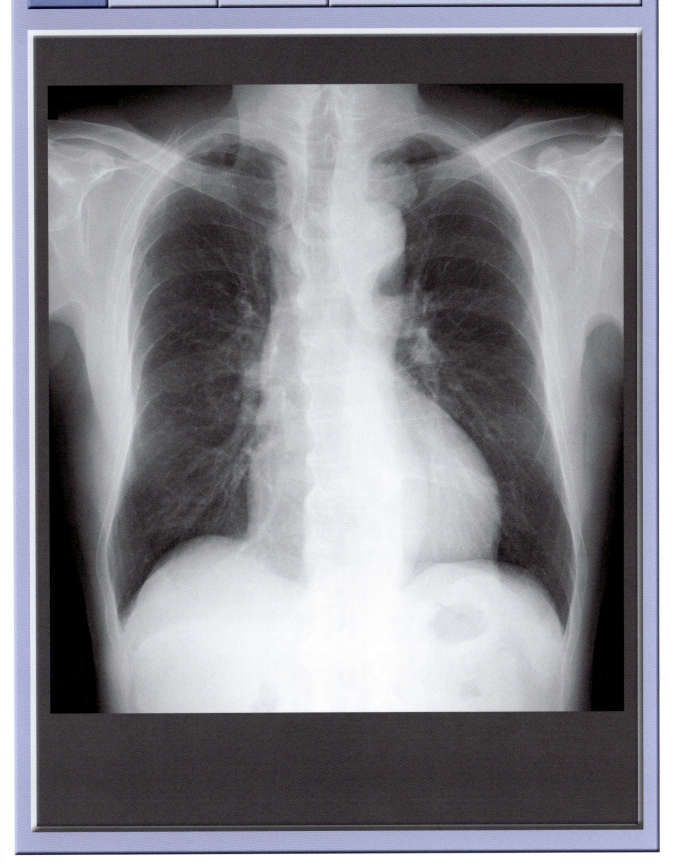

⑭ 特徴的なサインを呈した肺がん

　大動脈弓と重なりシルエットサイン陰性の腫瘤影

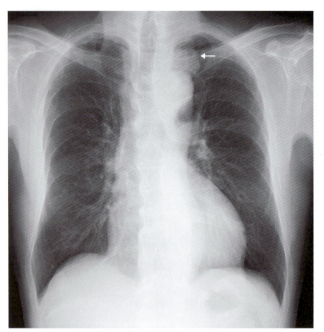

図1　胸部X線写真正面像

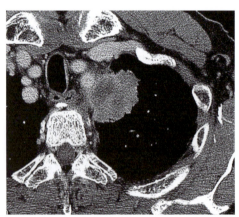

図2　胸部CT（縦隔条件）

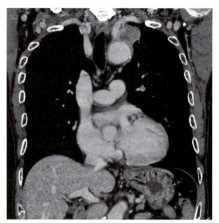

図3　胸部CT：冠状断（縦隔条件）

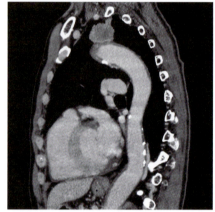

図4　胸部CT：矢状断（縦隔条件）

読影のポイント

【胸部X線写真正面像：図1】

　左肺尖部の鎖骨に重なる縦隔側に注目すると、大動脈弓の頭側に接して境界明瞭な腫瘤影を認める（←）。腫瘤影は大動脈弓とのシルエットサインが陰性であることから、腹側に位置することが予想できる。その他の肺野に明らかな異常はない。

【胸部CT：図2〜4】

　左肺上葉 S^{1+2} 区域腹側に左鎖骨下動脈に接して長径43mmの辺縁不整な腫瘤影を認める。冠状断（図3）では左鎖骨下動脈とともに大動脈弓部に接している。矢状断（図4）で確認すると腫瘤影は大動脈弓部の頭側前方に位置しており、このため胸部X線写真で両者のシルエットサインが陰性となったと思われる。

　これらの画像でははっきりしないがMRIを撮影す

ると、腫瘤影が動脈と接している部位の脂肪層が消失しており、血管へ浸潤していると判断する。

経過・治療

　左肺尖部の腫瘍に対して気管支鏡検査を行ったところ、低分化扁平上皮がんが検出された。全身検索では遠隔転移はなかったものの、腫瘍が大動脈弓部および鎖骨下動脈へ浸潤していることから臨床病期はcT4N0M0　ⅢB期の局所進行性肺扁平上皮がんの診断となった。

　治療は化学放射線療法を行う方針とし、シスプラチン＋ビノレルビン併用療法に放射線の同時照射を行った。放射線治療を完遂し、抗がん剤治療を2コース行ったが、終了時の画像検査で大腿骨転移が明らかとなり、骨病変への放射線治療を行った。

予後

　その後、2次および3次治療として抗がん剤を投与したが病状は進行性であり、発病から1年10ヵ月で原病死した。

（松井 隆：聖隷三方原病院呼吸器センター内科）

⑭ 特徴的なサインを呈した肺がん

症例 5	61 歳 女性	1 次読影 d 2 次読影 E	Ex-smoker, BI: 10

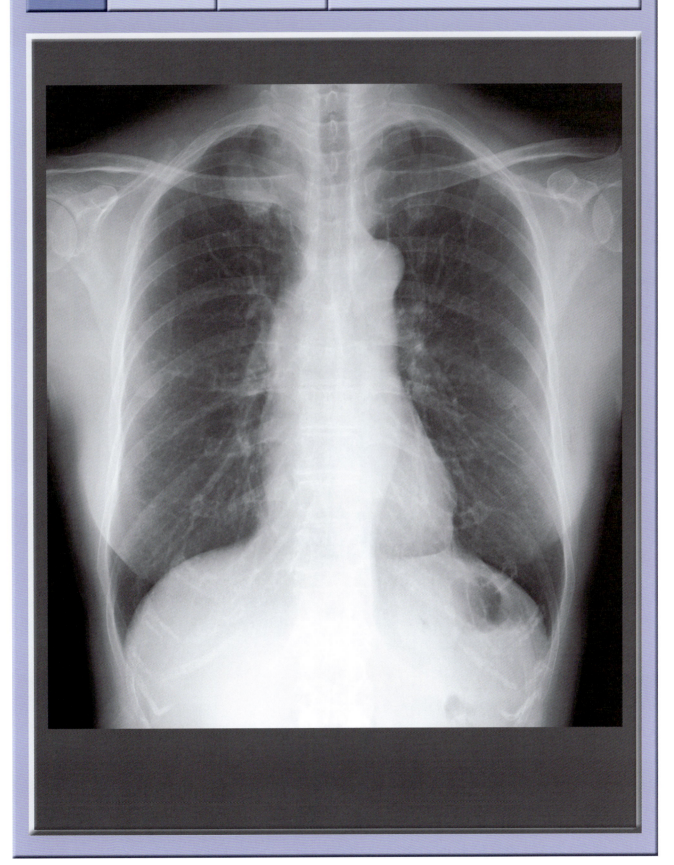

右肺尖部パンコースト肺がん

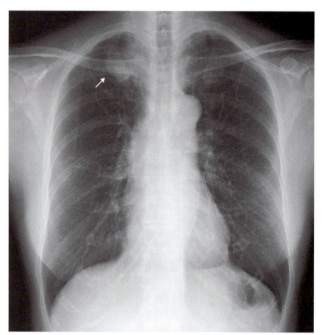

図1　胸部X線写真正面像

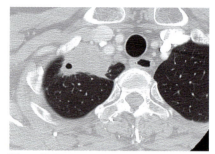

図2　胸部CT

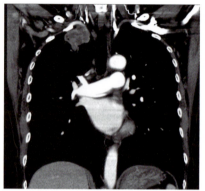

図3　胸部CT

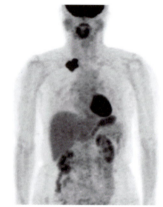

図4　PET検査

読影のポイント

【胸部X線写真正面像：図1】

右肺尖部に鎖骨と重なる辺縁が比較的明瞭な不整形の腫瘤影を認める（↗）。肋骨の破壊像は伴っていない。上肢痛、発汗障害、Horner症候群等の神経症状を伴っていないが、第2肋骨より頭側に位置するのでパンコースト肺がんを疑う所見である

【胸部CT：図2～3】

右肺尖部前方で第1肋骨、鎖骨下動脈に接して不均一に造影される辺縁不整な長径44mmの充実性腫瘤影を認める。

【PET検査：図4】

右肺尖部腫瘤影にはSUV最大値11.4のFDGの高集積を認める。

経過・治療

CT下肺生検にて腺扁平上皮がんと診断した。全身検索では遠隔転移は見られなかったが、胸壁への浸潤ありと判断し、cT3N0M0 ⅡB期と診断し、術前化学放射線療法後に右肺上葉切除＋胸壁合併切除術を施行した。

病理所見

腫瘍は40×25×25mm、腺扁平上皮がん、pT3N0M0 ⅡB期であった（図5a＝腺がん成分、同b＝扁平上皮がん成分）。

予後

術後4ヵ月で皮膚・脳転移再発を認め、放射線治療や化学療法を施行するも、術後2年9ヵ月で原病死した。

（吉井直子：聖隷三方原病院呼吸器センター外科）

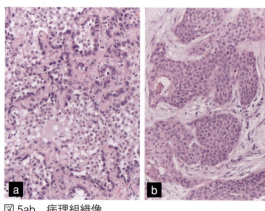

図5ab　病理組織像

⑭ 特徴的なサインを呈した肺がん

症例 6	86 歳 女性	1 次読影 c 2 次読影 E	Never smoker

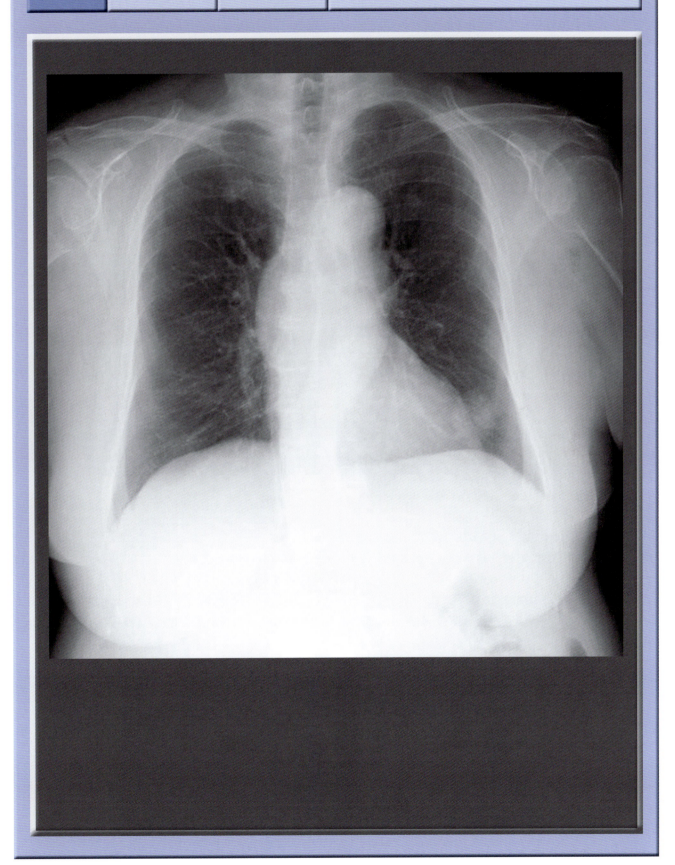

左第Ⅳ弓とのシルエットサイン陰性の結節影

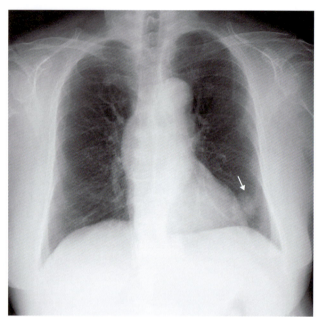

図1　胸部X線写真正面像

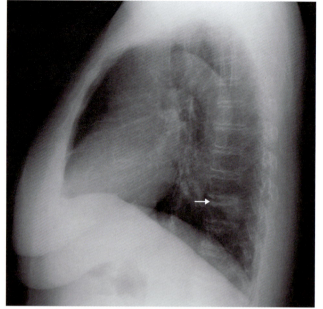

図2　胸部X線写真側面像

読影のポイント

【胸部X線写真正面像：図1】

左下肺野心陰影に重なる長径約30mmの結節影を認める（ﺍ）。左心第Ⅳ弓左縁のラインを明瞭に追うことができるため、シルエットサイン陰性である。病変は心臓と接しない背側にあると考えられる。原発性肺がんを疑う所見である。

【胸部X線写真側面像：図2】

心陰影の背側に椎体に重なる陰影を確認できる（→）。

【胸部CT：図3】

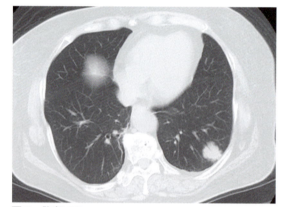

図3　胸部CT

左肺下葉S^9区域に長径24mmの、spiculationおよび内部に気管支透亮像を伴う結節影を認める（図3）。原発性肺がんを疑う所見である。

経過・治療

気管支鏡検査にて確定診断を得られなかったが、PET検査を含む全身検索にて肺門・縦隔リンパ節および遠隔転移を認めないcT2aN0M0 IB期肺がんの臨床病期診断にて手術を施行した。高齢であることを考慮し左肺下葉部分切除術を施行した。

病理所見

腫瘍は30×28mmであり、病理組織像は高分化腺がん（lepidic adenocarcinoma）であった（図4）。EGFR遺伝子変異は認めなかった。術後病期はpT2aN0M0 IB期であった。

予後

術後化学療法は行わず、経過観察の方針となった。

2年後に局所再発を認めたが、緩和医療のみにて経過観察となり、初診より約4年3ヵ月の経過で原病死した。
（秋山訓通：浜松医科大学医学部附属病院呼吸器内科、豊嶋幹生：浜松労災病院呼吸器内科）

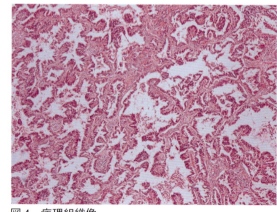

図4　病理組織像

検診で肺がんを疑われた他の肺疾患

　肺野結節影を呈する多くの疾患は肺がんと鑑別を要する（表）。それぞれの疾患に特徴的な所見を呈する場合には問題ないが、鑑別が困難な症例も多数ある（図1〜5）。

　鑑別のためには画像所見と共に血清学的検査が重要である。肺結核では T-Spot、肺真菌症では β-Dグルカン、アスペルギルスやクリプトコッカス等の抗原検出、抗体価測定が参考となる。確定診断のためには気管支鏡検査が施行される。細胞診のみでなく、結核菌の培養・塗抹染色、一般細菌、真菌の培養同定も実施しておく。気管支鏡検査で診断が得られない場合に病変の位置によっては経皮針生検を考慮する。細胞検査のみでなく、培養検査も同時に実施するのは言うまでもない。生検にて診断が得られない場合には PET 検査が有効な場合がある。FDG の集積程度が強ければ肺がんを疑わなければならない。

　以上の検査でやはり肺がんを否定できない場合には開胸生検を実施することとなる。肺がんは急速に進展する場合があるので、確定診断を得ることは重要である。特に PET 検査で集積が高度の場合には躊躇せずに生検を行う。最近は胸腔鏡下に生検を実施できるようになったので患者さんの負担は減っている。結果的に他の疾患であったとしても開胸生検を実施しておくことが、予後向上に寄与することを念頭に置く必要がある。

（丹羽 宏：聖隷三方原病院呼吸器センター外科）

表　結節影を呈する疾患

① 腫瘍	② 感染症	③ その他の肺疾患	④ 肺外の疾患
肺がん	一般細菌感染	肺内リンパ節	葉間胸水
腺がん	肺膿瘍	肺動静脈瘻	胸膜プラーク
扁平上皮がん	気管支肺炎	円型無気肺	胸膜腫瘍
小細胞肺がん	抗酸菌感染	肺分画症	胸壁腫瘍
大細胞がん	肺結核	器質化肺炎	皮膚腫瘍
カルチノイド	肺非結核性抗酸菌症	肺アミロイドーシス	
腺様嚢胞がん、等	真菌感染	炎症性筋線維芽細胞腫瘍	
転移性肺腫瘍	肺アスペルギルス症	Wegener 肉芽腫症	
大腸がん	肺クリプトコッカス症	リウマチ結節	
腎がん	寄生虫感染		
軟部肉腫、等	エキノコッカス症		
肺良性腫瘍	肺吸虫症		
過誤腫	イヌ糸状虫症		
平滑筋種			
肉腫・リンパ腫			

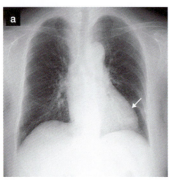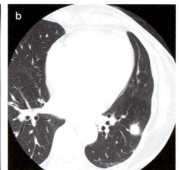

図1ab　肺クリプトコッカス症
a：胸部X線写真にて左下肺野に淡い結節影を認める（矢印）。
b：CTにて左肺底区に周囲にspiculationを伴い胸膜陥入様の所見を伴う結節影を認める。

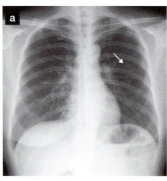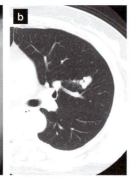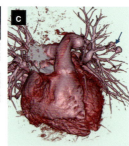

図2a～c　肺動静脈瘻・Osler-Weber-Rendu病
a：胸部X線写真にて左中肺野に淡い結節影を認める（矢印）。
b：CTにて連続してつながる複数の結節影を確認できる。
c：CT肺動脈造影にて肺動脈と肺静脈の接合部に瘤状に拡張した動静脈瘻を認める。

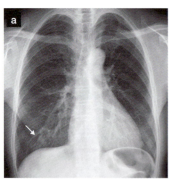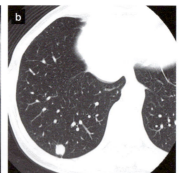

図3ab　肺非結核性抗酸菌症、*M. avium*症
a：胸部X線写真にて右下肺野に淡い結節影を認める（矢印）。
b：CTにて右肺底区に辺縁が比較的明瞭で胸膜陥入様の所見を伴う結節影を認める。

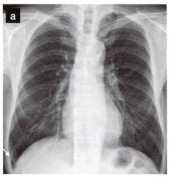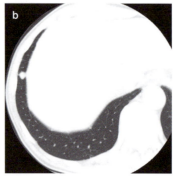

図4ab　肺内リンパ節
a：胸部X線写真にて右肋骨横隔膜洞部に淡い結節影を認める（矢印）。
b：CTにて右底区横隔膜上の胸膜直下に辺縁が平滑鮮明で多角形の形態を示す結節影を認める。胸膜陥入様の所見は肥厚した小葉間隔壁である。

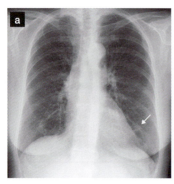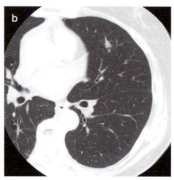

図5ab　肺アミロイドーシス
a：胸部X線写真にて左下肺野に淡い結節影を認める（矢印）。
b：CTにて左舌区に不整形の結節様陰影を認め周囲に気腫性変化を伴っている。

⑮ 検診で肺がんを疑われた他の肺疾患

症例 1	84 歳 男性	1 次読影 d 2 次読影 E	Never smoker

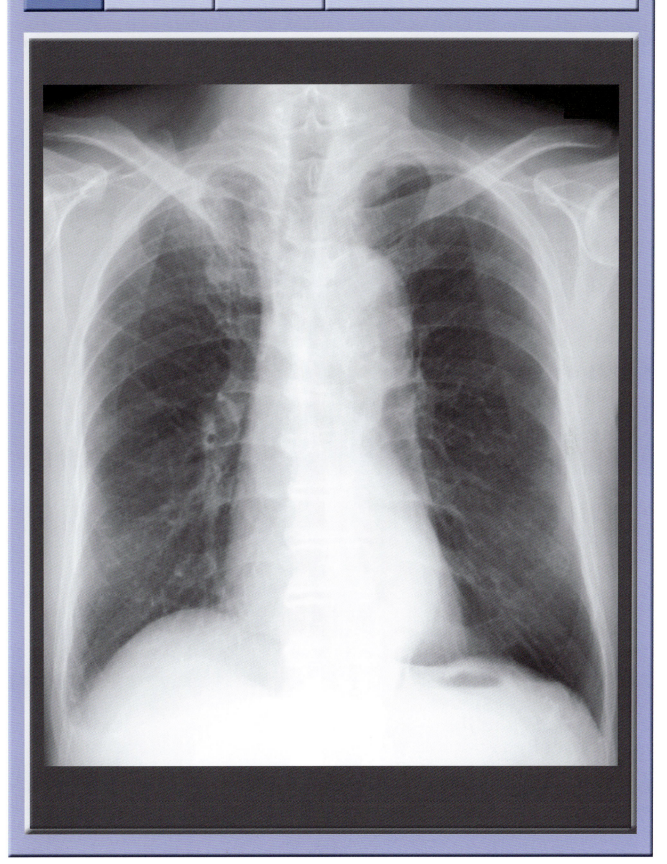

腫瘤影を呈し肺がんとの鑑別を要した肺結核

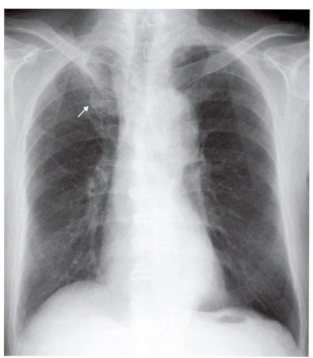

図1　胸部X線写真正面像

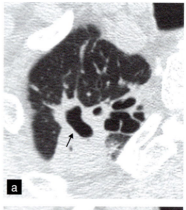

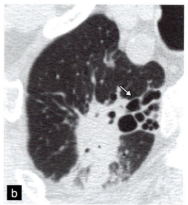

図2ab　胸部CT

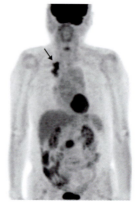

図3　PET検査

読影のポイント

【胸部X線写真正面像：図1】

　右上肺野に第1前肋骨、第4、第5後肋骨、鎖骨に重なる腫瘤影を認める（↗）。左右肺野を比較すると陰影の存在が明らかである。通常、胸部X線写真では左肺門の方が右肺門よりも高いが、本症例では病変により右肺が収縮し、左右の肺門が同じ高さになっている。上縦隔とのシルエットサインは陰性であり、病変は縦隔に接していないことが分かる。

【胸部CT：図2】

　右肺上葉に辺縁不整な腫瘤影を認める。内部に気管支透亮像を伴い、一部空洞化している（a:↗）。陰影の周囲に気管支拡張を認める（b:↘）。

【PET検査：図3】

　右肺上葉の腫瘤影にSUV最大値8.3のFDGの高集積を認める（↘）。

経過・治療

　喀痰検査では抗酸菌塗抹は3回陰性であり、PCRおよび培養で結核菌は陰性であった。気管支鏡検査を施行したところ、経気管支肺生検の組織診では悪性所見は認めず、気管支洗浄液の細胞診でも悪性細胞は認めなかった。気管支洗浄液でガフキー1号、抗酸菌培養が陽性となり、PCRにて結核菌が同定され、肺結核と診断した。抗結核薬9ヵ月間内服にて改善した。

このように画像上、肺がんを疑う陰影であっても、肺結核などの他疾患も鑑別にあげながら精査を行う必要がある。

まとめ

　肺結核は、肺尖部（S^1、S^2、S^{1+2}区域）や下葉（S^6区域）が陰影の好発部位であり、浸潤影や線状影、結節影、腫瘤影、粒状影、石灰化など多彩な陰影を呈する。空洞形成を認めることも多い。胸部X線所見だけでは、肺がんなどの他疾患との鑑別が困難なことも多いので、臨床症状や培養検査の結果などを総合的に判断し、診断を行うことが重要である。

　（小林 健・中村秀範：聖隷浜松病院呼吸器内科）

⑮ 検診で肺がんを疑われた他の肺疾患

症例2	76歳 男性	1次読影 d 2次読影 D	Never smoker

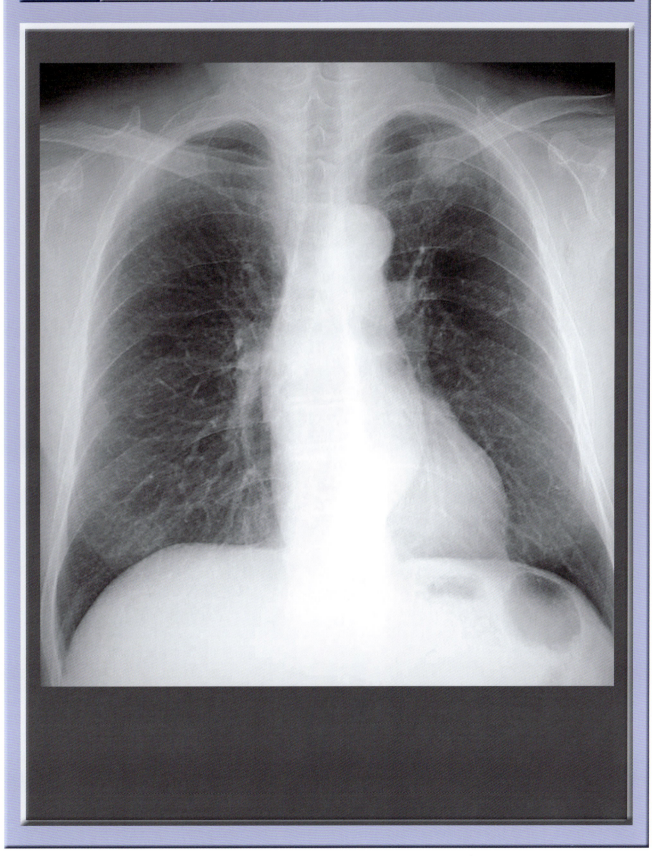

肺がんと鑑別が困難であった炎症性肉芽腫

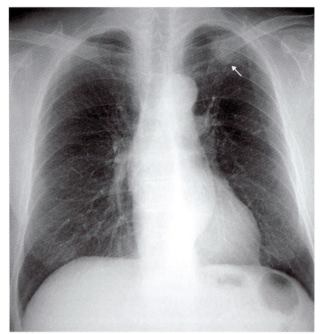

図1　胸部X線写真正面像

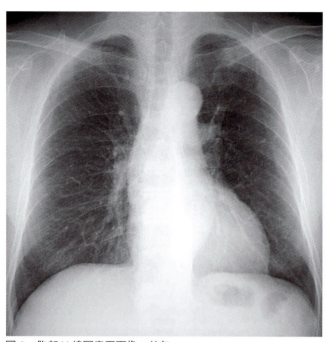

図2　胸部X線写真正面像：前年

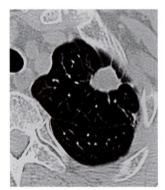

図3　胸部CT：今回

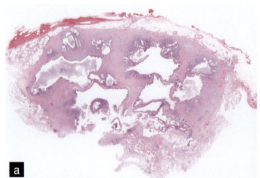

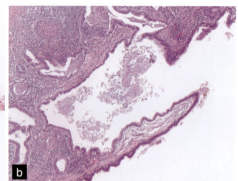

図4ab　病理組織像　a：ルーペ像、b：×5

読影のポイント

【胸部X線写真正面像：図1・図2】

　左肺尖部に鎖骨、第1前肋骨と重なる比較的境界明瞭な腫瘤影を認める（図1：↖）。前年（図2）との比較読影で陰影の増大を確認できる。

【胸部CT：図3】

　左肺上葉 S^{1+2} 区域に 23×19mm の結節性陰影を認める。Spiculation を伴っているが境界は比較的明瞭であり、炎症性病変も疑う。

経過・予後

　PET 検査では FDG は SUV 最大値1.36で有意な集積を認めない。気管支鏡検査でも有意な所見は得られなかったが、画像上、陰影の増大があり、肺がんの可能性を否定できないため左肺上葉部分切除術を施行した。迅速組織診では悪性所見を認めなかったため部分切除にとどめて手術を終了した。

病理所見

　術後病理組織検査（図4）では胸膜下に拡張した細気管支を認め、また肉芽組織の形成も認めた。気管支周囲にはリンパ球の浸潤を認め、炎症性肉芽腫と診断した。

まとめ

　通常の検査では肺がんの確定診断が得られないこのような炎症性疾患の場合、期間を置いた慎重な追跡も可能ではあるが、肺尖部はパンコースト腫瘍の発生部位でもあり、診断のための開胸生検も必要となることがある。

（籾木 茂：浜松医療センター呼吸器外科）

症例：肺尖部の左右差に注目

　肺尖部は肺の上端部分で胸部X線写真上は鎖骨より頭側の半円状の部分をいう。この部位は背部の第1〜4肋骨、前方の第1肋骨および肋軟骨との接合部、鎖骨が密に重なるので読影が困難な部位である。第1肋骨と肋軟骨接合部が骨化している症例では腫瘤影と誤認しやすい。この骨化は第1肋骨上縁を超えて頭側へ広がることはなく、内部に関節面に相当するギザギザした透亮像を確認できるので鑑別可能である。利き腕側の肋骨・肋軟骨接合部の骨化が顕著なことがあり、そのような例では濃度が左右非対称になるので余計に紛らわしくなる（図1）。これらのことを踏まえた上で丹念に左右を比較しながら骨陰影のラインを追いかけることで異常陰影を把握可能となる。

　Apical cap は肺尖部に沿った、辺縁が軽度不整な5mm以内の帯状の陰影で帽子状に見えることから命名された。加齢や陳旧性肺結核で見られる。片側性に肥厚している場合には胸水やパンコースト肺がんを考慮しなければならない（図2）。この部位の悪性腫瘍は容易

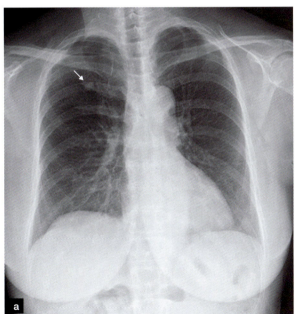
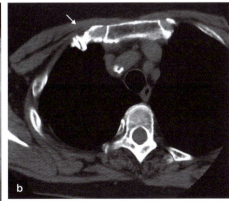

図1ab
a：右第1肋骨・肋軟骨接合部の骨化を認める（矢印）。左右非対称なので腫瘍性変化との鑑別のために注意深い読影が必要である。
b：右第1肋骨・肋軟骨接合部が周囲より拡大し、骨化している（矢印）。

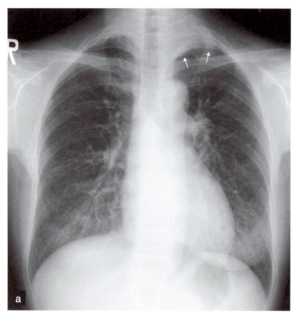
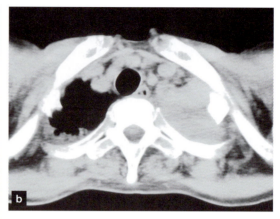

図 2ab
a：両肺尖部に胸膜肥厚を認めるが、左が顕著である（矢印）。
b：左肺尖部全域が低吸収域に置き換わっていた。パンコースト肺がんであった。

に胸壁に進展するので骨の破壊像の有無に注意を払って観察する。パンコースト肺がんは従来、第1肋骨より頭側に位置する骨破壊を伴う肺尖部腫瘤影に加え、背部から上肢の疼痛、Horner 症候群、上肢の筋委縮を伴う肺がんと定義されていた[1]。最近、肺尖部周辺の肺がんに対し術前化学放射線療法後に外科治療を加えることにより顕著な予後改善効果が得られることがわかってきたことから、その治療対象となる疾患群を明確にするために第2肋骨より頭側に位置する肺がんを症状の有無にかかわらずパンコースト肺がんというようになってきた[2]。

　肺尖部の肺がんを見逃さないためには肋骨、椎骨、鎖骨等の解剖学的構造物の存在を認識したうえで左右の濃度の相違、肋骨の異常の有無、胸膜肥厚の程度を比較することが肝要である。

【文献】
1) Pancoast HK. Importance of careful roentgen-ray investigation of apical chest tumor. JAMA. 1924; 83: 1407-1411
2) Dettebeck FC. Changes in the treatment of Pancoast tumors. Ann Thorac Surg. 2003; 75: 1990-1997

（丹羽 宏：聖隷三方原病院呼吸器センター外科）

⑯ 症例：肺尖部の左右差に注目

症例 1	52歳 女性	1 次読影 d 2 次読影 E	Never smoker

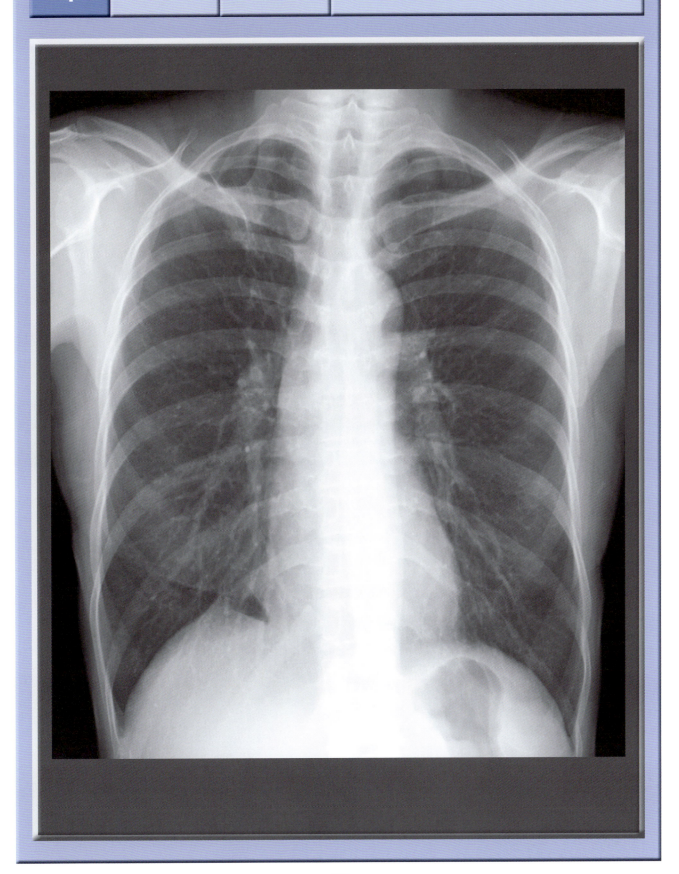

線状影に注目すると認識できる右肺尖部腫瘤影

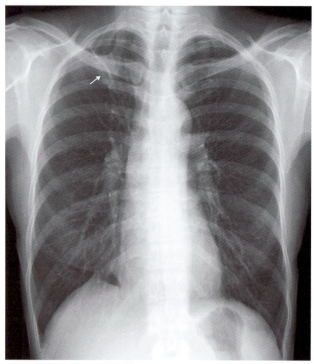

図 1　胸部 X 線写真正面像

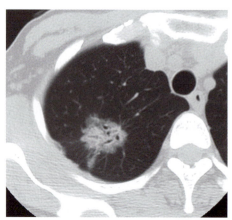

図 2　胸部 CT

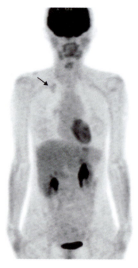

図 3　PET 検査

【PET 検査：図 3】

右肺上葉の腫瘤影に SUV 最大値 1.6 の淡い FDG の集積を認める（↘）。

経過・治療

気管支鏡検査にて肺腺がんと診断した。PET 検査にて遠隔転移はなく cT2aN0M0 ⅠB 期の術前診断にて右肺上葉切除術を施行した。

病理所見

腫瘍は 30×22mm、高分化腺がん（papillary predominant）で、pT1bN0M0 ⅠA 期であった（図 4）。

予後

術後テガフール・ウラシル配合剤内服による術後補助化学療法を施行した（下痢のために 1 ヵ月で内服中止）。術後 4 年経過し再発の兆候はない。

まとめ

胸膜陥入像は、腫瘍が周囲組織を収縮させることにより、胸膜の腫瘍方向への偏位の結果起こる所見である。胸部 X 線正面像では、腫瘍陰影本体に連なる線状影として描出されている

（小林　健・中村秀範：聖隷浜松病院呼吸器内科）

読影のポイント

【胸部 X 線写真正面像：図 1】

右肺尖部に鎖骨に重なる線状影を認める（↗）。左右肺野を比較すると線状影の周囲に第 1 前肋骨と重なる比較的境界明瞭な濃度上昇域があり腫瘤影と認識できる。線状影は、一般的に陳旧性の炎症性変化で見られることが多い陰影であるが、腫瘍でも胸部 X 線写真でこのように写ることがあるので注意が必要である。

【胸部 CT：図 2】

右肺上葉 S^1 区域に長径 30mm の辺縁不整な胸膜陥入像を伴う腫瘤影を認める。内部に気管支透亮像を伴っている。

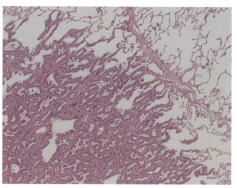

図 4　病理組織像

⑯ 症例：肺尖部の左右差に注目

| 症例 2 | 77 歳 男性 | 1 次読影 c
2 次読影 E | Ex-smoker, BI: 1,100 |

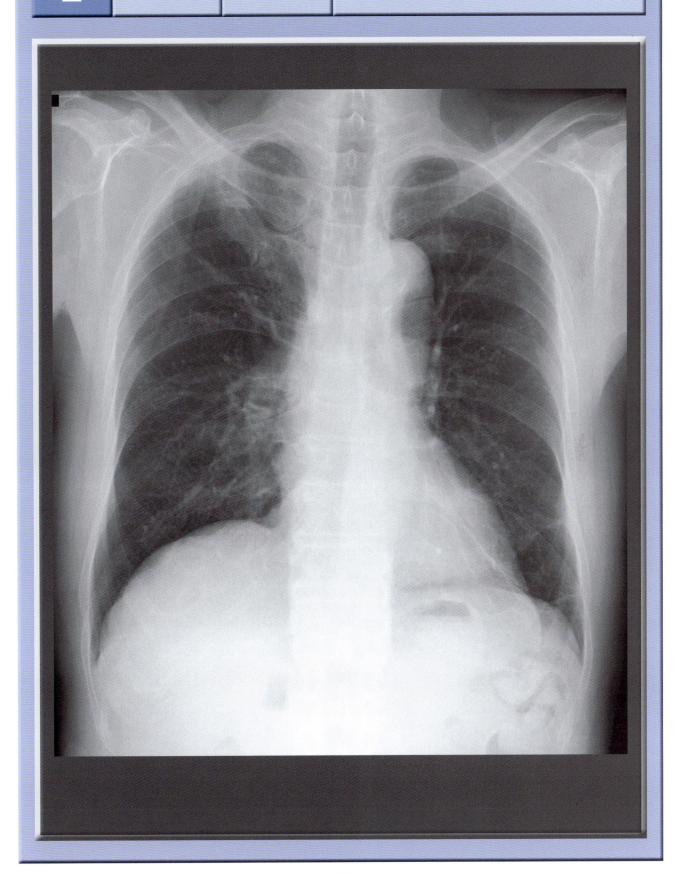

左右の濃度差で指摘可能な右肺尖部結節影

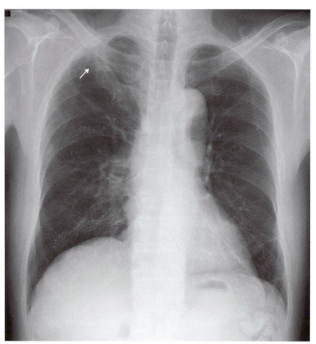

図1　胸部X線写真正面像

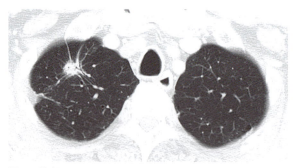

図2　胸部CT

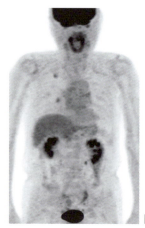

図3　PET検査

て右上葉切除術を施行した。

　腫瘍は 25×15×8mm、高分化腺がん（acinar adeno-carcinoma）、pT1bN0M0 IA 期であった（図4～5）。

　T1b ではあったが、退院後脳梗塞を発症したためガイドラインに記載のあるテガフール・ウラシル配合剤内服治療の適応とはしなかった。術後3年目に単発肺転移を認め、化学療法および定位照射を施行した。再発治療後半年経過し再増悪を認めていない。

　　　　（吉井直子：聖隷三方原病院呼吸器センター外科）

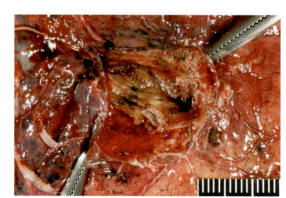

図4　摘出標本

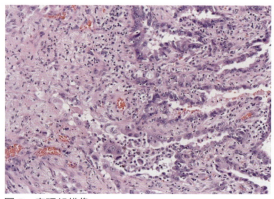

図5　病理組織像

読影のポイント

【胸部X線写真正面像：図1】

　右肺尖部鎖骨と第1肋骨に重なり透過性の低下を認める（↗）。一部第1肋骨の辺縁から突出しているため結節影と診断した。左右の濃度差に注目すると結節影に気づくことができる。

【胸部CT：図2】

　右肺尖部 S¹ 区域に胸膜陥入像、spiculation を伴う全体的に濃度が濃い充実性結節影を認める。内部に気管支透亮像を伴っている。

【PET検査：図3】

　右肺尖部 S¹ 区域の結節にSUV最大値2.9のFDGの集積を認める。

経過・治療

　気管支鏡検査にて肺腺がんと診断した。PET検査では遠隔転移はなく cT1bN0M0 IA 期の術前診断に

⑯ 症例：肺尖部の左右差に注目

症例 3	70歳 女性	1次読影 b 2次読影 E	Never smoker

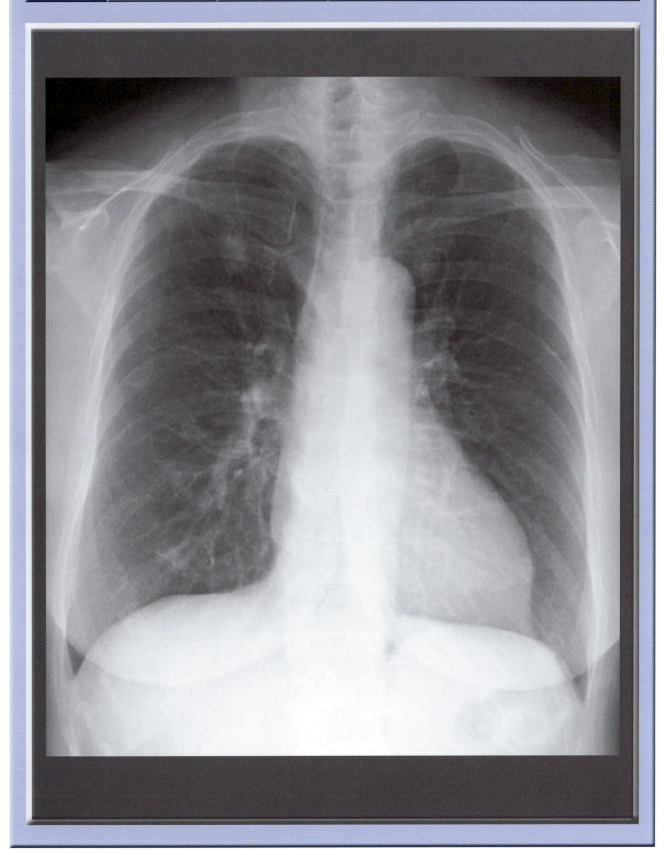

右前方第1肋骨と重なる結節影

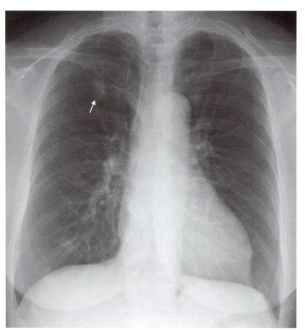

図1　胸部X線写真正面像

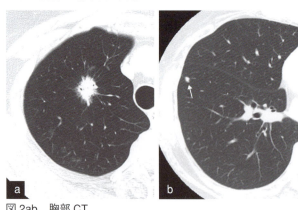

図2ab　胸部CT

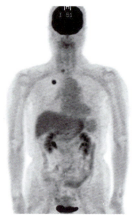

図3　PET検査

経過・治療

PET検査（図3）では腫瘍にSUV最大値8.2のFDGの集積を認めた。他に異常集積は認めなかった。肺がんcT1bN0M0 IA期の診断にて右肺上葉切除術を実施した。下葉の結節は診断確定のために部分切除術を施行した。

病理所見・予後

混合型腺がんであった。右肺下葉の結節も混合型腺がんで肺内転移と診断した。EGFR遺伝子変異陽性（L858R）であった。縦隔リンパ節転移を認めpT4N2M0 ⅢB期であった（図4、5）。シスプラチン＋ビノレルビンによる術後補助化学療法を2コース施行した。その後仙骨転移、右腸骨転移に対し放射線照射を施行し、術後3年9ヵ月経過した現在ゲフィチニブ投与中である。

（設楽将之：聖隷三方原病院呼吸器センター外科）

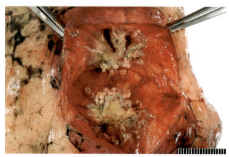

図4　摘出標本

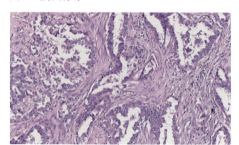

図5　病理組織像

読影のポイント

【胸部X線写真正面像：図1】

右上肺野の第1前肋骨と第6後肋骨の交差する部分に結節影を認める（↗）。左右肺野を比較すると右側の濃度上昇が目立つ。第1肋軟骨の仮骨形成部位であるが、丹念に第1肋骨のラインを追いかけると骨よりも尾側に辺縁が連続する結節影であることがわかる。肺尖部、鎖骨、第1肋骨周辺の上肺野は骨陰影が密に重なるため異常所見を見逃しやすいが、左右の肺野を比較しながら読影することにより結節影を指摘可能となる。

【胸部CT：図2】

右肺上葉S¹区域に長径20mmのspiculationと内部に気管支透亮像を伴う比較的辺縁明瞭な結節影を認める（a）。また右肺下葉S⁸区域に長径6mmの辺縁明瞭な結節影を認める（b：↖）。

症例：肺野を左右比較する

> **KEY POINT**
> 1. 肺は左右にほぼ対称的に存在する臓器であり、両側肺野を比較しながら読影することは、異常陰影を発見するために重要な手法の1つである
> 2. 両側肺野を、上・中・下と3つに分けて順番に左右の肺野を比較して読影する。
> 3. 特に留意する部位として、肋骨や鎖骨と重なる部位、肺動脈と重なる肺門部、横隔膜下の肺野の3ヵ所がある。

　胸部X線写真を読影する上で、左右の胸郭内に存在する肺野を左右比較することは異常陰影の発見に最も役立つ読影法のひとつである。まず、両側肺野を上肺野・中肺野・下肺野に分けて丁寧に左右比較する（図1）。この際重要な点は、じっくり目を凝らして読影することも必要ではあるが、一方で視点を少し遠方に移動させ、広い視野で肺野全体を見つめて評価することも効果的である。剣道では、試合の際に相手のどこか一ヵ所を注視するのではなく、はるか彼方の遠い山を見るように、相手の構え全体を見て評価する見方がある。これを「遠山（えんざん）の目付」といい、胸部X線写真で肺野を左右比較する際には、縦隔を中心に左右の肺野全体を見るようにすると、左右差のある陰影の部位を認識することができる場合もあるので、このような見方を試すことをすすめる。

　両側上肺野の肺尖部は、肋骨がより密に肺を取り囲んでいるのに加え、鎖骨が肋骨と重なる部位が多く、異常陰影を隠してしまうことがある。したがって、より慎重な眼をもっ

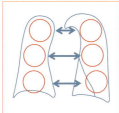

図1
両側肺野を上・中・下に分けて左右比較する。

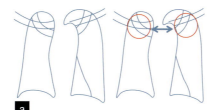

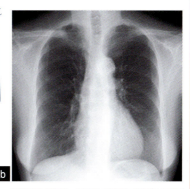

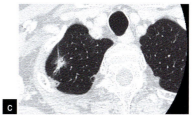

図2a〜c
a：上肺野、特に肺尖部は、鎖骨と肋骨が重なる部分が多く、陰影の発見が困難な部位である。わずかな左右濃度差があれば、チェックしてCT撮影をすることが必要である。
b：胸部X線写真＝左右の比較をすると、右肺尖部の濃度が高い（X線透過性の低下）部分がわかる。
c：同症例の胸部CT＝右肺上葉に肺腺がんを認める。

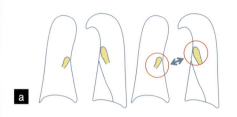

a

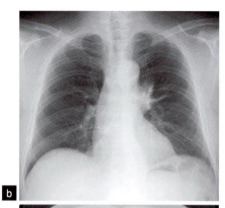

b

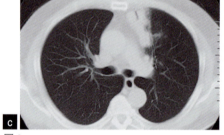

c

図3a～c
a：右肺動脈と左肺動脈の濃さを左右比較する。肺門部は血管陰影と重なるため指摘が困難な部位である。健常者の胸部X線写真では、右肺動脈は左肺動脈より低位になるので左右同じ高さではないが、左右の濃度の違いを比較することは重要である。
b：胸部X線写真＝右肺動脈と左肺動脈の濃さを左右比較すると、左肺動脈の陰影が濃い。
c：胸部CT；左肺上葉に肺腺がんを認める。

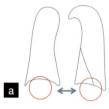

a

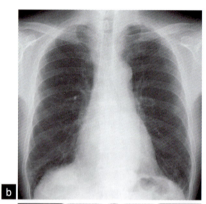

b

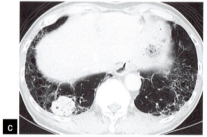

c

図4a～c
a：横隔膜下の肺野の左右を比較する。
b：胸部X線写真＝右横隔膜下に結節影を認める。
c：胸部CT＝右肺下葉に肺がん（多形がん）を認める。両側肺野には蜂巣肺の所見もある。

てこの部位の左右比較をすることが重要である（図2）。わずかな濃度上昇の左右差を指摘することにより病変を発見することができる場合もある。

　肺門部は血管陰影と重なるため指摘が困難な部位である。健常者の胸部X線写真では、右肺動脈は左肺動脈より低位になるため、左右同じ高さではないが、左右の濃度の違いを比較読影することは重要である（図3）。

　両側肺野の横隔膜に重なる部位は、肺の中でもその占有面積は大きくないために肺がんが発生することは比較的まれではあるが、十分留意して左右差の確認をすべきである（図4）。

　以上をまとめると胸部X線写真の読影では、左右の肺野を丁寧に比較読影することが異常所見の発見に極めて有効である。

（中村秀範：聖隷浜松病院呼吸器内科）

⑰ 症例：肺野を左右比較する

症例 1	82 歳 女性	1 次読影 d 2 次読影 E	Never smoker

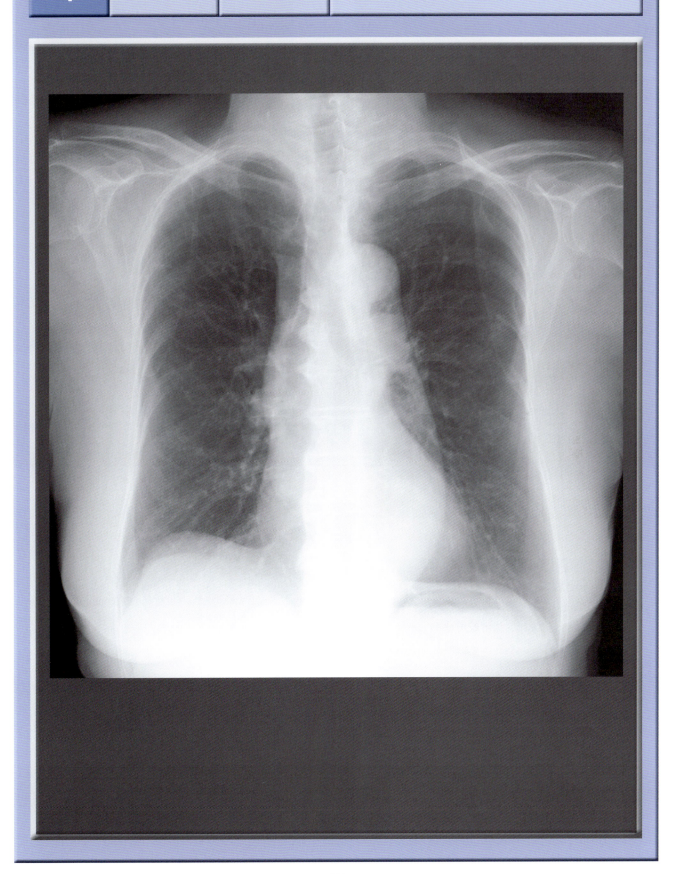

左中肺野の小結節影

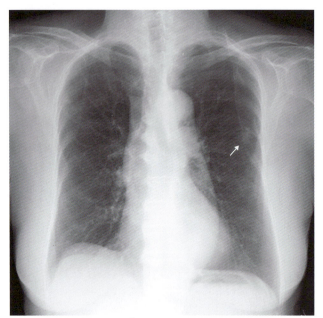

図1　胸部Ｘ線写真正面像

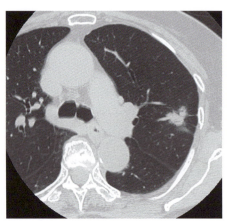

図2　胸部 CT

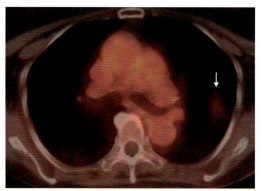

図3　PET 検査：左肺上葉の結節影に SUV 最大値
1.8 の FDG の集積を認める

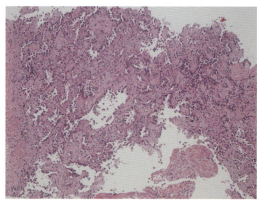

図4　病理組織像：気管支鏡検査で得られた生検標
本で腺がんを認める

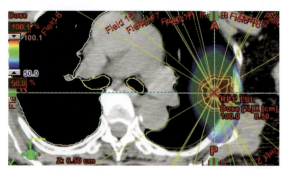

図5　定位放射線治療計画：82 歳と高齢のため放射線
治療を施行した

読影のポイント

【胸部Ｘ線写真正面像：図1】

　じっくり肺野を左右比較してみていくと、左中肺野
やや胸膜測に淡い結節影を認める（↗）。肋骨や肩甲
骨の一部に重なっており、さっと読影してしまうと見
逃しやすい陰影である。肺野を上・中・下に分けて丹
念に左右比較して読影していく習慣をつけるとこのよ
うな陰影を見逃す危険性が低くなる。

【胸部 CT：図2】

　左肺上葉 S^{1+2} 区域に不整形の充実性結節影を認め
る。結節影の周囲には spiculation を認め、胸膜陥入
像も観察できる。

【PET 検査：図3】

　同結節影に SUV 最大値 1.8 の FDG の集積を認める
（↓）。

経過・治療・病理所見

　遠隔転移は認めなかった。気管支鏡にて生検を施行
したところ高分化腺がんの病理組織所見を得ることが
できた(図4)。臨床病期は cT1aN0M0 IA 期であった。
手術療法も考慮されたが、高齢のために定位放射線治
療が選択された（図5）。

予後

４年経過後まで再発を認めていない。

（中村秀範：聖隷浜松病院呼吸器内科）

⑰ 症例：肺野を左右比較する

症例 2	55 歳 女性	1 次読影 d 2 次読影 E	Never smoker

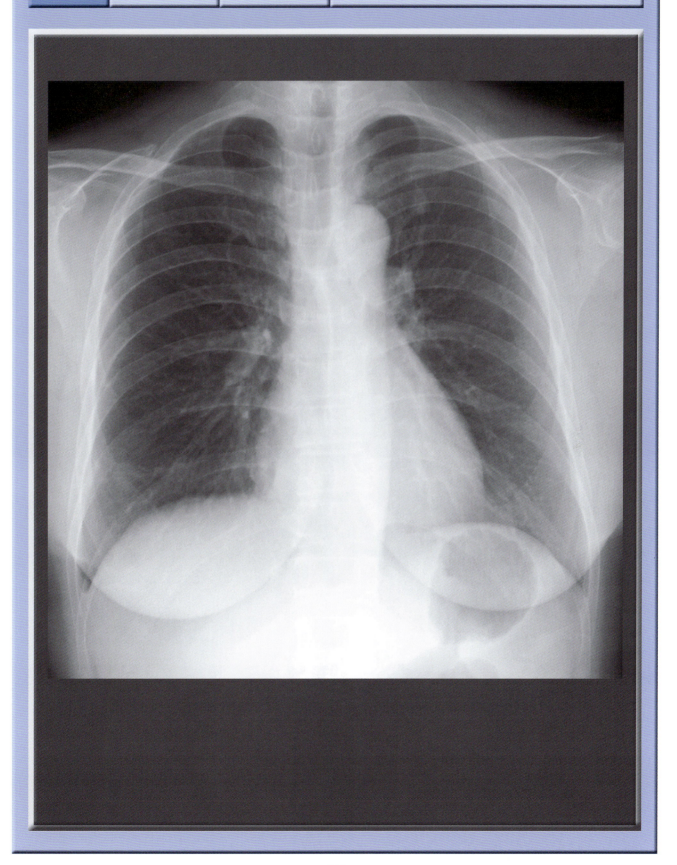

右下肺野の小結節影

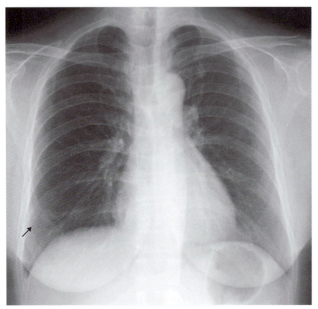

図1　胸部 X 線写真正面像

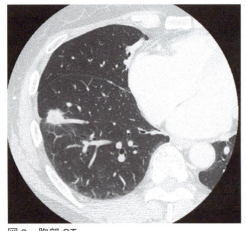

図2　胸部 CT

読影のポイント

【胸部 X 線写真正面像：図1】

　右下肺野第6前肋骨の辺縁に重なる結節影を認める（↗）。左肺の同部位では濃度上昇域を認めず、左右肺野を比較することで陰影の存在に気づく。また肋骨の辺縁を1本ずつ良く観察することで陰影を発見できる。

【胸部 CT：図2】

　右肺下葉 S^8 区域に長径17mmの辺縁不整な胸膜陥入像、spiculation を伴う結節影を認める。結節影は肺静脈を巻き込んでいる。

【PET 検査：図3】

　右肺下葉の結節影に対し、SUV 最大値3.8の FDG の集積を認める（↘）。縦隔リンパ節（気管分岐下＃7）に SUV 最大値3.9の FDG の集積を認める（↙）。

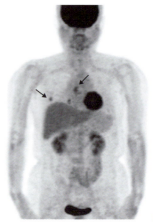

図3　PET 検査

経過・治療

　気管支鏡検査にて肺腺がんと診断した。PET 所見より、cT1aN2M0 ⅢA期の術前診断にて右肺下葉切除術を施行した。

病理所見

　腫瘍は、高分化腺がん（papillary predominant）で縦隔リンパ節転移（上部気管傍リンパ節＃2、気管分岐下リンパ節＃7、葉気管支間リンパ節＃11）を認め、pT1aN2M0 ⅢA期であった（図4）。

予後

　術後シスプラチン＋ビノレルビンによる化学療法を1コースのみ施行した（2コース目以降は希望により中止）。術後10ヵ月で腰椎転移再発を認めた。骨転移に対して放射線照射を施行し、現在化学療法を行っている。

まとめ

　左右の肺野濃度はおおよそ等しいと考えられるので、左右差を比較することで、異常陰影を認識できることが多い。特に、骨に重なった肺野の異常陰影は、見逃してしまうことがあるので、肺野だけでなく、肋骨の左右差についての比較読影も重要である。

（小林 健・中村秀範：聖隷浜松病院呼吸器内科）

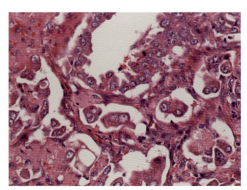

図4　病理組織像

⑰ 症例：肺野を左右比較する

症例 3	79 歳 男性	1 次読影 d 2 次読影 E	Current smoker, BI: 590 10 本 /日×59 年間

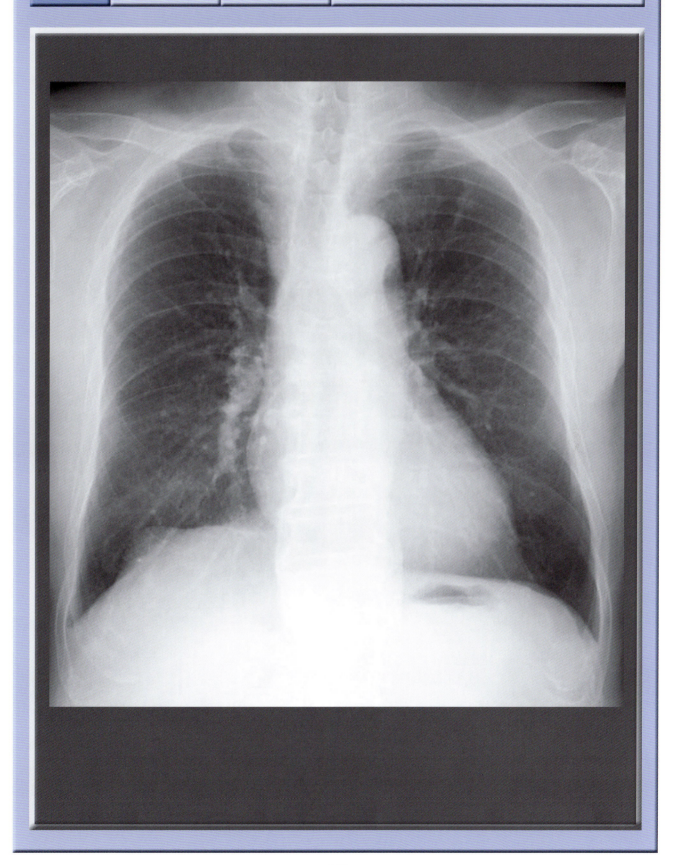

左上肺野の小結節影

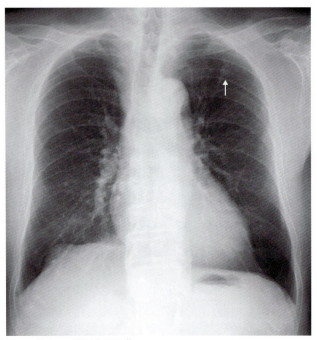

図1　胸部X線写真正面像

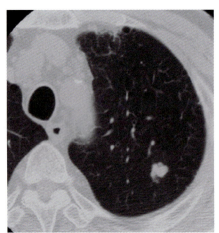

図2　胸部CT

読影のポイント

【胸部X線写真正面像：図1】

　左上肺野に第2前肋骨と重なり、長径15mmの表面平滑な結節影を認める（↑）。結節の辺縁をたどると肋骨の辺縁より突出しているので第2前肋骨と第5後肋骨との重なりとは異なっている。肺尖部の小さな陰影であるが、左右の肺野を比較してその濃度差を注目することにより、陰影を検知することができる。

【胸部CT：図2】

　左肺上葉 S^{1+2} 区域に15×4×3mmの表面平滑な結節影を認める。

【PET検査：図3】

　CTにて認めた結節部位に一致して、SUV最大値5.6のFDGの集積を認める。

経過・治療

　気管支鏡検査にて悪性細胞の集塊を認め肺がんと診断したが、類円形で比較的異型性に乏しい核を持った細胞が多く、組織型についての断定には至らなかった。PET-CTや頭部MRIでは遠隔転移を示唆する所見はなく、cT1aN0M0 IA期の術前診断となった。標準術式は肺葉切除であるが、本症例はQFT陽性、かつ画像上リンパ節の石灰化が高度であり、陳旧性結核を疑う所見から手術操作による出血リスクが危惧されたため、縮小手術として左上区切除＋リンパ節郭清術を施行した。手術検体（図4）からは扁平上皮がんと大細胞神経内分泌がんの混在したがん組織が検出された（図5）。

予後

　術後の経過は良好であったが、1年後に胸膜・骨・副腎などに転移再発を認めた。PS不良であったため化学療法は施行できず、緩和治療を行った後、手術後1年1ヵ月目に原病死した。

（田島寛之：聖隷浜松病院呼吸器内科）

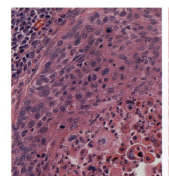

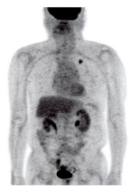

図4　切除標本

図3　PET検査

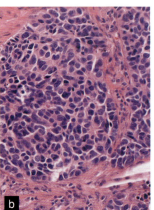

図5ab　病理組織像
a：扁平上皮がん、b：大細胞神経内分泌がん

⑰ 症例：肺野を左右比較する

症例 4	74 歳 男性	1 次読影 d 2 次読影 E	Ex-smoker, BI: 1,000 40 本/日 × 25 年間

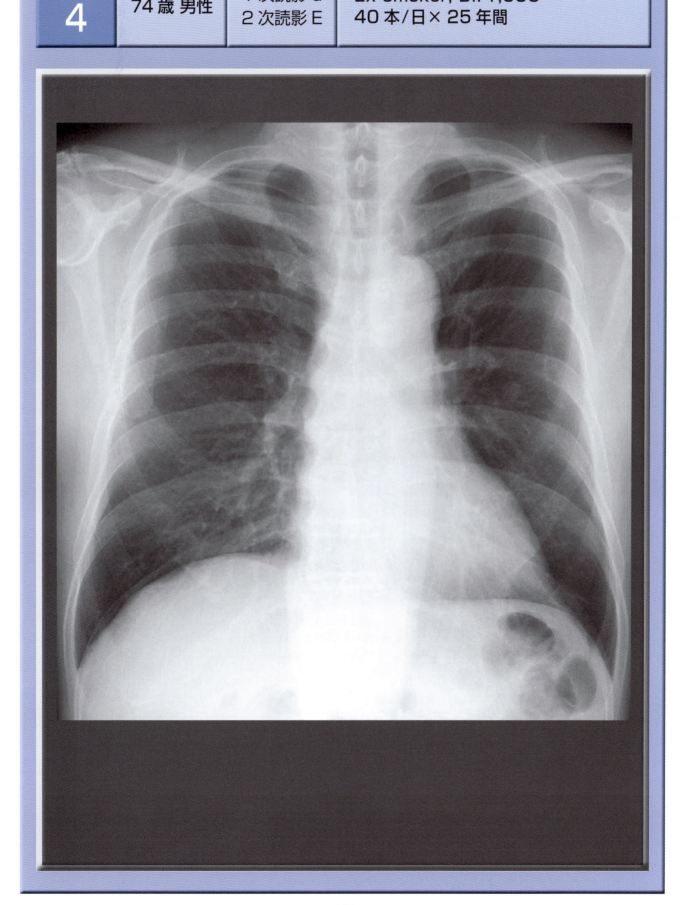

⑰ 症例：肺野を左右比較する

比較読影が有用な左中肺野の小結節影

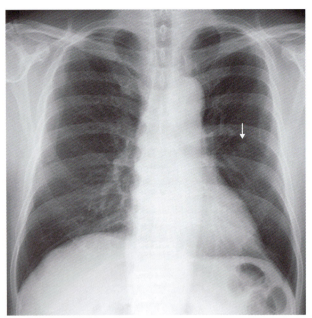

図1　胸部X線写真正面像

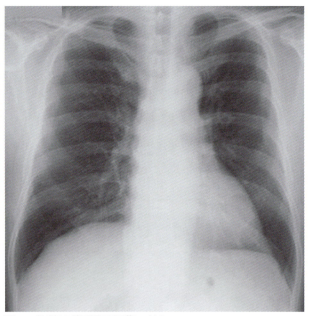

図2　胸部X線写真正面像：前年

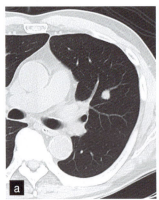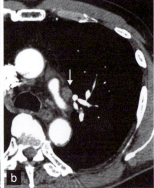

図3ab　胸部CT

読影のポイント

【胸部X線写真正面像：図1・図2】

　左中肺野第4前肋骨上縁に重なるように、長径10mmの小結節影を認める（図1：↓）。周囲の肺紋理とは性状が異なり、肋骨の上縁より突出した形態からは肋骨陰影や血管陰影とは考えにくい。結節自体が小さく重なりも多い箇所だが、注意深く肺野の左右差を確認することで認識できる。前年の胸部X線写真（図2）では確認できない新たな陰影である。

【胸部CT：図3】

　左肺上葉 S^4 区域に長径9mmの小結節影を認める（a）。左肺門リンパ節が腫大している（b：↓）。その他肺内転移を疑うような結節影や胸水貯留は認めない。

【PET検査：図4】

　左肺上葉の結節影へのFDGの集積はSUV最大値1.7

程度の淡いものである。左肺門リンパ節や縦隔リンパ節へはSUV最大値4.1のFDGの集積を示している。

経過・治療

　気管支鏡検査では確定診断を得られず、胸腔鏡下に腫大した#5リンパ節を生検して低分化腺がんと診断した。#5リンパ節は肺動脈に浸潤しており、根治切除には左肺全摘が必要と考えられたため、胸腔鏡下試験切除のみとした。PET検査の所見と併せてsT1aN2M0ⅢA期と診断し、化学放射線療法（カルボプラチン＋パクリタキセル＋同時照射）を施行した。

予後

　3コースまで施行したが縦隔リンパ節病変の増大、骨転移の出現がありPDの判断となった。非プラチナ製剤による2nd lineの治療を行ったが、経過中に放射線肺臓炎を発症したため1コースで中止となった。その後呼吸不全が経時的に悪化し、診断から1年1ヵ月後に原病死した。

（田島寛之：聖隷浜松病院呼吸器内科）

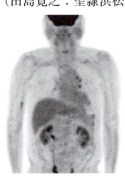

図4　PET検査

⑰ 症例：肺野を左右比較する

症例 5	61 歳 女性	1 次読影 d 2 次読影 E	Ex-smoker BI: 580 20 本/日×29 年間

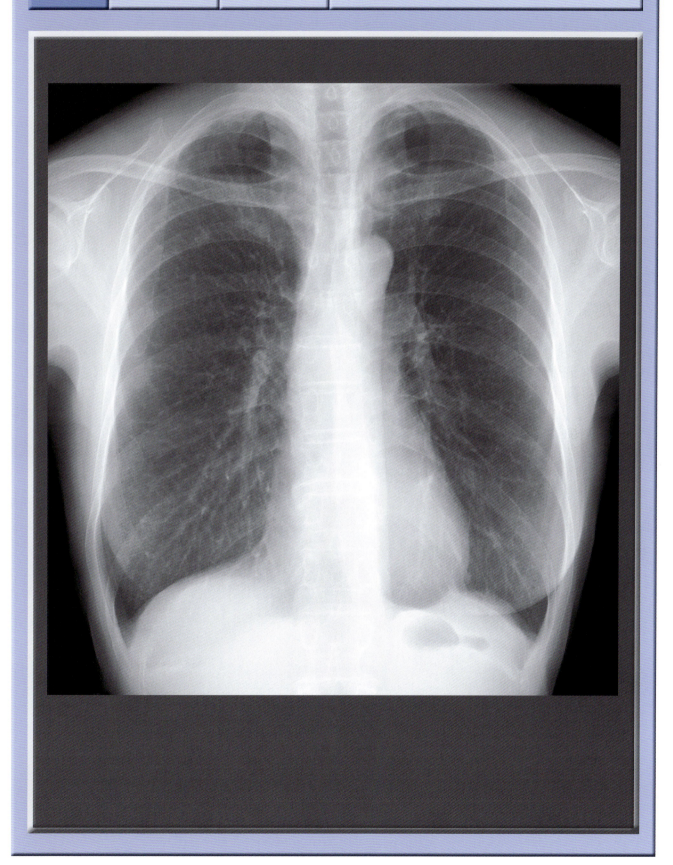

右上肺野の小結節影

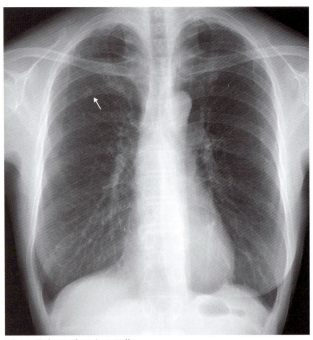

図1　胸部X線写真正面像

【胸部X線写真正面像：図1】

　右上肺野に長径10mmの淡い不整型の結節影を認める（↖）。結節影は前方第2肋骨および後方第6肋骨と重なる。左右の比較により結節影の指摘は容易である。

【胸部CT：図2】

　右肺上葉 S^2 区域の末梢域に長径9mm、辺縁不整、限局性のすりガラス陰影を認める。

　PET検査では有意なFDGの集積は認めない。

経過・治療

　気管支鏡で右肺上葉結節へのアプローチは困難と考えられ、CT経過観察または診断と治療を兼ねての肺切除のどちらかの選択となった。本人の希望で3年間CT経過観察を行い、ごくわずかではあるが結節影の増大を認めた。右上葉肺がん（cT1aN0M0 IA期）または異型腺腫様過形成（AAH）を疑い、右肺上葉部分切除術を施行した。術中迅速組織診で肺腺がんと診断された。

病理所見

　腫瘍は10×5×5mm、肺腺がん（細気管支肺胞上皮型＞腺房型）pT1aNXM0であった（図3：右上＝腺房型、右下＝細気管支肺胞上皮型）。

予後

　術後4年6ヵ月経過し再発の徴候はない。

まとめ

　両肺上葉は肺がんおよび肺結核の好発部位であるが、胸部X線写真で上肺野は肋骨、鎖骨等の骨陰影と重なる面積が広く異常陰影を見逃しやすい。注意深く左右の肺野を比較することは基本的読影法であるが、特に上肺野で有用である。

　　　　　　（朝井克之：浜松医療センター呼吸器外科）

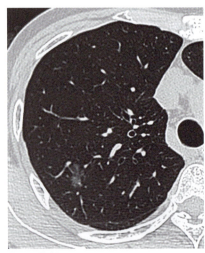

図2　胸部CT

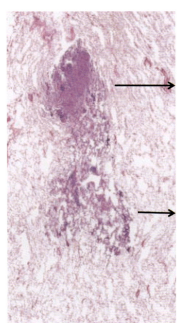
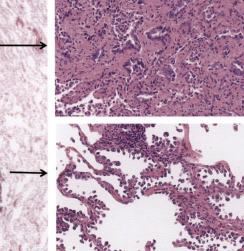

図3　病理組織像

症例：肺門血管の走行、太さ、濃度に注目

1. 肺動脈の走行は左右で異なり、右は「撫で肩」だが左は「怒り肩」。
2. 肺動脈下幹の太さはおよそ15mmで交差する肋骨の幅とほぼ同じ。
3. 濃度上昇は対側肺門との比較が有用である。

　肺門は解剖学的には胸膜の折り返りに囲まれた胸膜のない部分と規定されているが、胸部X線写真においては胸膜の有無は判別できないため、通常、縦隔と肺を連絡する気管支や血管などが撮影される範囲を肺門部という。肺門構造には主気管支、肺動静脈、気管支動静脈、自律神経、リンパ管およびリンパ節が含まれるが、肺門影はおもに肺動脈の陰影により形成される。肺門影は個人差が大きく、また呼吸状態の影響も受けやすいため、異常陰影の判別が困難なことが少なくないが、肺門腫瘤の単純X線写真所見は陰影の濃度上昇や肺門形状の変化であり、肺動脈の①位置（高さ）、②太さ、③陰影の濃さなどをチェックすることにより、肺門に重なる陰影の見逃しを防ぐことができる。

　肺門部の読影では肺動脈の解剖学的理解が特に重要である。肺動脈は右心室より起始したのち背側へ向かい、左主気管支の前面で左右の肺動脈に分岐する。右肺動脈は気管分岐部の下をやや右尾側に進み、右主気管支の前で肺動脈上幹を分枝したのちに肺動脈中幹・下幹となり中間気管支幹に沿って下行する。右肺動脈下幹の太さは通常およそ15mmで交差する肋骨の幅とほぼ同じであり、右肺動脈上幹はその1/2〜2/3の太さである。左肺動

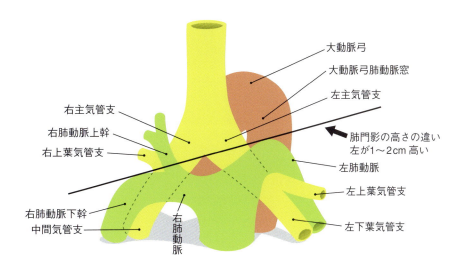

図1　肺門付近の解剖
（片山仁, 他. 胸部X線写真のABC. 日本医師会雑誌臨時増刊号. 1988: vol.103, no.13: 88 より引用一部改変）

脈は左主気管支を腹側から背側へ乗り越えて左上葉気管支背側を尾側へ走行する。そのため肺動脈上縁の高さは左が右よりも1～2cm高くなり、正面像において「右は撫で肩」だが対する「左は怒り肩」の形状を呈する（図1）。

　肺門重畳徴候hilum overlay sign：縦隔の腫瘤影に重なって肺門の血管影が透見される所見をいい、肺動脈の辺縁が明らかに識別できる場合には、病巣は肺門と離れて存在し前縦隔あるいは後縦隔にあると判断できる。肺動脈周囲は含気した肺で囲まれているため辺縁が投影されるが、周囲の肺が含気を失ったり圧排されたりした場合には肺動脈の辺縁は不明瞭になる（シルエットサイン陽性）。しかし前縦隔や後縦隔の病変は肺動脈周囲の空気とは無関係な位置にあり肺動脈の輪郭を消失させず、Felsonはその現象を"hilum overlay sign"と記した。そのような症例では胸部X線側面像が腫瘤の確認に有用であることが多い。

　肺門部の濃度上昇所見は肺門腫瘤で最も多く見られる所見であるが、対側肺門との比較が微妙な濃度上昇を指摘するのに有用である。

【参考文献】
1) Felson B. Chest roentgenology. WB Saunders. 1973
2) Reed JC. Chest radiology: plain film patterns and differential diagnoses, 2nd edition. Year book medical publishers. 1987
3) ジェームズ・C・リード. 胸部X線「超」講義：画像パターンから鑑別診断を学ぶ. メディカル・サイエンス・インターナショナル. 1998
4) 江口研二, 他. 胸部X線読影トレーニング. ライフ・サイエンスセンター. 1981
5) 片山仁, 他. 胸部X線写真のABC. 日本医師会雑誌臨時増刊号. 1988: vol.103, no.13
6) 田坂晧, 他. 放射線医学大系第7巻 胸部診断総論. 中山書店. 1983

（望月孝裕：浜松医療センター呼吸器外科）

⑱ 症例：肺門血管の走行、太さ、濃度に注目

症例1	49 歳 男性	1 次読影 d 2 次読影 E	Current smoker, BI: 160 10 本/日×16 年間

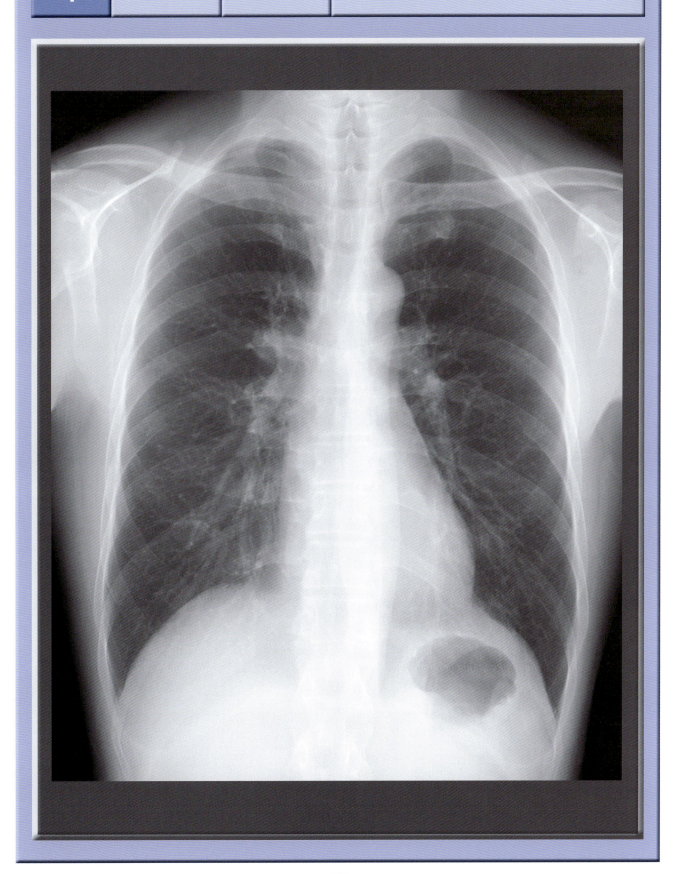

右肺動脈とのシルエットサイン陽性の小結節影

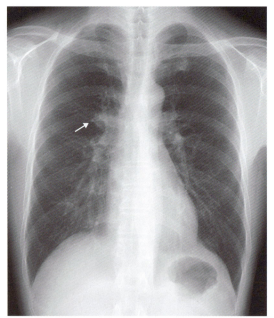

図1　胸部X線写真正面像

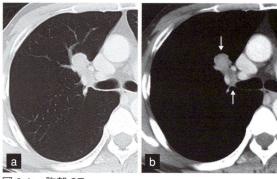

図2ab　胸部CT

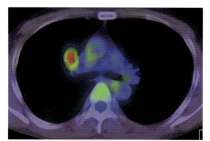

図3　PET検査

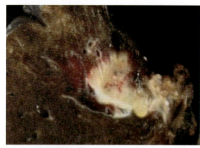

図4　摘出標本

読影のポイント

【胸部X線写真正面像：図1】

　右肺門部に長径約10mm、境界明瞭な不整結節影を認める（↗）。肺動脈とのシルエットサインが陽性であることからこの結節影は肺動脈に接して肺門部に位置することが予想される。通常、右肺門部の血管影は肺動脈と上肺静脈は鈍角に交差し、逆くの字形を呈するが、本症例では上肺静脈とは別に肺動脈と直角に交差する構造物（＝結節影）を認める。

【胸部CT：図2】

　右肺上葉S³b亜区域の傍肺門部には長径17mmの不整結節影（↓）を認め、長径10mmに腫大した肺門リンパ節（#12u）（↑）と連続している。

【PET検査：図3】

　右肺門部に肺結節と肺門リンパ節が一塊となったFDGの集積（SUV最大値6.16）を認める。

経過・治療

　右上葉肺がん（cT2aN1M0　ⅡA期）を疑った。開胸下で針穿刺を行い術中迅速細胞診陽性（腺がん推定）

であったため、右肺上葉切除リンパ節郭清を施行した。

病理所見

　腫瘍は20×14×15mm（図4・図5a）、肺腺がん（粘液産生性充実型＋腺房型）pT2aN1M0ⅡA期であった（図5b：粘液産生性充実型、同c：腺房型）。

予後

　術後2年後に右肺門部リンパ節再発を認め、放射線治療（60Gy）を施行した。術後3年10ヵ月後の現在再発の徴候はない。

（朝井克之：浜松医療センター呼吸器外科）

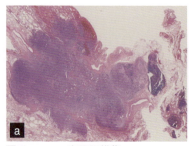
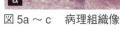
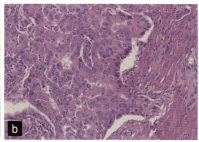
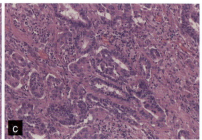

図5a〜c　病理組織像

⑱ 症例：肺門血管の走行、太さ、濃度に注目

症例 2	60 歳 女性	1 次読影 d 2 次読影 E	Never smoker

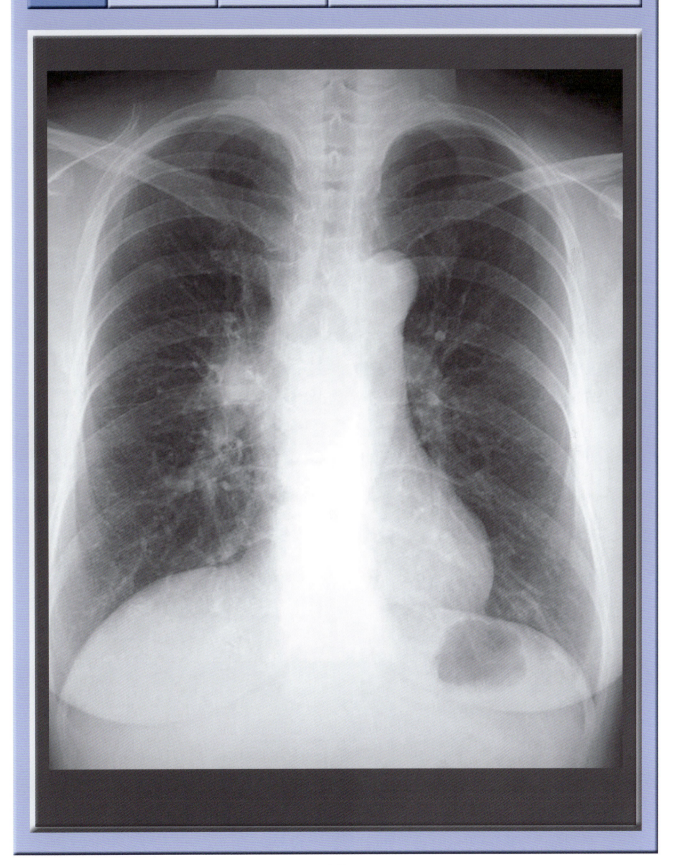

👁 右肺門と重なり左右の濃度の差で指摘できた腫瘤影

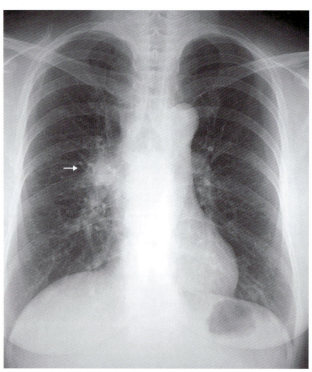

図1　胸部X線写真正面像

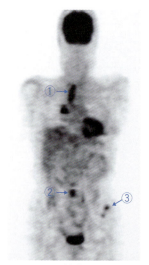

図3　PET検査

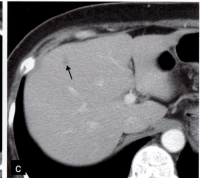

図4　細胞診

読影のポイント

【胸部X線写真正面像：図1】

　肺門部の左右比較で右の濃度が高く、また上下の血管陰影と比較しても濃度が高い（→）。血管の辺縁も不鮮明である。以上より右肺門に重なった腫瘤影の存在が推測される。

【胸部CT：図2】

　右肺上葉 S^3b 亜区域に33×22mmの腫瘤影があり、spiculationを伴っている（a）。右肺門、縦隔リンパ節の腫大もある（b：↑）。肝臓には境界不明瞭な造影不良域（c：↑）があり肝転移を疑う。

【PET検査：図3】

　右肺上葉の腫瘤影にSUV最大値12.10のFDGの高集積を認め、#2R、4R、4Lリンパ節にもFDGの高集積を認める。さらに胸骨（①）、胸椎、腰椎（②）、骨盤骨（③）を中心に多発性の異常集積を認める。

経過・治療・予後

　前年の検診は受診していなかった。気管支鏡検査で右肺 B^3b 気管支からの生検にて肺腺がんとの診断を得、肝転移、多発骨転移を伴うcT2aN2M1b Ⅳ期と診断した（図4）。

　カルボプラチン＋パクリタキセルの化学療法を実施したが効果はなく、両側肺野に多発血行性転移が出現した。ゲフィチニブを開始し、一時的にすべての陰影が縮小しCEAは顕著に低下したが、4ヵ月後に再上昇した。放射線治療やエルロチニブへの変更なども行ったが効果はなく、脳転移とがん性胸膜炎などにより初診から2年後に原病死した。

まとめ

　胸部X線写真で肺門部の陰影は肺血管陰影と重なり発見困難なことがあるので、左右上下の血管陰影の濃度や血管辺縁の比較が重要である。

（籾木　茂：浜松医療センター呼吸器外科）

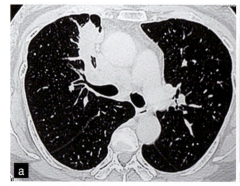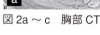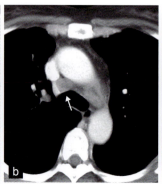

図2a〜c　胸部CT

⑱ 症例：肺門血管の走行、太さ、濃度に注目

症例 3	84 歳 男性	1 次読影 c 2 次読影 E	Ex-smoker, BI: 1,200 20 本× 60 年間（17 〜 78 歳）

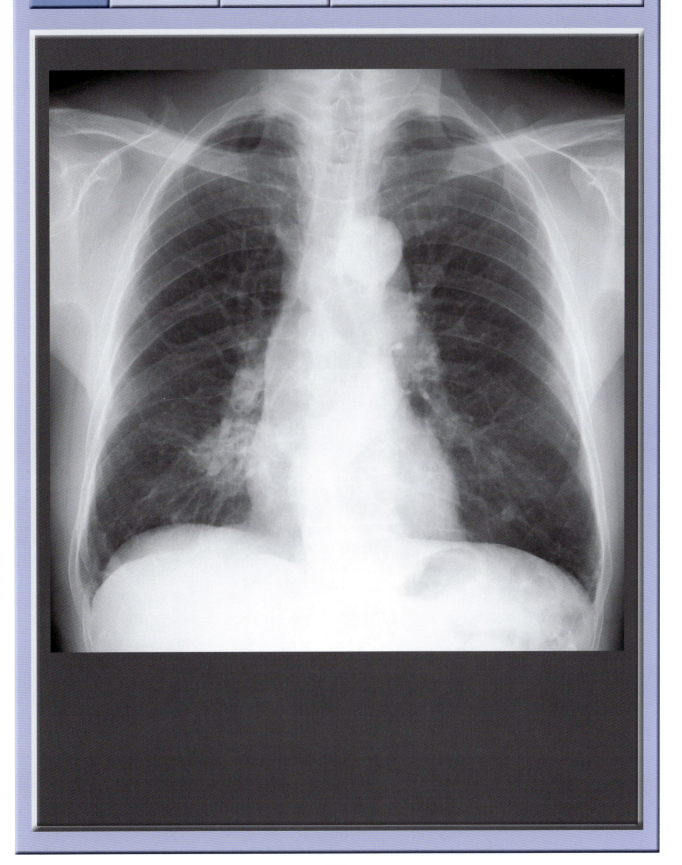

側面写真のほうが指摘しやすい右下肺野背側の腫瘤影

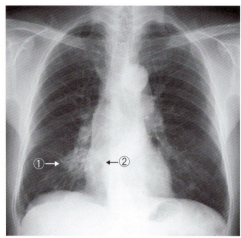

図1 胸部X線写真正面像

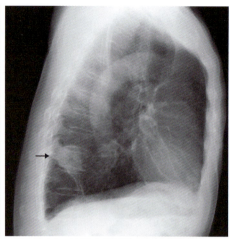

図2 胸部X線写真側面像

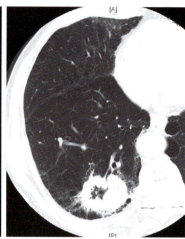

図3 胸部CT

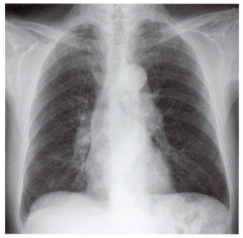

図4 胸部X線写真正面像：前年

読影のポイント

【胸部X線写真正面像：図1】

右下肺野縦隔側に心右縁に接する腫瘤影を認める。外側縁は下葉肺動脈の右縁を超えて外方に突出し（①：→）、内側縁は心陰影に重なっている（②：←）。心右縁のラインは腫瘤影によりシルエットアウトされないため病変は背側に存在すると判断可能である。

【胸部X線写真側面像（L→R）：図2】

胸部大動脈の背側に、第10椎体と重なる形で腫瘤影を明瞭に確認できる（→）。最近は側面像を撮影することが少なくなったが、正面像で異常陰影か否かの判断に迷う場合には有用な情報が得られる場合がある。

【胸部CT：図3】

右肺下葉 S^9 ～ S^{10} 区域に、境界明瞭で辺縁不整な、内部に空洞を伴う 50×30 mm の腫瘤影を認める。背景には気腫性変化がある。

【前年の胸部X線写真正面像：図4】

明らかな異常を認めない。比較読影を行えば右下肺の所見の違いに気付くことは容易であり、過去画像との比較の重要性がわかる。

経過・治療

右 B^9a よりの経気管支生検で小細胞肺がんの組織診断が付き、cT2aN0M0 IB期の限局型小細胞肺がんと診断した。84歳の高齢で糖尿病性腎症を伴っていたため放射線の早期同時併用療法は行わず、カルボプラチン＋エトポシドによる化学療法を4コース施行し化学療法後に残存する腫瘤に対し放射線治療（50Gy/25回）を追加し治療は終了した。

病理所見

生検組織（図5）では核細胞質比（N/C比）の大きい未分化な腫瘍性細胞が増殖しており、免疫染色ではSynaptophysin、Chromogranin A、CD56が陽性で、TTF-1、napsin A、CK5/6はいずれも陰性であり、小細胞肺がんと診断した。

予後

治療終了約9ヵ月後に原発巣の再増大と肝転移で再発した。肝門部付近への転移の影響で閉塞性黄疸を伴ったため内視鏡的逆行性胆管ドレナージ（Endoscopic retrograde biliary drainage：ERBD）による減黄を行った後にアムルビシンで2nd lineの化学療法を行ったが2コースまでで継続困難となり、診断から約2年の経過で原病死した。

（横村光司：聖隷三方原病院呼吸器センター内科）

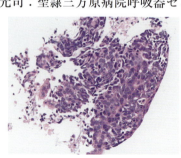

図5
病理組織像

⑲
症例：心臓の裏側に注目

KEY POINT

1. 心陰影に重なる部位は肺血管影や下行大動脈、左横隔膜のラインを確認する。
2. 心陰影に重なる異常陰影を疑う際には、胸部 X 線写真側面像（R→L）が有用である。

　胸部 X 線写真正面像では心陰影に重なる心臓の裏側の異常陰影は心臓の濃度とコントラストがつきにくく、マスクされてしまい指摘が困難である。この部位の読影には濃度の変化を捉えるのみでなく、肺血管影、下行大動脈、横隔膜のラインに注目する必要がある。通常追うことができるこれらのラインが途切れていれば異常陰影の存在を疑うことができる。この作業ではシルエットサインを確認しながら異常陰影の位置を想定する。横隔膜のラインが消失していれば前方に位置する病変であり、下行大動脈のラインが消失していれば背側に位置する病変である（症例提示⑭「特徴的なサインを呈した肺がん」参照）。

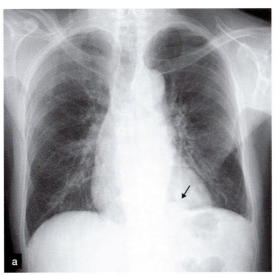

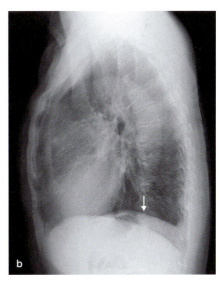

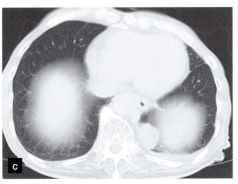

図 1a〜c　心陰影の裏側に発生した肺扁平上皮がん
a：胸部 X 線写真正面像＝心陰影に重なる脊柱左側の下行大動脈と左横隔膜の交わる部位に腫瘤影を認める（矢印）。肺血管影の途絶はなく、下行大動脈や左横隔膜の辺縁も明瞭である（シルエットサイン陰性）
b：胸部 X 線写真側面像（R→L）＝椎体および左横隔膜ドームに重なって長径 30mm の腫瘤影を認める（矢印）。
c：胸部 CT＝左肺下葉 S10 区域の傍椎体部に胸膜に接する長径 30mm の腫瘤影を認める。腫瘤影は下行大動脈や左横隔膜には接していない。少量の左胸水を認める。

　心陰影の裏側の異常を疑う場合には、胸部X線写真側面像が有用である（図1）。左側胸郭の異常陰影であるのでボケを最小限に抑えるために左側をフィルム面につけて右側面から（R→L）放射線を照射し撮影する。側面像でやはり異常陰影を疑えば胸部CTによる精密検査が必要となる。

　本項では、浜松市の肺がん検診において心陰影の裏側の陰影を指摘され、肺がんと診断された症例を呈示する。胸部X線写真の読影において、常に心陰影の裏側にも注意を払う習慣を身に着けて頂ければ幸いである。

（豊嶋幹生：浜松労災病院呼吸器内科）

⑲ 症例：心臓の裏側に注目

症例 1	64 歳 女性	1 次読影 c 2 次読影 E	Never smoker

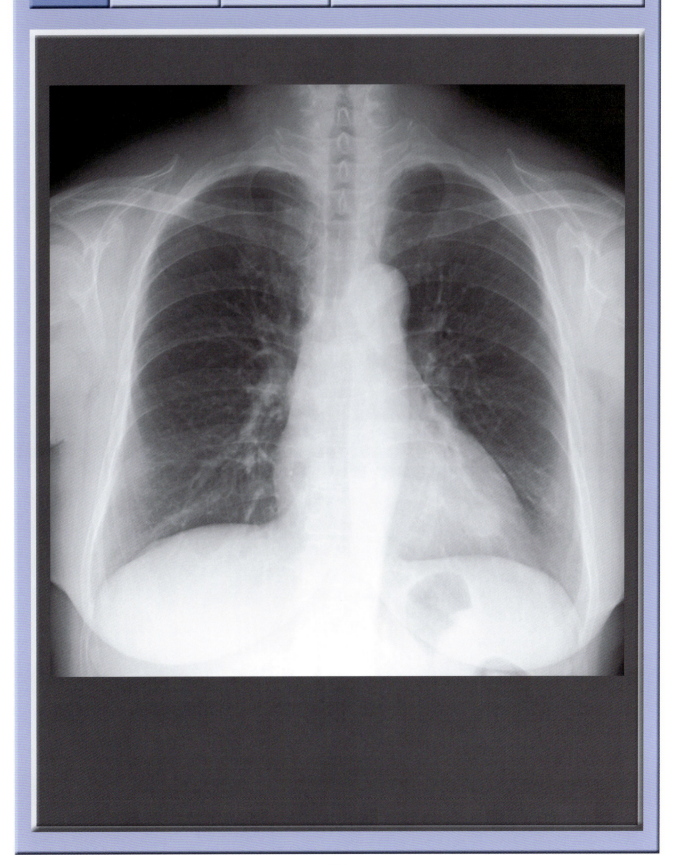

心陰影と重なる左下肺野の小結節影

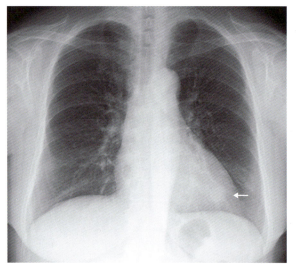

図1　胸部X線写真正面像

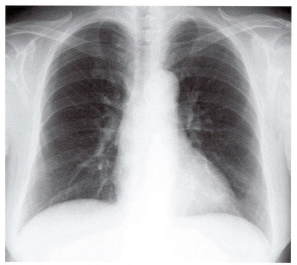

図2　胸部X線写真正面像：前年

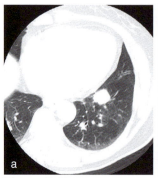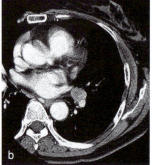

図3ab　胸部CT

読影のポイント

【胸部X線写真正面像：図1・図2】

　左下肺野に心陰影に重なる不整な結節影を認める（図1：←）。A⁸肺動脈のラインが途切れ、シルエットサイン陽性所見を呈している。心陰影と重なっているが周囲との濃度の比較によって確認可能である。前年の胸部X線写真（図2）を後方視的に見ると同部位にやや濃度の高い部位があるが、本年は結節影が明瞭とななり明らかに増大している。

【胸部CT：図3】

　左肺下葉 S⁸ 区域に 20×15mm の不整な充実性結節影を認める。また葉間リンパ節（#11）の腫大を伴っている。

経過・治療

　気管支鏡検査では確定診断を得られなかった。PET検査（図4）では腫瘍と#11リンパ節にFDGの高集積（SUV最大値：腫瘍4.1、リンパ節6.4）を認めたため、肺がん cT1aN1M0 ⅡA期を疑い、手術を施行した。#11リンパ節が上葉舌区肺内へ浸潤し、また舌区気管

支への浸潤も疑われたため左肺上大区を温存する左肺舌区下葉管状切除術にて肺全摘術を回避した（図5）。

病理所見

　腫瘍は肺腺がん、21×20×18mm で pl1、ly1、v1、pT2aN1M0 ⅡA期であった（図6）。また exon 21（L858R）の EGFR 遺伝子変異を認めた。

予後

　シスプラチン＋ビノレルビンによる4コースの術後補助化学療法を施行した。術後9ヵ月目に左第4肋骨と胸椎 Th6 に骨転移が出現し、EGFR 遺伝子変異を有することからゲフィチニブによる治療を開始した。ゲフィチニブ開始後1年2ヵ月で再燃し、術後2年10ヵ月目に原病死した。

（鈴木恵理子：聖隷三方原病院呼吸器センター外科）

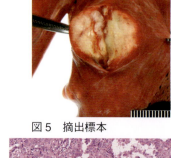

図5　摘出標本

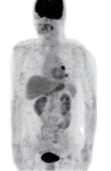

図4　PET検査

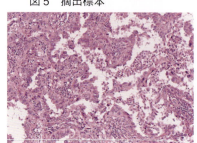

図6　病理組織像

⑲ 症例：心臓の裏側に注目

症例 2	72 歳 男性	1 次読影 d 2 次読影 E	Current smoker, BI: 1,560

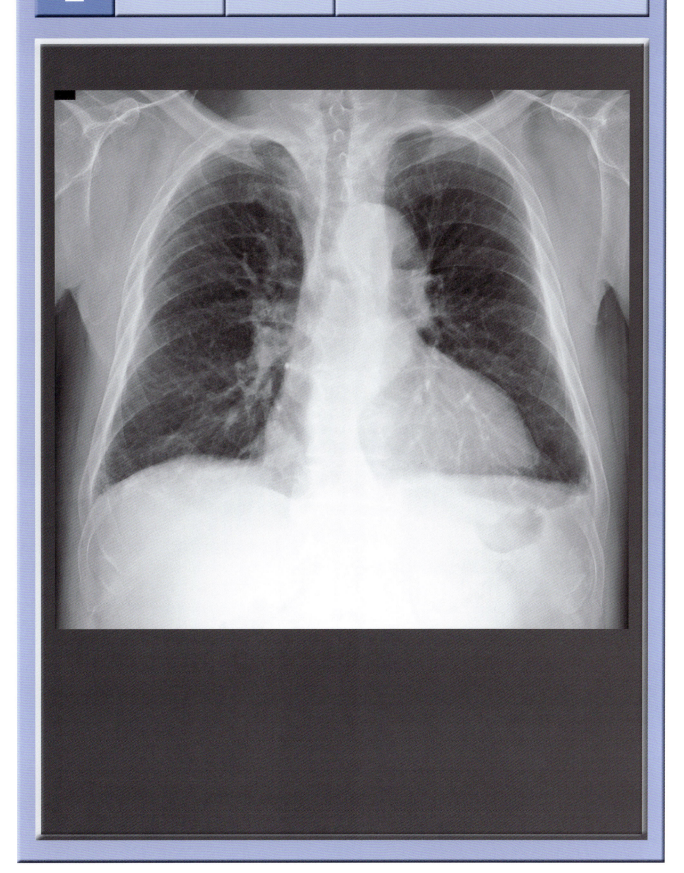

比較読影が有用な心陰影と重なる右下肺野の腫瘤影

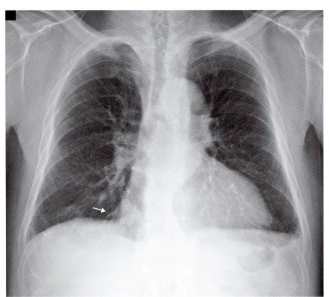

図1　胸部X線写真正面像

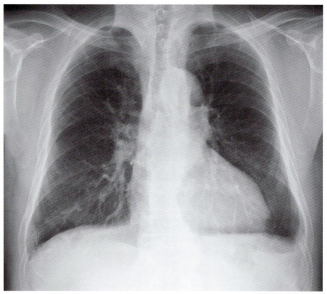

図2　胸部X線写真正面像：6年前

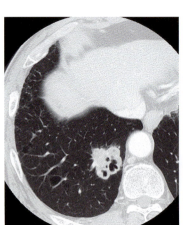

図3　胸部CT

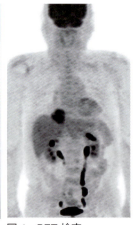

図4　PET検査

読影のポイント

【胸部X線写真正面像：図1・図2】

右下肺野の心右縁内側に心陰影と重なる辺縁平滑な腫瘤影を認める（図1：➘）。6年前の写真（図2）では同部位の陰影は見られない。左肋骨横隔膜角が鈍であり胸膜肥厚を認めるが、これについては以前より変化はない。

【胸部CT：図3】

右肺下葉 S^{10} 区域に内部に空洞を伴う長径36mmの充実性腫瘤影を認める。分葉状でnotch形成も見られる。

【PET検査：図4】

右肺下葉の腫瘤影にはSUV最大値7.6のFDGの高集積を認める。

経過・治療

気管支鏡検査にて肺扁平上皮がんと診断した。全身検索にて遠隔転移を認めず、cT2aN0M0 ⅠB期の術前診断とした。低肺機能であり、右肺底区切除術を施行した。

病理所見

腫瘍は 38×25×20mm、低分化扁平上皮がんでT2aN2M0 ⅢA期であった（図5）。

予後

術後補助化学療法を行い、術後2年半経過し再発の兆候はない。

まとめ

右側心陰影に重なる陰影は、左側心陰影に重なる異常陰影に比較してその面積が小さいことから比較的稀である。注意深い観察に加え、異常陰影か否かの判断には、過去の胸部X線写真との比較が有用である。

（吉井直子：聖隷三方原病院呼吸器センター外科）

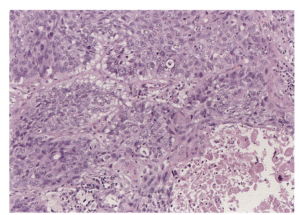

図5　病理組織像

⑲ 症例：心臓の裏側に注目

症例 3	84 歳 女性	1 次読影 d 2 次読影 E	Never smoker

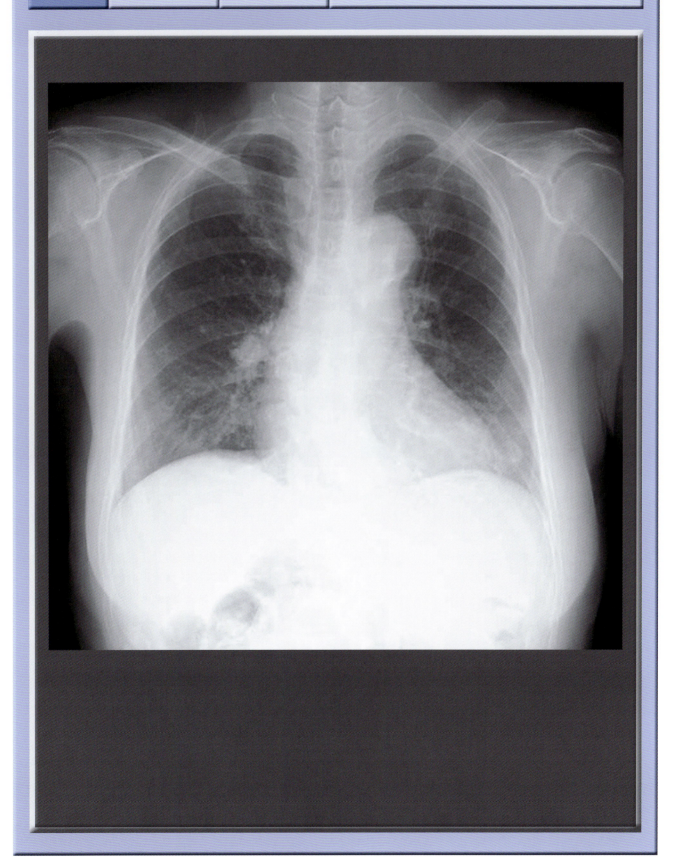

⬤ 左第Ⅳ弓とのシルエットサイン陰性の腫瘤影

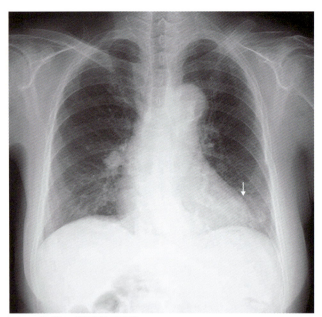

図1　胸部 X 線写真正面像

読影のポイント

【胸部 X 線写真正面像：図1】

　左下肺野に心陰影第Ⅳ弓に重なって長径約30mm の腫瘤影を認める（↓）。左心第Ⅳ弓の辺縁と腫瘤影の頭側外側の辺縁は、それぞれ区別して明瞭に追うことが可能であり、シルエットサイン陰性である。このため腫瘤影は心臓に接することなく背側に位置していると考えられる。

【胸部 CT：図2】

　心陰影の背側、左肺下葉 S^8b 亜区域に長径33mm の胸膜陥入像、spiculation および内部に気管支透亮像を伴う腫瘤影を認める。肺腺がんを疑う画像所見である。

病理所見

　経気管支生検病理組織像では肺腺がんの所見を認めた（図3）。

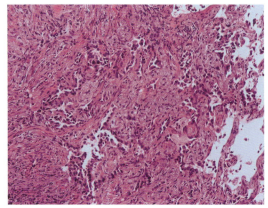

図3　病理組織像

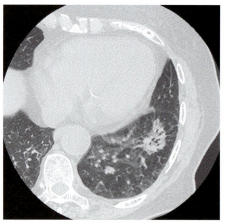

図2　胸部 CT

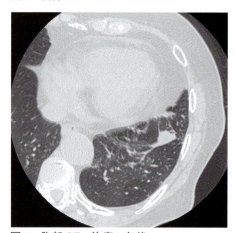

図4　胸部 CT：治療 1 年後

経過・治療

　全身検索にて肺門・縦隔リンパ節および遠隔転移を認めず、臨床病期診断は cT2aN0M0 IB 期であった。高齢であるため、手術を希望しなかった。EGFR 遺伝子変異（exon 19 deletion）を認めたため、分子標的薬（ゲフィチニブ）内服も選択肢の 1 つであったが、放射線治療希望のため、計 70Gy の体幹部定位放射線照射を行った。

予後

　1 年後の胸部 CT では、放射線治療に伴う腫瘍の瘢痕化を認めた（図4）。2 年の経過にて再発を認めていない。

まとめ

　心陰影に重なる腫瘤影は心臓と同じような濃度を示すので見逃しやすい。心陰影の濃度の変化に注目し、異常陰影がある場合には心臓、大動脈のラインとのシルエットサインを確認する。

（鈴木清一郎：浜松医科大学医学部附属病院呼吸器内科、豊嶋幹生：浜松労災病院呼吸器内科）

㉑

症例：縦隔陰影に注目

　検診胸部Ｘ線写真の読影において、肺野に比較して縦隔陰影は見逃されやすい。この理由は肺野では異常陰影の周囲が空気濃度なのでコントラストがつきやすいのに対し、縦隔では臓器はすべて充実性で異常陰影とのコントラストの差が現れにくいからである。たとえば食道がんは肺野と接することがなく周囲は充実臓器に囲まれているので胸部Ｘ線写真で認識するのは不可能である。縦隔の異常陰影は多くの構造物によって複雑に構成されている縦隔解剖を理解することにより指摘可能となる。検診胸部Ｘ線写真読影において必要な解剖知識および情報は限られているので解説する。

　まず、縦隔を構成する主な臓器は消化器、循環器、呼吸器の３領域にわたる。このうち消化器である胸部食道は後縦隔に位置し、全周で奇静脈および下行大動脈、心膜、椎体など空気濃度以外の構造物に接することから胸部Ｘ線写真での読影は困難であり、日常の読影作業では考慮の対象外となる。

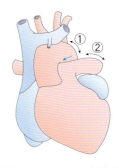

図1　AP window を構成する解剖
①大動脈弓（＝左第Ⅰ弓）下縁と②左肺動脈（＝左第Ⅱ弓）上縁の間隙で構成される AP window（青矢印）。通常は胸部Ｘ線写真正面像では空気濃度を認めるが、同部位のリンパ節腫大などにより透過性の低下や外側への突出などの異常所見が生じる。

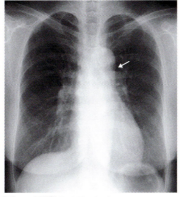

図2　正常の AP window
　大動脈弓下縁と左肺動脈上縁の間隙に空気濃度を認め、縦隔側へ向かって凹んでいる（矢印）。

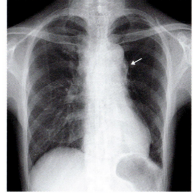

図3　AP window の突出
　肺がんによる縦隔リンパ節腫大症例。転移による大動脈下リンパ節（#5）腫大のため AP window が突出している（矢印）。

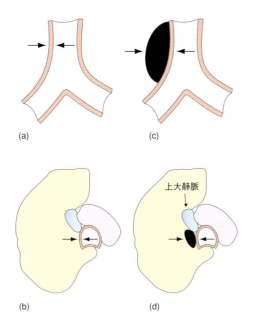

図4a〜d　paratracheal stripe を構成する
気管周囲の解剖と異常陰影出現の機序
a：胸部X線写真正面像で認識される正常像。
　　気管右側壁外縁には通常肺が接するため、気
　　管内外の空気濃度により正面像では気管右側
　　壁は線（＝stripe）として描出される。
b：CT上の同部位の解剖。
c：上縦隔リンパ節腫大（＝黒色）により気管右
　　側壁外縁は不鮮明化し、paratracheal stripe
　　は拡大する。
d：CT上の所見。この時点ではリンパ節の外側
　　縁は上大静脈外縁（＝右第Ⅰ弓）を超えてお
　　らず、胸部X線写真正面像では第Ⅰ弓の突
　　出としては視認されない。

　　循環器としては心臓および各種大血管が該当する。上大静脈は右第Ⅰ弓、右房は右第Ⅱ弓、
大動脈弓は左第Ⅰ弓、左肺動脈は左第Ⅱ弓、左心耳は左第Ⅲ弓、そして左室は左第Ⅳ弓と
して認識され、これら血管陰影の突出や二重化は弁膜症などの循環器疾患を反映すること
が多い。しかし中には縦隔病変の存在を疑わなければならない陰影も存在するので注意を
要する。特に大動脈弓下縁と左肺動脈上縁の間隙（AP window）には通常空気濃度が存在
して縦隔側へ凹んでいるため、この部位の透過性が低下し突出したり平坦になる場合には
異常陰影の可能性を考慮する必要がある（図1〜3）。肺がん検診においては肺がん取り扱
い規約上の5番リンパ節を念頭に置くこととなる。心臓および大血管の輪郭を示す右第Ⅰ、
Ⅱ弓、左第Ⅰ〜Ⅳ弓を確実に確認する作業は縦隔病変の見逃しを防ぐために必須の手順であ
る。
　　呼吸器の縦隔内臓器は気管および気管支である。偏位や蛇行といった比較的高頻度に認
められる所見は気道内の空気濃度に着目すれば指摘は容易である。Paratracheal stripe の
拡大は稀であるが重要なサインである。これは主に右側で気管壁に空気濃度以外の充実成
分が接することで気管壁外側縁が不明瞭化する徴候で、肺がん領域では上縦隔リンパ節腫
大を疑う所見として重要である（図4）。通常同部位のリンパ節腫大は右第Ⅰ弓の突出で指摘
されることも多いが、本徴候では上大静脈外縁よりも縦隔側に収まる。すなわちより小さ
な段階での病変指摘が可能であるという点で認識すべき徴候の1つである。
　　以上より縦隔陰影の確実な読影には正常解剖構造を確実に同定して確認する作業が必要
であり、特に左右第Ⅰ〜Ⅳ弓および気管の走行並びに気管壁（主に右）外縁の同定が重要で
ある。これらの認識および読影手順を定型化することで読影作業における縦隔異常陰影の
見逃しを減らすことが期待される。

（中村　徹：聖隷浜松病院呼吸器外科）

⑳ 症例：縦隔陰影に注目

症例 1	66 歳 女性	1 次読影 b 2 次読影 D	Never smoker

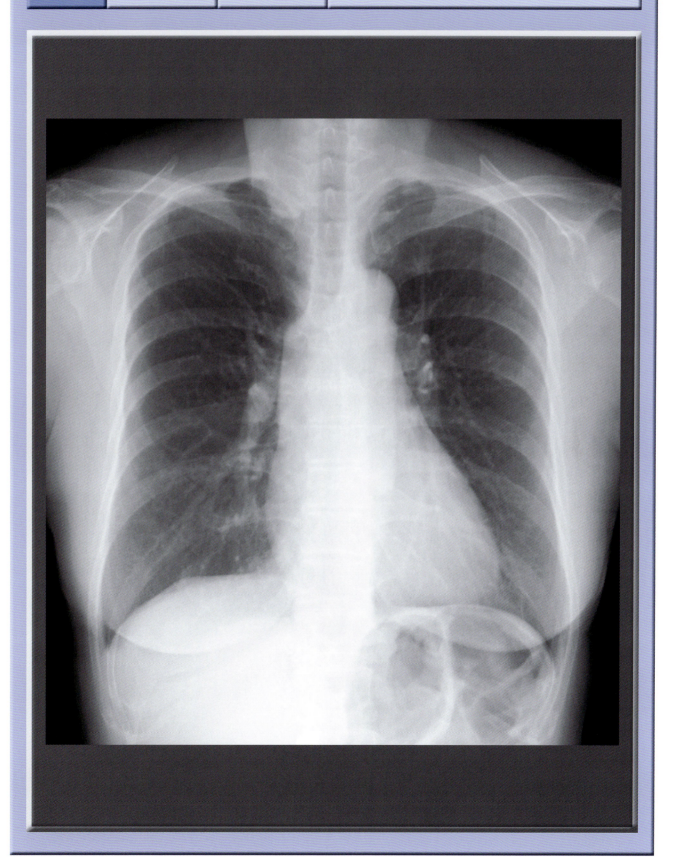

頚胸サインを見逃すな

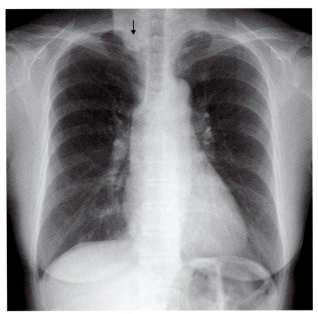

図1 胸部X線写真正面像

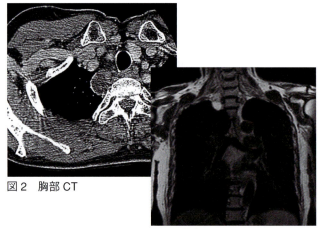

図2 胸部CT

図3 胸部MRI

読影のポイント

【胸部X線写真正面像：図1】

　右肺尖部に長径28mmの結節影を認める（図1：↓）。その外側から尾側の辺縁は明瞭で、いわゆる頚胸サインを認めない。つまり鎖骨より頭側に位置し尾側の辺縁がはっきりしているので気管より後方に位置することが予測される。頭側は頚部の軟部組織に連なっているので境界が不鮮明となっている。

【胸部CT：図2】

　気管、第2胸椎椎体および横突起に接する25×20mmの辺縁整で周囲との境界明瞭な結節影を認める。

【胸部MRI：図3】

　右肺尖の結節影はT2強調画像で高信号ながら内部に不整な構造物を認め、造影後頭側と辺縁優位に染まる。変性を伴う神経原性腫瘍を第一に疑い、リンパ管腫や粘液腫などが鑑別に挙げられた。

経過・治療

　神経原性腫瘍の疑いで胸腔鏡下腫瘍切除術を施行した。術中所見として病変は壁側胸膜下に膨隆する結節として視認され、胸膜切開後に鈍的剥離によって核出し手術を終了した（図4）。

病理所見

　Antoni A型（一部にB型を伴う）神経鞘腫と診断された。

予後

　術後Horner症候群が出現したが経過は概ね順調で第3病日に退院となった。

まとめ

　胸腔内病変が心臓や大血管などの空気（＝肺）以外の実質臓器と接することでその辺縁が不明瞭化することをシルエットサイン陽性と称する[1]。その原理を応用して胸郭入口部の縦隔陰影の局在を推測するため用いられるのが頚胸サインである[2]。同部位では肺は気管より背側の比較的高位（＝肺尖部）にのみ存在する一方で、鎖骨以下の気管の腹側には血管などの縦隔軟部構造のみを認める。よって鎖骨より頭側の病変が辺縁明瞭な場合は後縦隔に、逆に鎖骨以下の病変の頭側縁が不明瞭な場合は前縦隔に存在することを意味し頚胸サインと称する。本症例では頚胸サインを認めないことから病変は気管より背側の後縦隔に存在することが胸部X線写真から疑われ、CTおよびMRI写真でもそれが裏付けられた。頭側の辺縁は頚部の軟部組織に連なるためシルエットサインは陽性となっている。

1) Felson B, Felson H. Localization of Intrathoracic Lesions by Means of the Postero-Anterior Roentgenogram. Radiology. 1950; 55: 363-74
2) Marshall GB, Farnquist BA, MacGregor JH, Burrowes PW. Signs in thoracic imaging. J Thorac Imaging. 2006; 21: 76-90

（中村 徹：聖隷浜松病院呼吸器外科）

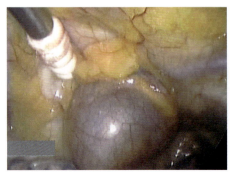

図4 術中所見

⑳ 症例：縦隔陰影に注目

症例 2	65 歳男性	1 次読影 d 2 次読影 D	Ex-smoker, BI: 400

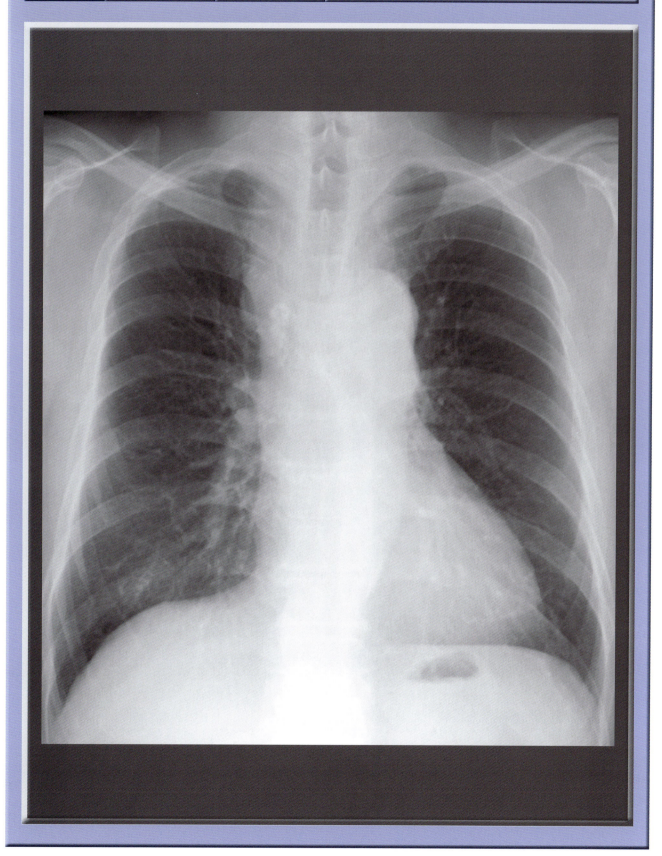

両側上縦隔拡大、AP window の消失、頸胸サイン陽性

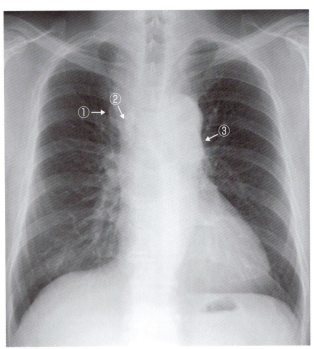

図1 胸部X線写真正面像

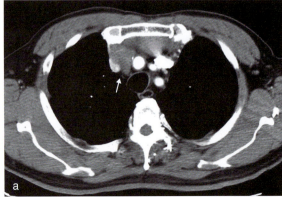

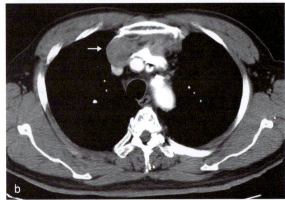

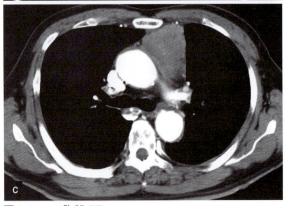

図2a〜c 胸部CT

読影のポイント

【胸部X線写真正面像：図1】

右上縦隔の拡大を認め、この拡大は頸部へ連続している。つまり頸胸サイン陽性でこの陰影は気管より前方の前縦隔に位置することが予測される。上大静脈で形成される右第Ⅰ弓の右縁から右方へ突出するシルエットサイン陰性の膨隆を認める（①：�‿）。右傍気管線（paratracheal stripe）が拡大し、奇静脈弓が消失している（②：➘）。さらに左側ではAP window の消失を認める（③：⬅）。このような両側上縦隔陰影の幅広い拡大は縦隔腫瘍や多発縦隔リンパ節腫大を示唆する所見である。

【胸部CT：図2】

病変は前縦隔に存在し、その一部は腕頭動脈と右腕頭静脈の間隙を背側へ進展し気管右側壁に達し（a：↑）、右側は上大静脈を背側に圧排しつつ外側へ突出する（b：→）、さらに病変は上行大動脈左側から左肺動脈本幹に広く接している（c）。

経過・治療

経皮針生検の結果、小細胞肺がんと判明し、化学放射線療法（カルボプラチン＋エトポシド、胸部放射線照射）を施行した。全脳照射を施行しCRを経て経過観察となった。

予後

初回治療から1年5ヵ月後に再増悪をきたし、カルセド、イリノテカンによる2次及び3次治療を行うも病態は増悪し、初診から6年2ヵ月で原病死した

まとめ

縦隔病変では左右第Ⅰ弓のラインの突出、左右のparatracheal stripe の拡大、AP window の消失を認めることがある。また上縦隔の陰影は頸胸サインにより前方に位置するか後方に位置するかを推測できる。肺野のみを見るのではなく縦隔陰影にも注意を向けることにより異常陰影の指摘が可能となる。

（中村 徹：聖隷浜松病院呼吸器外科）

⑳ 症例：縦隔陰影に注目

症例 3	65 歳 男性	1 次読影 b 2 次読影 D	Never smoker

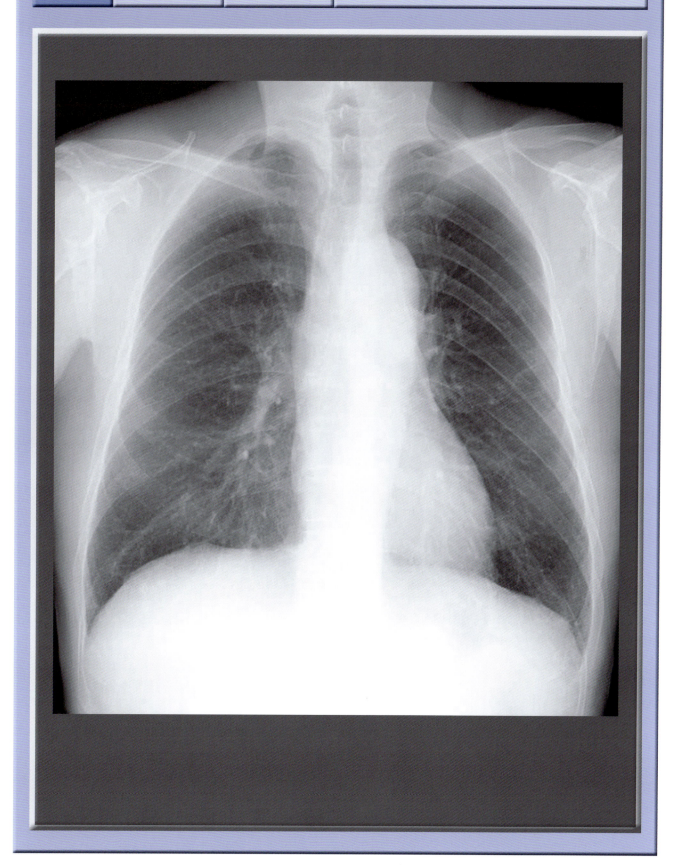

● AP window に注目①

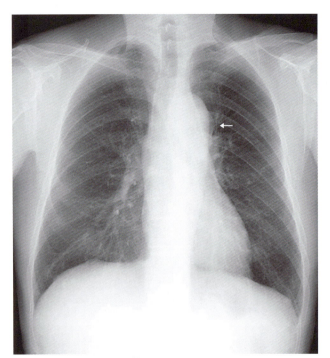

図1　胸部X線写真正面像

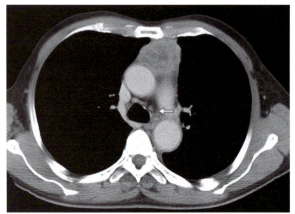

図2　胸部造影CT

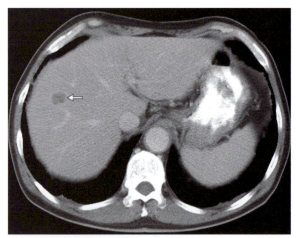

図3　胸腹部造影CT

読影のポイント

【胸部X線写真正面像：図1】

左第Ⅰ弓の外側への突出を認める（←）。下行大動脈の辺縁は明瞭に追えることから、病変は下行大動脈に接していないことがわかる。本来は凹となっているべきAP windowは外側へ突出している。

【胸部CT：図2】

前縦隔に長径50mmの辺縁が軽度に不整な腫瘤影を認める。矢印で示した部位がAP windowに相当する部位である。リンパ節の腫大は認めない。

経過・治療

前縦隔腫瘍に対しCTガイド下針生検を施行し胸腺がんと診断した。また胸腹部造影CTで肝腫瘍を認め（図3：←）、経皮的肝生検を施行し胸腺がん（未分化がん）の転移と診断した。Ⅳ期と診断し化学放射線療法を行った。

病理所見

前縦隔腫瘍からの生検病理組織像（図4）では、線維性の結合織に裸核状の細胞の小胞巣状の増殖を認め、リンパ球浸潤は認めなかった。胸腺がん（未分化がん）と診断した。

予後

肝転移による腹水貯留、がん性疼痛が見られ発見から2年5ヵ月で原病死した。

まとめ

AP windowは上縁が大動脈弓下縁、下縁が左肺動脈上縁、内側は気管および左主気管支、外側は縦隔胸膜で囲まれた三角形の透亮部分である。同部が突出している場合には、リンパ節の腫大以外にも縦隔腫瘍などの陰影との重なりもあり注意を要する。

（大岩宏聡：浜松医療センター呼吸器外科）

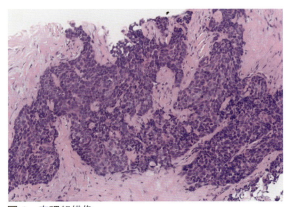

図4　病理組織像

⑳ 症例：縦隔陰影に注目

症例 4	42 歳 女性	1 次読影 b 2 次読影 E	Never smoker

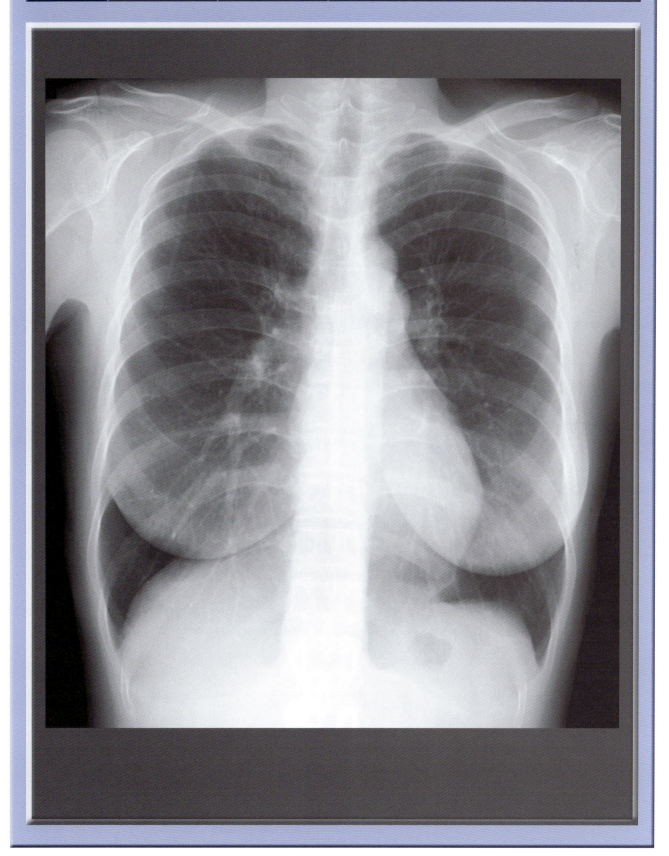

AP window に注目②

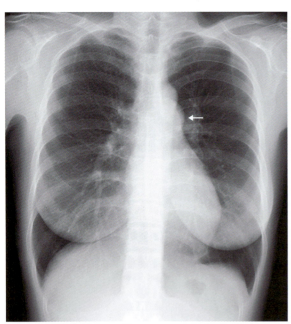

図1 胸部X線写真正面像

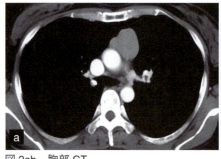

図2ab 胸部CT

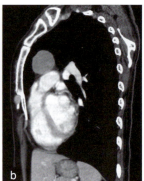

読影のポイント

【胸部X線写真正面像：図1】

　両肺野に異常陰影を認めないが、縦隔に注目すると大動脈肺動脈窓（AP window）に突出する腫瘤影を認める。通常大動脈下縁と左肺動脈上縁との間には三角形の透亮部分があり、AP window と呼ばれる。本来は外側に凸にならないが、本症例は腫瘍により外側に凸になっている（←）。

【胸部CT：図2】

　前縦隔に40×37mm の境界明瞭で均一に造影される腫瘤影を認める。接する上行大動脈との間には脂肪層を確認でき浸潤はないと思われる。

経過・治療

　肺がん、胚細胞性腫瘍、悪性リンパ腫、胸腺腫・胸腺がんが鑑別にあげられた。各種腫瘍マーカーは全て正常範囲内であった。画像上腫瘍は境界明瞭で軽度分葉状、内部の造影効果は均一であり、周囲への浸潤傾向がないことから胸腺腫を疑った。抗アセチルコリン

レセプター抗体は陰性であり、自覚症状は何も認めないことから重症筋無力症の合併はないと判断し、胸腺胸腺腫摘出術を施行した。腫瘍は胸腺左葉下極に存在し、縦隔胸膜や上行大動脈への浸潤はなく、剥離は容易で胸腺および腫瘍を摘出した（図3、図4）。

病理所見

　胸腺腫 Type B1 であった（図5）。40×37×27mm で腫瘍被膜への浸潤を認めたため pT2N0M0 Ⅱ期の診断となった。

予後

　再発予防のため前縦隔に 50Gy の照射を施行した。以後は定期的に外来通院をしている。術後6年半経過し、再発の兆候はない。

まとめ

　縦隔陰影の注目すべきポイントとして、AP window の他に cervicothoracic sign（頸胸サイン）がある。これはシルエットサインの応用で気管を境に前方のものか後方のものかを推定するのに用いる。気管より前方に位置する腫瘤性病変では、鎖骨より上方で頸部の軟部組織に移行するため、その辺縁が不鮮明になり（cervicothoracic sign 陽性）、気管より後方の病変では肺尖部の肺と接するためその辺縁は鮮明で鎖骨上方まで追えるというものである。

（鈴木恵理子：聖隷三方原病院呼吸器センター外科）

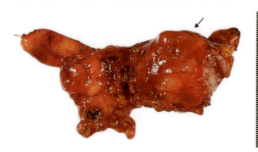

図3 摘出標本（矢印は胸腺腫）

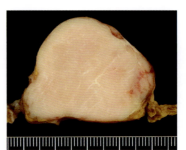

図4 同左：割面写真

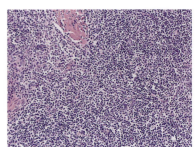

図5 病理組織像

㉑ 症例：横隔膜のライン、横隔膜に隠れた肺に注目

　胸腔と腹腔を境界する横隔膜は頭側へ凸のドーム状の形態を呈している。胸腔側では左右とも大部分が肺底区と接し、前方のわずかな部分が右側では中葉、左側では上葉舌区に接している。腹腔側には右側では肝臓、左側では肝左葉、胃、脾臓等が位置している。胸部X線写真正面像では横隔膜のラインは右側ではすべてを観察できるが、左側では心臓と重なる縦隔側 1/3 はコントラストがはっきりしない。横隔膜に接する肺の読影に際してはこの横隔膜のラインと横隔膜頂の尾側に隠れた肺に注目する。

　胸部X線写真正面像におけるドーム頂の位置は通常右側では後方第 10 肋間で、左側ではその 1/2 肋間程度低い。肝臓等の腹腔内臓器のX線透過性が低いため、ドーム頂より尾側の肋骨横隔膜洞に位置する肺は透亮像としては見えない。通常、肺は第 1 腰椎の高さまであるので、横隔膜頂より尾側には肺底背側の S^{10} 区域を中心にかなり多くの肺があることが理解できる（図 1）。この部位の病変はコントラストがつきにくいことから見逃されやすい。高圧撮影された良質なX線写真では肺内の血管影を追うことができるので、血管影の見え方や乱れ、異常なライン

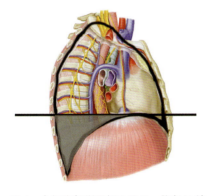

図1　右側胸郭縦隔側を見る。胸部 X 線写真正面像では S^{10} 区域（グレイ部分）は横隔膜頂部より尾側に位置し肝臓と重なるので透亮像を呈さない。

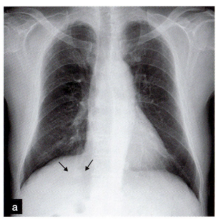

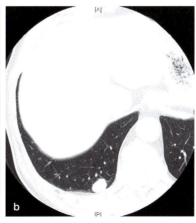

図 2ab　右肺下葉 S^{10} 区域発生の肺がん。胸部 X 線写真正面像にて右横隔膜下に結節影を認める（矢印）。

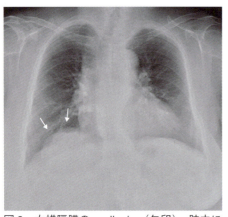

図3　右横隔膜の scalloping（矢印）。肺内にも肝臓にも病変はない。

の有無を注意深く観察することにより異常陰影を指摘可能となる（図2ab）。

　胸部X線写真正面像で横隔膜はその形態通り、上方に凸の平滑な半球状のラインとして描出される。このラインの乱れは病変を示唆する所見であるが、横隔膜筋束の緊張による scalloping との鑑別を念頭に置く（図3）。横隔膜頂は前方に位置するので中葉、舌区や下葉腹側の S^8 区域に発生した病変は横隔膜のラインより尾側に連続することはなく、また境界が不鮮明となる（シルエットサイン陽性）（図4abc）。一方、後方背側の S^{10} 区域に発生した病変が横隔膜のラインと重なる場合には境界が鮮明で横隔膜のラインをくまなく観察できる（シルエットサイン陰性）（図5ab）。この場合には横隔膜の尾側まで連続する異常陰影のラインを追うことができる。

　胸部X線写真の読影では平滑な横隔膜のライン、横隔膜頂の下に隠れた肺にも注目することが重要である。

（丹羽　宏：聖隷三方原病院呼吸器センター外科）

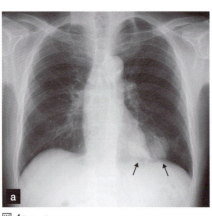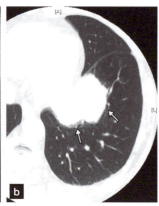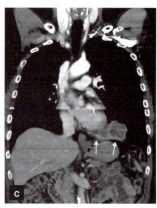

図4a〜c
a：胸部X線写真では左下肺野に塊状影を認める（矢印）。左横隔膜のラインより尾側には連続せず、横隔膜のラインが不鮮明である。
b：CT 横断像では左肺下葉 S^8 区域に塊状影を認める（矢印）。
c：CT 冠状断像では塊状影は横隔膜（矢印）に接している。

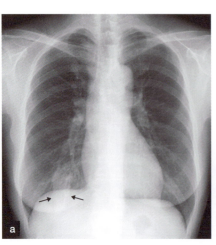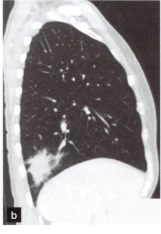

図5ab
a：胸部X線写真では右下肺野に腫瘤影を認め（矢印）、横隔膜のラインは鮮明である。腫瘍の輪郭を横隔膜の尾側にまでたどることができる。
b：CT 矢状断像では右肺下葉 S^{10} 区域に主座を置く腫瘤影である。

㉑ 症例：横隔膜のライン、横隔膜に隠れた肺に注目

症例1	59 歳 女性	1 次読影 d 2 次読影 E	Never smoker

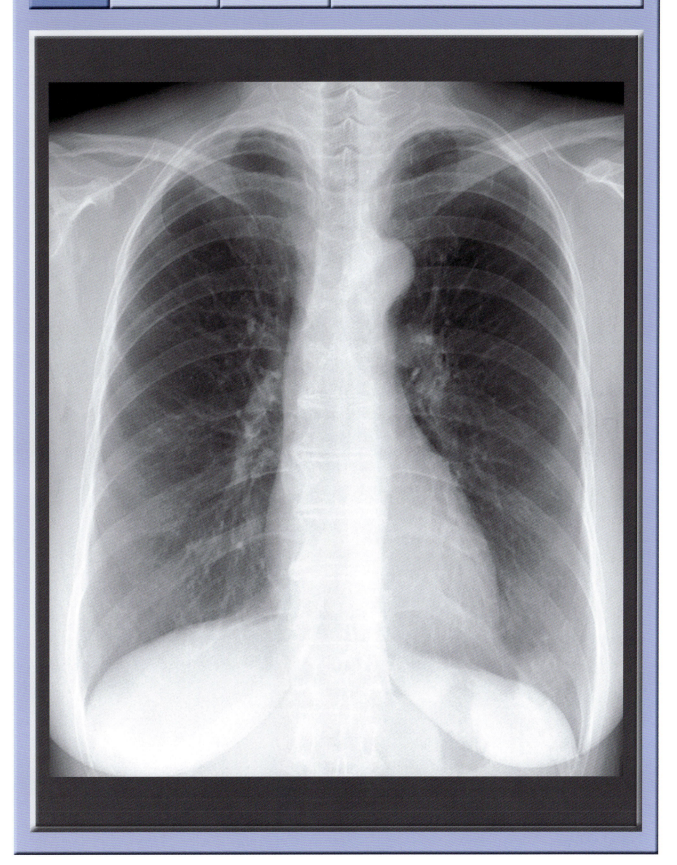

左横隔膜とのシルエットサイン陰性の腫瘤影

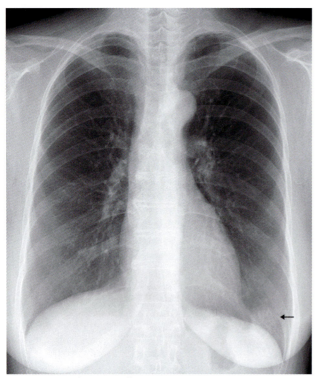

図1　胸部X線写真正面像

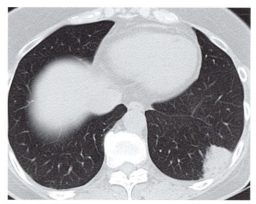

図2　胸部CT

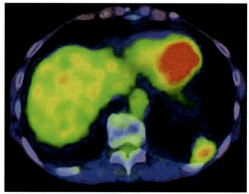

図3　PET検査

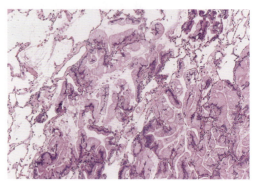

図4　病理組織像：HE ×10

読影のポイント

【胸部X線写真正面像：図1】

　左下肺野心左縁外側の横隔膜上に左第7前肋骨に重なる腫瘤影を認める（←）。乳頭との鑑別は辺縁が不整なこと、右側には存在しないことから否定的である。腫瘤影は横隔膜のラインと重なりその尾側にも広がっていること、横隔膜のラインは明瞭に描出されシルエットサインは陰性であることから、この腫瘤影は背側に位置することが推測できる。

【胸部CT：図2】

　左肺下葉S^9区域に胸膜に幅広く接する長径30mmの充実性腫瘤影を認める。

【PET検査：図3】

　腫瘤影に一致してSUV最大値4.42のFDGの異常集積を認める。他の部位には異常な集積を認めない。

経過・治療

　左下葉肺がん（cT2aN0M0 IB期）の疑いで手術を施行した。まず左肺下葉部分切除術を行い術中迅速病理診断で腺がんと診断し、左肺下葉切除術およびリンパ節郭清を行った。

病理所見

　腫瘍は40×37×22mmの混合型腺がんでpT2aN0M0 IB期であった（図4）。

予後

　術後1年8ヵ月経過し再発の兆候はない。

まとめ

　下肺野の腫瘤影は横隔膜に重なることがある。横隔膜のラインが追跡可能ならば背側に位置することが推測できる。下葉S^9、S^{10}区域は大部分が横隔膜のラインより尾側に位置することを念頭に読影することが肝要である。女性では下肺野の陰影が乳頭に重なることがあるので、左右比較を心がける。乳頭をマーキングして再撮影すれば鑑別は容易である。

（望月孝裕：浜松医療センター呼吸器外科）

㉑ 症例：横隔膜のライン、横隔膜に隠れた肺に注目

症例 2	48 歳 男性	1 次読影 d 2 次読影 D	Ex-smoker, BI: 560

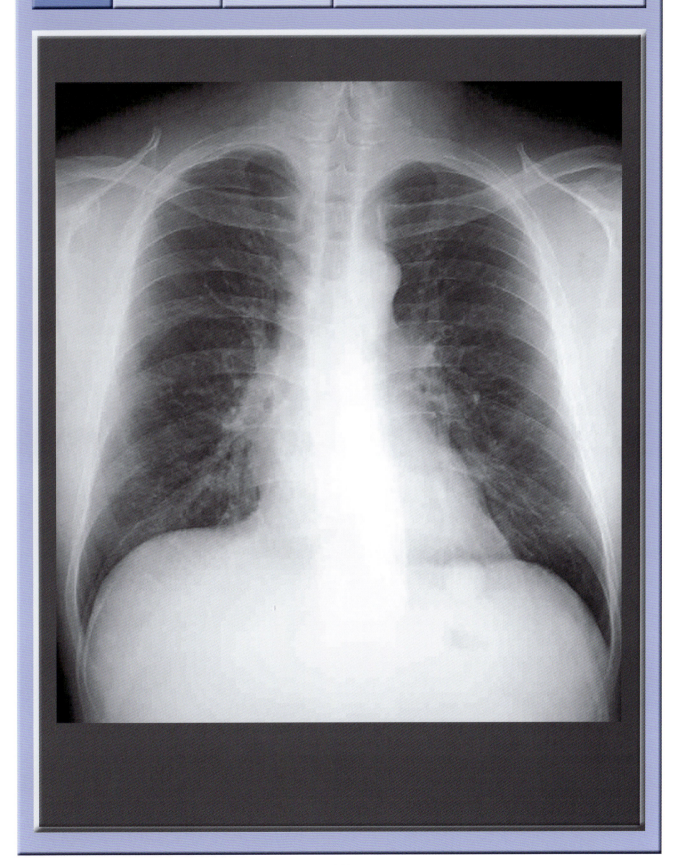

左横隔膜とのシルエットサイン陰性の結節影

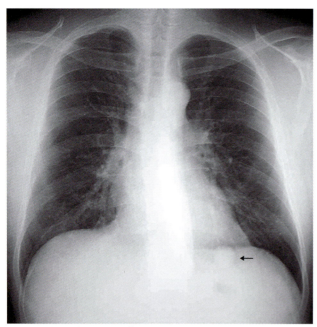

図1　胸部X線写真正面像

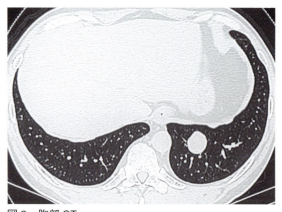

図2　胸部CT

読影のポイント

【胸部X線写真正面像：図1】

　左下肺野縦隔側に横隔膜と重なる長径25mmの辺縁整の境界鮮明な結節影を認める（←）。結節影の輪郭は明瞭に追うことができ、横隔膜とのシルエットサインは陰性であり、結節影は横隔膜とは接しておらず、横隔膜ドーム後方にあることがわかる。1次、2次読影医とも境界が明瞭な結節影であることから良性腫瘍を疑いD判定となった。

【胸部CT：図2】

　左肺下葉S¹⁰区域の横隔膜ドーム背側に長径25mmの円形で境界明瞭、辺縁整な充実性の結節影を認める。胸部X線写真正面像から得られた情報と一致している。

経過・治療

　左肺下葉B$^{9/10}$区域気管支から擦過細胞診を施行し

異型細胞は認めなかった。PET検査でも有意な集積は認めなかった。良性腫瘍の可能性が高いが、低悪性度腫瘍の可能性は否定できず、左肺下葉部分切除術を施行した。術後合併症なく経過良好である。

病理所見

　左肺下葉の腫瘍は弾性硬で大きさは25×23×20mmであり、病理組織所見では、軟骨組織および周囲には気管支組織を認め、軟骨性過誤腫であった（図3、図4）。

まとめ

　横隔膜と重なる陰影を読影する際には、横隔膜とのシルエットサインを確認することが重要である。本例のように明瞭に横隔膜のラインを確認できれば病変が横隔膜ドームより背側に位置することが推定できる。

（大岩宏聡：浜松医療センター呼吸器外科）

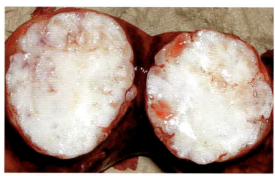

図3　切除標本

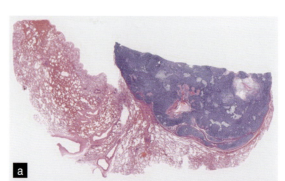
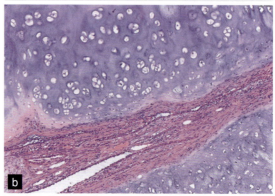

図4ab　病理組織像

■ 50 音索引

【あ行】

異型腺腫様過形成　220
石綿肺　157、158
遠隔デジタル検診システム　ii、25 〜 29

【か行】

塊状影　32
階調処理　9、10
喀痰細胞診　4 〜 6、25、65、76、102、125
過誤腫　24、195、252
カルチノイド　195
間質性肺炎　3、6、16、76、128、130、142、162、170
間質性パターン　169
がん性リンパ管症　146、169
がん発見率　25
気管支透亮像（air bronchogram）　40、42、46、54、56、62、
　　74、80、82、84、96、100、110、144、145、160、
　　169、174、176、194、198、204、206、208、236
気管透亮像　13、14、16
気腫合併肺線維症（CPFE）　22、142、157、168
輝度　7、9 〜 11
逆 S 字サイン　181、182、186
胸水　6、36、114、128、146、150、162、169、170、181、188、
　　195、201、218、229
胸腺がん　244、246
胸腺腫　246
胸壁腫瘍　18、19、195
胸膜陥入像（含：胸膜陥入）　20、40、42、50、54、58、62、
　　64、70、72、80、82、90、100、101、104、106、
　　110、116、122、132、134、144、145、148、152、
　　160、164、172、176、180、196、204、206、212、
　　214、236
胸膜腫瘍　19、195
胸膜播種　92、146
空洞形成　146、198
グレースケール標準表示関数（GSDF）　11
頸胸サイン　182、240、242、246
結核　→　肺結核

結核腫　24
結節影　32
限局性すりガラス陰影　43、111、220
健康増進法　4、5
コントラスト　7 〜 10、44、94、169、181、229、237、247

【さ行】

細気管支肺胞上皮がん　46、54、106、108、135、145、154、
　　169、174、176、220
撮影条件　3、8、17、33、43、52、93、95 〜 97、99
左右差　15、33、36、43、48、148、201、203、205、207、209、
　　210、214、218
縦隔拡大　242
縦隔腫瘍　6、14、18、19
周波数処理　9、10
腫瘤影　32
小細胞肺がん（含：小細胞がん）　5、20、22 〜 24、26、85、
　　92、125、126、128、135、145、146、150、156、
　　162、169、195、228、242
小三 J 読影法　16
食道奇静脈陥凹　13 〜 15
シルエットサイン　19、20、21、33、43、44、88、111、156、
　　164、166、174、181、184、188、190、192、194、
　　198、222、224、229、236、240、242、246、248、
　　250、252
神経原性腫瘍　240
神経内分泌腫瘍　→　肺神経内分泌腫瘍
塵肺　166
すりガラス陰影（GGN）　20、21、46、58、64、74、84、96、
　　102、106、110、111、120、138、145、152、154、
　　160、162、168、172、174、176、178、180、220
鮮鋭度　7 〜 10、98
腺がん　→　肺腺がん
前・後接合線　13、14
早期発見　i 〜 iii、6、7、26、27、29、114、125、158

【た行】

大細胞がん　→　肺大細胞がん
大細胞神経内分泌がん　→　肺大細胞神経内分泌がん
対策型検診　4 〜 6、102

検診胸部 X 線写真の読影
—肺がんの発見から治療、予後までを追う—

発行日	平成 28 年 9 月 1 日
編　集	一般社団法人 浜松市医師会
	肺結核・肺がん検診委員会
	編集委員長　丹羽　宏
	〒 430-0935　浜松市中区伝馬町 311-2
	電話 053-452-0424　FAX 053-456-1041
	hamamatsu@jim-hamamatsu-med.or.jp
	http://www.hamamatsu-ishikai.com/
発　行	国際医学出版株式会社
	〒 107-0052　東京都港区赤坂 2-17-60
	電話 03-5573-9205　FAX 03-5573-0810
	IMP@imp-kokusaiigaku.com
	http://www.imp-kokusaiigaku.com/

カバーデザイン：島　一恵、印刷・製本：株式会社 大成美術印刷所